DIRK SCHNEIDER

DIE GESETZE DER GESUNDEN ERNÄHRUNG

Mit essenziellen Nährstoffen zu einem glücklichen & vitalen Leben - ohne klassische Diät!

azafran

Disclaimer

Die Ratschläge und das Wissen in diesem Buch sind sorgfältig erwogen worden. Bitte nehmen Sie diese jedoch keinesfalls als Ersatz für kompetenten medizinischen Rat.

Alle gemachten Angaben verstehen sich selbstverständlich ohne Gewähr und ohne jegliche Form von Haftung. Alle etwaigen Schäden auf Personen, Sach- und Vermögenswerte sind ausgeschlossen.

Impressum

Azafran GmbH
Rosenstr. 9
25365 Klein Offenseth-Sparrieshoop
Autor: Dirk Schneider

Feinschliff: Ninja Wolski, Angela Porfirio, Maike Doege
Lektorat: Maud Roßdeutscher
Buchsatz: Jana Köbel
Foto: Justyna Szamocka
Bildnachweis: iStock-Illustration-ID: Tatiana Davidova 870795436

ISBN: 978-3-00-070157-3

Umschlagskonzept und Gestaltung: Ninja Wolski, Christiane Paschke
Druck und Bindung: RieckDruck GmbH – 25436 Tornesch

www.azafran.de

Bei Fragen und Anregungen kontaktieren Sie uns gerne unter
info@azafran.de

FSC www.fsc.org MIX Papier aus verantwortungsvollen Quellen FSC® C058884

Printed in Germany

Für ein gesundes, langes und friedvolles Leben!

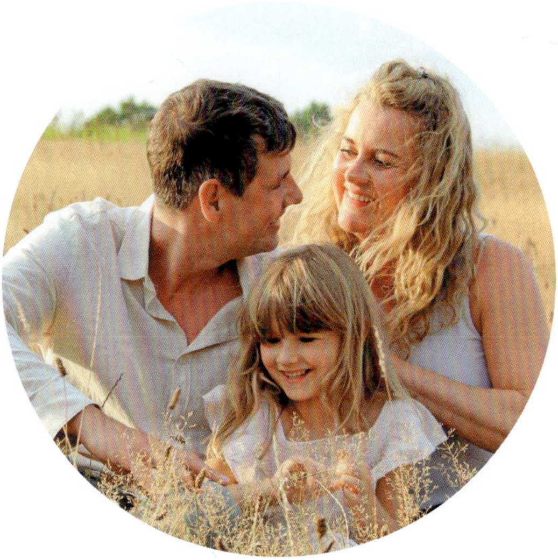

INHALT

VORWORT

„Die Gesundheit ist zwar nicht alles, aber ohne Gesundheit ist alles nichts."

(Arthur Schopenhauer – deutscher Philosoph)

***

Die Wunderdiät: Nach dem Frühstück aufstehen, das Mittagessen auf das Abendbrot verschieben und vor dem Abendbrot ins Bett gehen.

(unbekannter Autor)

***

Sie ahnen vielleicht, dass nichts zu essen nicht unbedingt die Lösung für unsere gängigen Ernährungsprobleme ist. Auch das andere Extrem „des großen Fressens" ist bei einer gesunden, ganzheitlichen Ernährung nicht zu empfehlen. Denn eine gesunde Ernährung untersteht weitreichenden Regeln und Gesetzen, die selbst der Wissenschaft des 21. Jahrhunderts immer noch zu großen Teilen nicht beantwortete Fragen aufwirft.

Und dennoch besteht heute mehr denn je zuvor die Möglichkeit, eine gesunde Ernährung zumindest in den Grundzügen zu erlernen. Warum wir das erlernen sollten? Gesundheit ist unser höchstes Gut! Das sagen zumindest diejenigen, die nicht mehr hundertprozentig gesund sind. Würden Sie hingegen 100 gesunde Menschen nach ihren größten Zielen im Leben fragen, würde vielen gesund sein als Wunsch gar nicht einfallen.

Lassen Sie mich deswegen mit einer kleinen Geschichte beginnen:

„Es war einmal ein Eichhörnchen, das in einem bitterkalten Winter großen Hunger litt und sich eingekuschelt in einem leeren Baumstamm schwor, dass es im nächsten Sommer und Herbst Vorräte sammeln würde, damit es nie mehr

hungern müsste. Doch als dann der warme Frühling und Sommer kam und es wieder Essen im Überfluss gab, vergaß das Eichhörnchen die schlimme Zeit und legte keine Vorräte an. Als dann der nächste Winter eintraf, lag das Eichhörnchen abermals hungerleidend in seinem Baumstamm ...“

Für mich spiegelt diese Geschichte sinnbildlich wider, welchen Bezug viele Menschen zu ihrer Gesundheit haben. In den guten, gesunden Tagen kümmern wir uns selten bis kaum darum, was wir unserem Körper eigentlich antun. Erst wenn er krank wird, fangen wir an, umzudenken.

So war es jedenfalls bei mir. Mein Vater und meine Tante erlitten beide eine Krebserkrankung, ich selbst litt jahrelang an einem unentdeckten Asthma und Burn-out-Erscheinungen, welche nach meinem heutigen Wissen zu einer sehr hohen Wahrscheinlichkeit auf die Folgen einer mangelhaften Ernährung zurückzuführen waren.

Auch in meinem Leben gab es diesen Moment, den das Eichhörnchen im ersten Winter hatte. Doch ich wollte mich in dem darauffolgenden Frühling nicht mit meiner Geschichte und dem Schicksal abfinden. Ich übernahm die Eigenverantwortung für mein Leben, änderte meine Ernährung und beschäftigte mich daraufhin ausgiebig mit den Themen Gesundheit und Ernährung.

Aufgefallen ist mir in den vielen Büchern, die ich inzwischen gelesen habe, vor allem die Tatsache, dass sie meist ähnlich aufgebaut sind. Sie erklären einem sehr detailliert, woraus unsere Nährstoffe bestehen, erwähnen viele Studien und geben uns letztendlich ein paar praktische Tipps, welche Ernährungsart die richtige sein könnte und welche nicht.

Und so können nun einige Menschen versucht sein zu sagen, dass es bei einem Buch über gesunde Ernährung genau darum geht und auch die Deutsche Gesellschaft für Ernährung (kurz DGE) gibt auf ihrer Webseite die folgenden zehn Regeln für eine gesunde Ernährung zum Nachlesen an:

- Lebensmittelvielfalt genießen
- Gemüse und Obst – nimm „5 am Tag“
- Vollkorn wählen
- Mit tierischen Lebensmitteln die Auswahl ergänzen
- Gesundheitsfördernde Fette nutzen

- Zucker und Salz einsparen
- Am besten Wasser trinken
- Schonend zubereiten
- Achtsam essen und genießen
- Auf das Gewicht achten und in Bewegung bleiben

(Quelle: https://www.dge.de/ernaehrungspraxis/vollwertige-ernaehrung/10-regeln-der-dge/)

Doch war das nun alles? Ist eine gesunde Ernährung nicht etwas mehr als das Befolgen dieser zehn Regeln der DGE? Sollten wir nicht erst einmal verstehen, was Ernährung eigentlich ist, wie sie im Körper funktioniert und vor allem sollten wir nicht das Thema etwas ganzheitlicher betrachten und breiter erfassen, damit wir bestimmte Umstände und Ursachen überhaupt ändern können und auch aus voller Überzeugung ändern wollen?

Ist Ernährung nicht sogar auch etwas mehr als die physische Aufnahme von Wasser, Nahrung und Sauerstoff? Ernähren wir uns nicht sogar indirekt auch durch unsere eigenen Emotionen in Form von Gefühlen und Gedanken?

Deswegen entschloss ich mich dazu, mich dem Thema gesunde Ernährung etwas ganzheitlicher zu widmen und meine eigenen Gesetze für meine gesunde Ernährung zu definieren und aufzuschreiben. Heute freue ich mich über mein Werk, denn ich kann es jederzeit wieder hervorholen, wenn ich doch wieder einmal von meinen Regeln abweichen sollte und ich diese als Motivation benötige. Auch Sie dürfen mein Buch gern als Anker Ihrer guten Vorsätze und als Inspirationsquelle und Nachschlagewerk verwenden.

Sie werden bei den hier beschriebenen Gesetzen schnell feststellen, dass diese nicht allgemein für jedermann gültig sein können. Der menschliche Körper ist ein hochkomplexes Konstrukt. Es gelten für jeden einzelnen Menschen unterschiedliche Regeln – je nach Alter und individueller Lebenssituation: Während sich ein junger Mensch beispielsweise in seiner Wachstums- und Entwicklungsphase befindet und Energie benötigt, benötigt ein älterer Mensch eher Regeneration. Beides ist durch Ernährung und andere äußere Umstände beeinflussbar. Es gilt nun, die Balance für das eigene Leben zu finden.

Nutzen Sie deswegen meine Gesetze der gesunden Ernährung als ein unterstützendes Werk zur **Definition Ihrer eigenen Gesetze für Ihre persönliche Gesundheit**.

Auch wird einigen möglicherweise auffallen, dass sich einige Gesetze ergänzen, wiederholen, sich vielleicht sogar widersprechen oder auch welche ganz fehlen. Dieses Buch wird deswegen wahrscheinlich nie zu einhundert Prozent fertiggestellt werden und genau dadurch weiterleben. Das alles hat damit zu tun, dass die Ernährung und das daraus resultierende Leben immer als Ganzes gesehen werden sollten. Die Komplexität des Lebens erlaubt viele Paradoxa und Ungereimtheiten. Außerdem entwickelt sich auch die Forschung kontinuierlich weiter und liefert immer wieder neue und spannende Erkenntnisse.

Ich erhebe an dieser Stelle nicht den Anspruch, eine wissenschaftliche Arbeit zu verfassen und werde daher auch nicht explizit einzelne Studien aufgreifen, obwohl sich das Wissen in diesem Buch teilweise darauf begründet. Mein Wunsch ist es eher, zu versuchen, Ihnen die Dinge so einfach und strukturiert wie möglich darzustellen, damit Sie sie nachhaltig im Alltag integrieren können.

Gerne möchte ich auch dazu anregen, dass Sie einzelne Themen näher betrachten, sofern Sie das möchten. Denn Sie werden im Verlauf des Buches feststellen, wie vielseitig und komplex sich das Thema gesunde Ernährung aufschlüsselt.

Doch fragen wir uns zunächst einmal, warum wir uns überhaupt mit dem Thema Ernährung auseinandersetzen sollten.

Bei mir war es so, dass ich verstärkt merkte, dass mein Umfeld mehr und mehr krank wurde. Dies geschah sicher nicht von heute auf morgen, sondern glich eher einem schleichenden Prozess. Doch gerade bei den älteren Menschen um mich herum scheinen altersbedingte Leiden unterschiedlicher Schweregrade nahezu dazuzugehören und sogar die jüngeren Menschen in meiner Nähe sind teilweise öfter krank, als sie Urlaubstage in ihrem Arbeitsleben haben. Die sogenannten „Einschläge“ rückten auch an mich dichter heran, bis ich schließlich selbst erkrankte.

Manchmal genügt auch nur die Tatsache, dass eine sehr nahestehende Person in unserem Leben schwer erkrankt und uns auf diese Weise die wahre und eben zum Teil auch sehr harte Realität des Lebens vor Augen geführt wird.

In der Erlebnisrealität vieler Menschen ist „Gesundheit die Abwesenheit von Krankheiten". Für mich änderte sich diese Definition, denn Gesundheit ist auch „Vitalität, Energie und Lebensfreude".

Und deswegen ist es so wichtig, sich mit dem Thema gesunde Ernährung im Ganzen auseinanderzusetzen.

Wie entscheidend sich Ernährung auf unsere Gesundheit auswirkt, spiegelt vielleicht folgende WHO-Studie wider:

Laut der WHO sind nach heutigem Kenntnisstand 39 Prozent der erwachsenen Weltbevölkerung übergewichtig – im Vergleich dazu waren es noch in den 1970er-Jahren gerade einmal halb so viele. Heute wissen wir, dass eine ungesunde, einseitige und falsche Ernährung nicht nur zu Übergewicht und den daraus resultierenden Folgeerkrankungen wie etwa Diabetes Typ 2 führen kann, sondern oftmals auch Arthrose, Autoimmunkrankheiten sowie Herz-Gefäß-Erkrankungen fördern kann.

Denn auch bei der Ernährung gilt, genauso wie bei so vielen anderen Dingen im Leben: Extreme sind nie gesund! Ganz gleich, ob wir zu wenig, zu viel oder zu einseitig essen. Abwechslung und in Maßen, sowie hochwertig und bewusst sind die Schlüsselworte für eine gesunde und ausgewogene Ernährung. Zusätzlich wichtig – sozusagen als Bonus und zugleich Grundstein für eine gesunde Lebensweise –, ist das positive Mindset. Aber dazu später mehr ...

Sicherlich ist die Ernährung nicht der einzige Grund aller Krankheiten auf dieser Erde. Jedoch liegt die Vermutung nahe, dass sie zumindest einen großen Einfluss auf unsere Gesundheit hat und weswegen Sie nun dieses Buch eventuell in den Händen halten.

Ich wünsche Ihnen deshalb:

dass Ihnen mein Werk eine bessere Lebensqualität und Gesundheit schenken wird, dass Sie verstehen werden, was Ernährung überhaupt ist und mit unserem Körper macht und dass Sie mit Hilfe dieses Buches die Gesetze Ihrer eigenen Gesundheit finden werden.

Arbeiten Sie das Buch am besten von vorne nach hinten durch und machen Sie auch die Übungen schriftlich. Wenn Sie dieses Buch nicht nur „gedanklich" konsumieren, sondern auch schriftlich „fixieren", werden Sie das volle Potenzial für sich entdecken können.

Herzliche Grüße
Dirk Schneider

WORTE ZUM BUCH

„Als Mutter, Frau, Trainerin und Mentorin ist es unfassbar wichtig, von innen heraus ein Vorbild, fit sowie gesund zu sein. Deswegen reflektiere ich immer wieder meine eigenen Verhaltensweisen, so auch in puncto Ernährung. Dieses Buch bietet hierzu eine ausgezeichnete Möglichkeit, denn Dirk fasst sein gesamtes Wissen so kompakt und schlüssig zusammen, dass es ein ‚Genuss' ist, jedes einzelne Kapitel durchzuarbeiten, um die eigenen Muster zu erkennen und eventuell auch anzupassen. Es ist ein Buch, das die neusten Studien lehrt, doch gleichzeitig uraltes und bewährtes Wissen respektiert sowie inhaltlich optimal in der Thematik integriert. Danke, Dirk, für Dein Talent und Deine Begeisterung für dieses Thema."

Kerstin Wittmann (Trainerin, Mentorin, Speaker)

***

„Du wirst von Dirk mit vielen spannenden Geschichten und Zitaten so untypisch angenehm durch das Thema Ernährung geführt – und immer gleich im Anschluss daran von Erfahrungsrezepten unterstützt. Ich finde, man begegnet beim Lesen uraltem (weil effektivem) gesunden Menschenverstand zu den „Gesetzen der gesunden Ernährung", frisch und witzig serviert! Immer einleuchtend gestützt von modernem Faktenwissen. Mit Letzterem kommt man, garantiert, beim Thema Ernährung vom Hundertsten ins Tausendste und im 21. Jahrhundert auch schnell ins Millionste. Dem Buch dagegen gelingt es, umfangreich für Klarheit zu sorgen und lädt den Leser ein, das facettenreiche Abenteuer der gesunden Ernährung nicht nur zu erlesen, sondern auch zu erleben. Mein Goldnugget aus dem Buch, das Zitat von Otto Ludwig: ‚Lass dich vom Verstande leiten, aber verletze nie die heilige Schranke des Gefühls.'"

Dr. Ulrich G. Strunz (Autor, Geschäftsführer von forever young)

„Ich komme aus dem Sport, trainiere u. a. Olympiasportler und habe mich in den letzten drei Jahrzehnten sehr viel mit dem Thema Ernährung beschäftigt. Als Trainer und Coach werde ich immer wieder zum Thema Ernährung gefragt. Ich habe selbst fast alles ausprobiert und daraus für mich mein eigenes Ding entwickelt. Jeder ist individuell und daraus entstehen Ideen und Programme. Es gilt zu Beginn herauszufinden, wie jeder tickt und dass jeder versteht, wie und was Essen ist. Dirk hat es in diesem Buch einfach, logisch und perfekt erklärt. Als ich dieses Buch zur Probe lesen durfte, kam mir der spontane Impuls, dieses Buch als Einstieg für jedes meiner ImmunCoachings einzusetzen. Danke, lieber Dirk, für diese mehr als gelungene Zusammenfassung des Bereichs der Ernährung."

Marc Uhlmann (Mental-, Neuro- und Immuncoach)

***

„Was ist unser Leben ohne Gesundheit? In diesem Buch von Dirk erfährst Du alles über die Geheimnisse der richtigen Nahrung. Neben unserer Ernährung ist Bewegung und vor allem der Schlaf zentral für ein gesundes und erfülltes Leben. Medizinische Studien zeigen, dass Schlaf der völlig unterschätzte Faktor in unseren Leben ist. Und der Trend ist alarmierend: Wir schlafen immer weniger. Die Folgen sind überall sichtbar – in unserer fast schlaflosen, hektischen Gesellschaft. Es gibt jedoch Hoffnung. Gerade gute Ernährung, die Versorgung unseres Körpers mit den zentralen Nährstoffen, kann unseren Schlaf direkt verbessern. Somit bin ich als Schlafexperte Dirk sehr dankbar, dass er in diesem Buch jedem Leser einen praktischen Leitfaden an die Hand gibt. Mit besserer Nahrung zu besserem Schlaf und zu einem besseren Leben!"

Boris Thomas (Autor, Speaker, Coach und Geschäftsführer von Lattoflex in der dritten Generation)

1. GESETZ
VERSTEHE UNSERE NÄHRSTOFFE

„Wir leben nicht, um zu essen, sondern wir essen, um zu leben."

(Sokrates – griechischer Philosoph)

***

Um in dieser Welt zurechtzukommen, müssen wir nicht alle Dinge im Detail verstehen. Es reicht oft aus, dass wir über die Funktion der Dinge Bescheid wissen und wie man sie anwendet. Beispielsweise reicht es aus, dass wir wissen, wie wir unser Handy anschalten. Wie das Handy aber programmiert oder die Hardware zusammengebaut wurde, das wissen wir oft nicht, sondern meist nur Experten.

***

Auch unser Körper funktioniert auf sehr komplexe Art und Weise. So komplex, dass selbst die Wissenschaft heute noch nicht alle Dinge in unserem Organismus zu einhundert Prozent versteht und wie sie in Wechselwirkung zueinander stehen. Das wird z.B. dadurch ersichtlich, dass der Körper eines jungen Menschen eher auf Wachstum gepolt ist. Über die Lebensjahre ändert sich das aber, denn eine Wachstumsphase im späteren Alter birgt auch die Gefahr von wachsenden Krankheiten, wie z.B. Krebs.

Deswegen polt sich der Körper über die Lebensjahre um, von der Wachstumsphase hin zur Regenerationsphase. Aus diesem Grund ist es für mich wichtig, Ihnen zuallererst unsere Nährstoffe und ihre Wirkung auf den Körper kurz zu erläutern.

Ich gehe dabei bewusst nicht zu sehr in die Tiefe, denn viele Begriffe wie Klotho, AMPK, P53, mTOR, IGF-1 oder NF-kappaB sind zwar zentrale Elemente für ein langes, gesundes Leben, verlangen aber auch ein deutlich tieferes Verständnis für Biogenetik. Und da ich möchte, dass Sie dieses Buch auch ohne Medizinstudium verstehen, möchte ich versuchen, es so verständlich wie möglich zu schreiben.

Um unsere Ernährung zu verstehen, benötigen wir zuallererst die Antwort auf die Frage, warum wir überhaupt täglich essen und trinken. Welchen Stellenwert nimmt Nahrung in unserem Leben also ein? Darüber hinaus sollten wir auch ein Verständnis entwickeln, wie unsere Nahrung aufgebaut ist, welche Nährstoffe es gibt und wie diese sich auf den Körper auswirken.

Ohne zu essen kann der Mensch nur einige Wochen überleben. Ohne Wasser sind es sogar nur ein paar Tage und ohne Luft nur ein paar Minuten.

Der menschliche Körper ist ein äußerst komplexer und anpassungsfähiger Organismus. Jeden Tag produziert er neue Zellen, transportiert alte Zellen wieder ab und versorgt unseren Körper mit Energie und neuen Baustoffen, um das aufrechtzuerhalten, was wir äußerlich als unseren menschlichen Körper im Spiegel sehen können.

Um diese Arbeit erledigen zu können, bedarf es des Zusammenspiels von mehreren Billionen von körpereigenen Zellen und ca. derselben Anzahl bis dem Zehnfachen an körperfremden Bakterien in unserem Mikrobiom, welche hauptsächlich in unserem Darm beheimatet sind.

Bildlich können Sie sich Ihren Körper wie einen riesengroßen Baukasten vorstellen, bei dem in jeder Sekunde mehrere Millionen Zellen ersetzt und repariert werden und auf der anderen Seite mit der Hilfe von Brennstoffen und Sauerstoff ein großes Kraftwerk zur Energiegewinnung betrieben wird. Durch diese Energiegewinnung können wir uns letztendlich bewegen, denken und Mensch sein.

Um diesen komplexen Mechanismus am Laufen zu halten, braucht der Körper Energie als Brennstoff in Form von Sauerstoff und Nahrung in Form von hauptsächlich Kohlenhydraten und Fetten. Außerdem benötigt der Körper zum Zellaufbau Bausteine in Form von Proteinen sowie bestimmte Fettsäuren. Des Weiteren werden noch andere Stoffe wie Wasser, Ballaststoffe, Mineralien und Vitamine benötigt, die in anderen Körperfunktionen wie z.B. der Aufspaltung von Nährstoffketten oder für unsere Nervenverbindungen eingesetzt werden.

Ich vergleiche die Funktionsweise des Körpers gern mit der eines Autos, denn das benötigt zum einen Benzin und Luft zur Verbrennung sowie Ersatzteile und Schmierstoffe für Verschleiß und zur Aufrechterhaltung der Funktionen. Der einzige große Unterschied besteht nur, dass in unserem Fall der Körper seine Ersatzteile selbst aus der Nahrung herstellt, indem er Nahrungsmittel in seine kleinsten Einheiten aufspaltet und später wieder neu – je nach Bedarf – zusammensetzt.

Um unser komplexes Kraftwerk – den Körper – am Laufen zu halten, brauchen wir auf der einen Seite Nährstoffe, die wir essen und trinken, und auf der anderen Seite Sauerstoff, welchen wir aus der Luft einatmen. Als Abfallprodukte entstehen dann in erster Linie Kohlenstoff, welchen wir wieder ausatmen, und z.B. Zellabfall, den wir u.a. über unseren Urin oder Kot wieder ausscheiden.

Um unsere Körperzellen zusammensetzen zu können, bedarf es der richtigen Bausteine, die der Körper aus Proteinen und bestimmten Fettsäuren herstellen kann. Dabei ist der Organismus ein Meister der Baukunst, denn er kann bestimmte Bausteine für unseren Körper selbst herstellen – und falls er nicht die richtigen Bausteine zur Verfügung hat, kann er sich dennoch Abhilfe verschaffen und improvisieren.

Bildlich vorstellen können wir uns diesen Vorgang anhand einer Lego-Burg, die mit den Originalsteinen stabil und ordentlich gebaut werden kann. Stehen diese Originalsteine nicht mehr zur Verfügung, können auch alternative Steine verwendet werden. Das geht allerdings nur so lange gut, bis die Burg irgendwann instabil wird und anfängt zu wackeln. Dieses Wackeln merken wir dann z.B. als Krankheiten.

Kommen wir zum Thema unserer Nahrung. Sie lässt sich grob gesagt in verschiedene Nährstoffgruppen einteilen, auf die ich im Folgenden näher eingehen werden.

Zum einen gibt es die sogenannten Makronährstoffe in Form von Kohlenhydraten, Fetten und Proteinen. Diese drei Stoffgruppen liefern dem Körper

Energie, die wir umgangssprachlich Kalorien nennen. Darüber hinaus erfüllen die Nährstoffe zahlreiche andere wichtige Aufgaben. Sie werden demnach in verhältnismäßig großen Mengen benötigt, worauf auch der Begriff „Makro“ hinweist, der aus dem Griechischen übersetzt „groß“ bedeutet.

Ballaststoffe stellen eine Sonderform der Kohlenhydrate und damit der Makronährstoffe dar. Sie sind zwar nahezu unverdaulich und liefern keine Kalorien, wir benötigen sie dennoch in größeren Mengen, z.B. für eine gesunde Verdauung oder ein gutes Sättigungsempfinden.

Zudem gibt es noch die Gruppe der Mikronährstoffe. Dazu zählen Vitamine, Mineralstoffe und Spurenelemente. Wie der Begriff „Mikro“ bereits andeutet, benötigen wir sie jeweils nur in kleinen Mengen, sie sind für die gesunde Erhaltung unseres Organismus jedoch unverzichtbar.

Darüber hinaus zähle ich auch Wasser zu einem lebensnotwendigen Nährstoff.

Wasser ist die Grundlage jeglicher Lebewesen auf unserem Planeten. Unser Körper besteht im Erwachsenenalter zu ca. 70% aus Wasser. Benötigt wird es überall: zur Regulierung der Körpertemperatur, zum Ausleiten von Urin, für unser Blut, unsere Magensäure und auch für unser Gehirn.

Deshalb ist eine ausreichende Wasserversorgung für unseren Körper so wichtig. Die Deutsche Gesellschaft für Ernährung empfiehlt, mindestens 1,5 Liter Wasser oder ungesüßten Tee am Tag zu trinken. Andere Institute empfehlen sogar 30-35 ml Wasser pro kg Körpergewicht.

Jeden Morgen ein Glas zimmerwarmes Wasser ohne Kohlensäure zu trinken, ist somit ein hervorragender Start in den Tag und ein guter Anfang für eine bewusste Ernährung.

Kohlenhydrate

Im Grunde besteht ein Großteil aller organischen Dinge auf dieser Welt aus Kohlenhydraten. In der Nahrung kommen sie hauptsächlich in Form von Zucker und Stärke vor.

Große Kohlenhydratquellen in der Ernährung sind süßes Obst, Kartoffeln, Getreide und Pseudogetreide (z.B. Weizen, Dinkel, Roggen, Reis, Mais, Hirse, Quinoa und Buchweizen) und somit auch die Getreideunterkategorie in Form von Mehl und Produkte daraus (z.B. Gebäck, Brot, Kuchen und Nudeln).

Zucker an sich müssen wir noch in Einfach-, Zweifach- und Mehrfachzucker unterscheiden. Einfache Zuckermoleküle sind z.B. Glukose oder Fruktose. Zu den Zweifachzuckern gehört z.B. Haushaltszucker – auch Saccharose genannt –, der aus einem Teil Glukose und aus einem anderen Teil Fruktose besteht. Zu den Mehrfachzuckern gehört z.B. Stärke, die, wie es der Name schon sagt, aus längeren Ketten von Zuckermolekülen bestehen.

Relevant für unseren Körper ist in erster Linie die Glukose, da wir daraus direkt Energie für unseren Körper gewinnen können.

Um Zucker im Körper zu verarbeiten und einzulagern, wird das Hormon Insulin benötigt, welches in der Bauchspeicheldrüse gebildet wird. Diese achtet auch sehr genau darauf, dass unser Blutzuckerwert im Blut nicht zu hoch ansteigt und pumpt bei hohen Zuckerwerten mehr und mehr Insulin aus, welches dabei hilft, den Zucker in den Zellen aufzunehmen. Außerdem blockiert es bei dem Vorgang die Fettverbrennung, weswegen wir bei einer stark kohlenhydrathaltigen Ernährung kein angefuttertes Fett verlieren werden.

Zudem wird der Zucker bei übermäßigem Vorhandensein in Körperfett umgewandelt, weswegen viele auch durch zu hohen Zuckerkonsum dick werden. Dadurch dass Zucker bei zu ausgeprägtem Konsum in Fett umgewandelt wird, entstehen außerdem hohe Fettwerte im Blut. Das wiederum kann zu Ablagerungen in Form von LDL-Cholesterin (welches wir noch bei den Fetten genauer beschreiben) in unseren Blutgefäßen führen, die wiederum in Herz-Kreislauf-Erkrankungen enden können. Deswegen ist nicht immer nur „böses" Fett für Herz-Kreislauf-Krankheiten verantwortlich, sondern ebenfalls zu hoher Zuckerkonsum.

Warum viele Menschen Kohlenhydrate und Zucker in ihrer Ernährung lieben, hat einen bestimmten Hintergrund: Die Energie daraus ist für den Körper besonders schnell verfügbar. Auf den ersten Blick klingt dies wie ein reiner Vorteil, jedoch kann der Körper den übermäßigen Zucker ebenfalls in Form von Fett in z.B. unserem Bauch einspeichern. Hier kommt teilweise auch ein altes Steinzeit-Muster zum Tragen, denn im Sommer mussten sich unsere Vorfahren einige Fettreserven anessen, damit sie im kalten Winter später davon zehren konnten. Tiere machen das heute noch so. Auch empfinden wir die Geschmacksrichtung „süß“ evolutionsbedingt als angenehmer als z.B. „bitter“, denn Letzteres wurde bereits vor Hunderten von Jahren mit der Eigenschaft „giftig“ assoziiert.

Dass es mittlerweile Supermärkte mit zucker- bzw. kohlenhydratreichen Lebensmitteln in Hülle und Fülle gibt, hat unser Körper bis heute noch nicht verstanden und deswegen freut er sich instinktiv, wenn reichlich Zucker in unserer Ernährung vorhanden ist.

Und Vorsicht: Zucker ist nicht nur in offensichtlichen Kohlenhydratquellen wie Kartoffeln, Mehl, Nudeln, Reis oder Süßigkeiten enthalten. Oft versteckt er sich auch dort, wo wir ihn nicht unbedingt vermuten würden, z.B. in Saucen, Ketchup, Müsli, Brot, Konserven, Chips, Tiefkühlprodukten und vielen Fertiggerichten. Erschwerend kommt noch hinzu, dass „Zucker“ nicht immer als solcher deklariert ist. Er ist auch unter den Bezeichnungen wie z.B.: Saccharose, Dextrose, Glukose, Laktose, Sirup, Maltodextrin oder Gerstenmalz etc. in Lebensmitteln enthalten.

Gegebenenfalls können wir an dieser Stelle einmal nachrechnen, wie viel Zucker wir tatsächlich jeden Tag zu uns nehmen. Dabei nutzen wir die Nährstofftabellen auf den Verpackungen unserer eingekauften Lebensmittel. Enthält z.B. eine Zitronenlimonade 9 g Zucker auf 100 ml Getränk, bedeutet das, dass eine Flasche mit 330 ml fast 30 g Zucker liefert. Trinken wir davon nun 3 Flaschen am Tag, nehmen wir nur durch dieses Getränk täglich 90 g Zucker auf. Multiplizieren wir die Zahl nun mit 365 Tagen, bedeutet es bereits knapp 33 kg Zucker im Jahr, was aktuell den Durchschnittskonsum in Deutschland darstellt.

Jedoch trinken wir in der Regel nicht nur einen Liter Limonade, sondern konsumieren noch viele weitere Dinge über den Tag verteilt, die teilweise auch Zucker enthalten und somit noch zu unserer Gesamtrechnung hinzukommen. Hier ein paar Beispiele für versteckte Zuckerbomben:

Produkt	*Zuckergehalt* pro 100 g	*Zuckergehalt* pro Portion
Ketchup	Bis zu 30 g	6 g auf 20 g
Schokolade	Bis zu 59 g	59 g auf 100 g
Marmelade	Bis zu 45 g	4,5 g auf 10 g
Große Kugel Eis	Bis zu 35 g	30 g auf 90 g
Fertigmüsli	Bis zu 20 g	10 g auf 50 g
Apfelsaft (100%iger)	10 g auf 100 ml	20 g auf 200 ml

Das ist leider auch einer der Hauptgründe, warum zu viel Zucker zu Krankheiten wie Diabetes Typ2 führen kann. Dabei kann der Körper kein eigenes Insulin mehr in der Bauchspeicheldrüse herstellen, weil die Bauchspeicheldrüse aufgrund des massiven, langanhaltenden Zuckervorkommens im Blut und durch eigene „Überfettung" irgendwann die Arbeit nicht mehr richtig verrichten kann und unsere Körperzellen eine Resistenz gegen Insulin entwickeln. Zum Ende hin kommt es zu einem Teufelskreis, weil wegen der Resistenz immer mehr Insulin ausgeschüttet wird, bis die Bauchspeicheldrüse irgendwann erschöpft aufgibt.

Jedoch sollten wir an dieser Stelle nicht gedankenlos von zuckerhaltigen Limonaden auf „Zero"- oder „Light"-Produkte umschwenken. Denn auch viele Süßstoffarten sind nicht gerade unbedenklich und können deswegen ebenfalls einem unserer größten Verbündeten, unserem Darmbiom, schaden.

Die Rolle der problematischsten Zuckerart besetzt Fruktose – Fruchtzucker. Dieser kommt nicht nur in natürlicher Form z.B. in Obst und Gemüse vor, sondern wird vielen Lebensmitteln als isolierte Fruktose zugesetzt. Der Begriff Fruktose suggeriert zunächst, dass es sich um etwas „Natürliches" handelt. Dies ist im Fall eines Stücks Obst auch richtig, aber künstlich hergestellter und isolierter Fruchtzucker, der Süßigkeiten wie Gummibärchen & Co. zugesetzt wird, liefert dem Körper im Gegensatz zur Frucht keinen wichtigen Begleitstoff für eine optimale Verstoffwechselung.

Letztlich können jedoch beide Fruktose-Arten zu Problemen führen, insbesondere dann, wenn sie im Übermaß konsumiert werden oder eine Unverträglichkeit gegen Fruchtzucker vorliegt. So leiden viele Menschen (oft auch unbewusst) an einer Fructoseintoleranz, bei der ein bestimmtes Transportprotein mit Namen Glut-5 im Dünndarm beeinträchtigt ist. Fehlt dieses Protein oder ist nicht in ausreichenden Mengen vorhanden, kann der Körper die Fruktose nicht mehr in die Blutbahn lenken und die Zuckermoleküle gelangen unverdaut in den Dickdarm, wo sie von unseren Darmbakterien nicht sehr gut verarbeitet werden können. Folglich bekommen dadurch sehr viele Menschen Blähungen, Krämpfe oder Durchfall.

Produkte mit hohem Fruchtzuckergehalt sind z.B. zuckerreiche Obstsorten wie Ananas, Apfel, Birne, Aprikose, Banane, Dattel, Kaki, Litschi, Kirsche, aber auch getrocknete Früchte, Honig und Agavendicksaft. Auch klassischer Haushaltszucker, der ohnehin in vielen Produkten wie Süßigkeiten, Eis und Getränken steckt, besteht zur Hälfte aus Fruktose.

Ein weiteres Problem, welches gerade bei übermäßigem Zuckerkonsum entsteht, ist, dass der Körper nach einer übermäßigen Zuckerzufuhr in einen Zustand der Unterzuckerung gerät, was wiederum in einer neuen Heißhungerattacke enden kann. Viele Zuckerjunkies befinden sich daher permanent zwischen einem erhöhten Zuckerkonsum und einer Heißhungerattacke. Dabei ist Zucker jedoch nicht gleich Zucker.

Es macht, wie bei der Fruktose bereits beschrieben, einen Unterschied, ob der aufgenommene Zucker in isolierter Form etwa aus Süßigkeiten (z.B. Schokoriegel) stammt, oder einem naturbelassenen Lebensmittel wie einem Stück Obst. Denn während der im Schokoriegel enthaltene isolierte Zucker sehr rasch ins Blut übergeht und den Blutzuckerspiegel schnell ansteigen lässt, ist dies beim Obst, in dem der natürliche Zuckergehalt in einem natürlichen Verbund aus vielen Begleitstoffen wie Wasser, Ballaststoffe und Vitaminen eingebettet ist, nicht der Fall.

Er geht langsamer ins Blut, lässt die Blutzuckerkurve nur moderat steigen und auch langsamer abfallen – der starke Heißhunger bleibt aus. Diese Form von Kohlenhydraten werden als komplexe Kohlenhydrate bezeichnet, welche z.B. auch in Vollkornprodukten und Hülsenfrüchten stecken.

Deswegen sollten nicht alle Kohlenhydrate verteufelt werden, sondern das Thema differenziert betrachtet. Es macht für den Körper einen Unterschied, ob wir einen Apfel mitsamt all seiner Begleitstoffe essen und satt sind oder einen Saft trinken, der aus vier Äpfeln besteht. Die zugeführte Zuckermenge wäre hier deutlich höher, sehr wahrscheinlich wären wir aber nicht wirklich satt. Dazu sind auch Brote nicht per se schlecht. Sauerteigbrote und Vollkornbrote aus ganzen Körnern sind sicherlich gute, komplexe Kohlenhydratquellen, die zudem viele weitere, wichtige Nährstoffe wie z.B. B-Vitamine, Mineral- und Ballaststoffe liefern.

Und auch Haferflocken, Pseudogetreide wie Quinoa und Hülsenfrüchte wie Linsen, Bohnen und Erbsen enthalten Kohlenhydrate und damit Zucker, sind aber dennoch ernährungstechnisch sehr zu empfehlen. Das liegt z.B. daran, dass Hülsenfrüchte in erster Linie ebenfalls aus Mehrfachzuckern bestehen, die der Körper erst einmal in seine Einzelteile aufspalten muss. Deswegen steigen bei diesen Zuckerbestandteilen die Insulinwerte nicht sofort so schnell an. Anders wäre es z.B. bei reiner Glukose, die direkt ins Blut gehen würde.

Erklärt wird dieser Zusammenhang auch mit dem Glykämischen Index, der Auskunft darüber gibt, wie schnell die Glukosemoleküle aus der Nahrung ins Blut übergehen und somit unseren Insulinspiegel beeinflussen. Hier haben beispielsweise Cashewnüsse nur einen Wert von 22 von 100, während Weißbrot einen Wert von 71 von 100 hat. Besonders deutlich zu sehen ist der Unterschied auch zwischen einem fein gemahlenen Weizenvollkornbrot mit Werten von 74 von 100 und einem körnigen Roggenvollkornbrot mit einem Wert von 55 von 100.

Allerdings hat die Rechnung einen Nachteil, denn bei der Berechnung des Glykämischen Index wird die Kohlenhydratmenge außer Acht gelassen. Möchten wir Lebensmittel anhand des Glykämischen Index bewerten, sollten wir besser auf die Glykämische Last als aussagefähiger Wert ausweichen, denn diese Berechnung berücksichtigt auch noch die Kohlenhydratmenge pro Portion.

Diese wird wie folgt berechnet:
Glykämische Last (GL) = (Glykämischer Index (GI) / 100) x Kohlenhydratmenge pro Portion

Als Beispiel vergleiche ich einen Apfel mit einem Roggenbrötchen. Ein Apfel hat einen GI von 40, ein Roggenbrötchen von 45. Legen wir nun die GL-Werte zu Grunde, kommen wir auf einen Wert von 5,6 vom Apfel und dem Roggenbrötchen von 12,4.

Apfel = 5,6 (GL) = (40 (GI) / 100) x 14 (Kohlenhydrate auf 100 g)
Roggenbrötchen = 12,4 (GL) = (45 (GI) / 100) x 27,6 (Kohlenhydrate auf 60 g)

Sie sehen also, dass, obwohl die Apfelportion um 40 g größer ist, die Glykämische Last wesentlich geringer ist. Damit wir nun nicht jedes einzelne Nahrungsmittel per Hand ausrechnen müssen, lohnt sich ein Blick in verschiedene Internettabellen zum Glykämischen Index. In der Regel stehen dort auch die Werte zur Glykämischen Last. Alle Werte unter 10 gelten als okay.

Hier finden Sie ein paar errechnete Werte, bei denen ich für alle Beispiele die Kohlenhydratmengen einer Portion von 100 g verwendet habe.

Produkt	Kohlenhydrate auf 100 g	Glykämischer Index (GI)	Glykämische Last (GL)
Apfel	14,0	40	5,6
Roggenbrötchen	46,0	45	20,7
Karotte	7,0	30	3,1
Schlagsahne	24,0	40	9,6
Tortellini	105,0	45	47,25
Rinderfilet	0	0	0
Ei	0,5	10	0

Fette

Neben den Kohlenhydraten kann der menschliche Körper auch aus Fett Energie gewinnen. Fett ist ein nicht wasserlöslicher Nährstoff, der mit 9 kcal pro Gramm den höchsten Brennwert besitzt. In unserer Nahrung kommen Fette als kurz- und langkettige Fettsäure-Verbindungen vor. Darüber hinaus benötigt der Köper bestimmte Fette, um daraus zusammen mit den Proteinen Körperzellen zusammenzusetzen. Außerdem kann der Körper aus Fetten auch z.B. Hormone herstellen und nutzt sie u.a. als Transportmittel für bestimmte Vitamine.

Die häufigste Fettart nennt sich Triglyzeride und macht ca. 90% der Nahrungsfette aus. Triglyzeride bestehen aus Kohlen-, Wasser- und Sauerstoffatomen und unterscheiden sich in ihrer Kettenlänge (Anzahl der unterschiedlichen Atome) und dem Sättigungsgrad.

Der Sättigungsgrad teilt sich zudem in gesättigte und ungesättigte Fettsäuren. Hier spielt die atomare Zusammensetzung der Fettsäuren und deren „chemische" Sättigung eine Rolle. Die gesättigten Fettsäuren sind bei Zimmertemperatur in der Regel fest. Ich stelle mir diese gerne als festen Strohhalm aus Hartkunststoff vor, der sich nicht biegen lässt.

Die ungesättigten Fettsäuren werden darüber hinaus in einfach ungesättigte und mehrfach ungesättigte Fettsäuren unterschieden. Diese sind bei Zimmertemperatur flüssig. Um bei dem Bild des Strohhalms zu bleiben, stelle ich sie mir gebogen und weich vor, weshalb dieser Strohhalm flexibler und biegsamer ist. Durch ihre Flexibilität und Biegsamkeit neigen ungesättigte Fettsäuren, etwas „sinnbildlich" gesprochen, zu einem besseren Fluss im Blut und einer geringeren Ablagerung. Deswegen werden sie oft auch als „gute" Fette bezeichnet. Einfach ungesättigte Fettsäuren dienen uns in erster Linie als Strukturfett und Energielieferant und kommen z.B. in Olivenöl, Avocados, Nüssen, Samen und tierischen Lebensmitteln vor.

Zu den mehrfach ungesättigten Fettsäuren gehören z.B. die Omega-6- oder auch Omega-3-Fettsäuren, die außerdem für den Zellaufbau (auch unserer Gehirnzellen) benötigt werden. Beide Fettsäuren sind essenziell, d.h. der Körper kann sie nicht selbst bilden und wir müssen sie über die Nahrung zuführen. Omega-3-Fettsäuren stecken vor allem in fettem Fisch (z.B. Wildlachs, Hering), Algen, Walnüssen aber auch in pflanzlichen Ölen wie Leinöl oder Rapsöl. Auch die Omega-6-Fettsäuren benötigen wir in unserer Ernährung. Sie sind meist in Fleisch, Eiern, Nüssen, Samen und Getreide vorhanden. Um die Omega-6-Fettsäuren brauchen wir uns in der Regel aber keine Sorgen zu machen, denn wir nehmen davon meist viel zu viele zu uns.

Verglichen mit urzeitlichen Ernährungsmustern, sollten viele ihr Omega-6- vs. Omega-3-Fettsäureverhältnis ausgleichen. Früher lag es wahrscheinlich eher im Verhältnis 1:1. Heute, durch eine Omega-3-arme Ernährung, liegt es eher im Verhältnis von 10:1 bis sogar 25:1 bei Omega-6 zu Omega-3. Das bedeutet, dass wir auf 25 g Omega-6-Fettsäuren nur noch 1 g Omega-3-Fettsäuren zu uns nehmen. Für eine gesunde Ernährung sollten wir ein Verhältnis von 5:1 anstreben und damit also mehr Omega-3-reiche Nahrungsmittel in den Alltag integrieren. Sofern wir eine Abdeckung nicht allein über die Ernährung schaffen, können hochwertige Nahrungsergänzungsmittel, z.B. Omega-3-reiches Algen- oder Fischöl, als Unterstützung Sinn ergeben. Dieses beinhaltet vor allem die wichtigsten Omega-3-Fettsäuren EPA (Eicosapentaensäure) und DHA (Docosahexaensäure), welche essenziell an wichtigen Körperfunktionen für z.B. das Gehirn und Herz beteiligt sind.

Beispiele für Omega-3-haltige Lebensmittel

Produkt	Fettgehalt pro 100 g	Davon gesättigte FS	Davon Omega-3-FS
Leinöl	100 g	10	53
Olivenöl	100 g	14	1
Walnüsse	63 g	7	8
Lachs	12 g	2	2

Sprechen wir über Fette, kommen wir auch am Thema Cholesterin nicht vorbei. Obwohl bei dem Begriff „Cholesterin“ bei vielen von uns sofort die Alarmglocken hinsichtlich erhöhter Blutfettwerte läuten, ist es wichtig zu wissen, dass Cholesterin zunächst einmal ein absolut unverzichtbarer Stoff für unseren Organismus ist. Wir benötigen es beispielsweise zur Bildung von Hormonen oder zum Aufbau unserer Zellmembranen.

Der Körper stellt ca. 90 % des notwendigen Cholesterins in der Leber selbst her. Nur ein kleiner Teil wird über die Ernährung zugeführt. Um von der Leber zu den entsprechenden Stellen im Organismus zu gelangen, werden Protein-Fett-Verbindungen – die sogenannten Lipoproteine – benötigt, die das nicht wasserlösliche Cholesterin über das Blut transportieren. Überflüssiges Cholesterin wird im Umkehrschluss wieder zurück zur Leber gebracht, anschließend an die Galle abgegeben und letztlich über den Darm aus dem Körper ausgeschieden.

Die Lipoproteine, die dem Cholesterin als Transporter dienen, werden in zwei Gruppen unterteilt:

- LDL: „Low-Density-Lipoprotein" (kurz: LDL), verbindet sich mit Cholesterin zu LDL-Cholesterin und transportiert es aus der Leber in den Körper hinein.
- HDL: „High-Density-Lipoprotein" (kurz: HDL), verbindet sich mit Cholesterin zu HDL-Cholesterin und transportiert es aus dem Körper und den Gewebestrukturen zurück zur Leber.

Für einen gesunden Stoffwechsel benötigen wir beide Transporter-Gruppen in den richtigen Mengen. Nach dem Verbrauch des Cholesterins in den Zellen wird es durch das sogenannte HDL-Cholesterin heraustransportiert, zur Leber zurückgeführt und dort wieder abgebaut.

Doch woher kommt es nun, dass Cholesterin oft als „schlecht" oder gar „böse" bezeichnet wird? Nun, problematisch wird es beim Thema Cholesterin dann, wenn längerfristig zu viel LDL-Cholesterin in der Blutbahn vorhanden ist, ohne ordnungsgemäß abgebaut zu werden. Dies kann z.B. in Folge einer cholesterinreichen Ernährung passieren. Der Überschuss kann sich nach und nach an den Innenseiten unserer Arterien ablagern – insbesondere, wenn sich dort bereits kleine Entzündungsherde aufgrund z.B. fortschreitenden Alters oder genetischer Vorbelastung befinden.

Diese Ablagerungen, auch „Plaques" genannt, führen mit der Zeit zu verengten Arterien, die das Blut nicht mehr ungehindert zirkulieren lassen. Die so entstandene degenerative Gefäßerkrankung, die auch als „Arteriosklerose" bezeichnet wird, lässt das Risiko für chronische Herz-Kreislauf-Erkrankungen und Blutgerinnsel (Thrombosen) steigen, die im schlechtesten Fall zu Herzinfarkt und Schlaganfall führen können. Das Tückische daran: Dieser Prozess verläuft schleichend über Jahre und wird oft erst bemerkt, wenn es bereits zu spät ist.

Während das LDL-Cholesterin als „schlechtes Cholesterin" gilt, kommen dem HDL-Cholesterin dagegen positive Eigenschaften zugute. So hilft es nicht nur dabei, Cholesterin wieder zurück zur Leber zu befördern, sondern auch dabei, vorhandene Plaques zu lösen. Daher wird HDL-Cholesterin umgangssprachlich auch als „gutes Cholesterin" bezeichnet.

Da Cholesterin nicht nur selbst gebildet wird, sondern zu einem gewissen Teil auch über die Nahrungsfette aufgenommen wird, sollten wir an dieser Stelle noch einmal auf das Thema Ernährung und Aufnahme von Fettsäuren zurückkommen. Hier gilt es, ein ausgewogenes Verhältnis zwischen gesättigten und ungesättigten Fetten in der Ernährung anzustreben, weshalb wir die Beschaffenheit unserer Nahrungsfette hinsichtlich unserer Cholesterinwerte im Blick behalten sollten.

Gesättigte Fette werden gerne den „ungesünderen Fetten" zugerechnet, da sie nicht nur zu einer Erhöhung des LDL-Cholesterins führen, sondern bei übermäßigem Konsum auch in gesundheitsbedenkliches Bauchfett umgewandelt werden können.

Da gesättigte Fettsäuren in Maßen auch als Strukturfett und Energielieferant dienen und außerdem mit ihnen fettlösliche Vitamine transportiert werden, sollten wir sie dennoch nicht komplett aus unserer Ernährung verbannen. Kurz- und mittelkettige gesättigte Fettsäuren, wie sie z.B. in Kokosöl oder Butter vorkommen, sind in diesem Fall eine gute Wahl.

Kommen wir noch kurz zu einer speziellen Art von Fettsäuren, die in unserer heutigen Ernährungsweise allgegenwärtig sind: Transfettsäuren. Vereinfacht zusammengefasst handelt es sich hier eigentlich um ungesättigte Fettsäuren, die in ihrer Struktur jedoch den gesättigten Fettsäuren ähneln. Entstehen können sie sowohl auf natürlichem Weg z.B. durch Mikroorganismen, als auch durch hochtemperiertes Braten und Frittieren von Pflanzenölen sowie durch labortechnische Verfahren bei der Lebensmittelherstellung, etwa zur Härtung von Fetten, um deren Struktur und Textur zu verbessern.

In meinem Beispiel bestehen sie in der Regel aus ungesättigten Fettsäuren, also dem gebogenen Strohhalm, dem künstlich ein Draht eingelegt wird und der dadurch wieder gerade und so zu einem festen Strohhalm wird. Problematisch sind sie vor allem deswegen, weil der Körper sie biochemisch mit mehrfach ungesättigten Fettsäuren verwechselt und die Fettsäuren sogar in unsere Zellmembran mit einbaut. Außerdem ist ernährungswissenschaftlich inzwischen sehr gut belegt, dass Transfettsäuren einen schädlichen Einfluss auf unsere Gesundheit haben können. So können sie beispielsweise unsere LDL-Cholesterinwerte erhöhen und langfristig das Risiko für Herz-Kreislauf-Erkrankungen begünstigen.

Es gibt in Deutschland bereits Grenzwerte für Transfette, dennoch ist ihr Anteil in unserer Ernährung nicht zu unterschätzen. Enthalten sind sie auch heute noch in zahlreichen Lebensmitteln, die aus gehärteten oder teilgehärteten Fetten bestehen, wie z.B. Margarine, Backwaren, Süßigkeiten und Chips, Fertiggerichten u.v.m.

Aus diesem Grund lohnt sich immer ein Blick auf die Zutatenliste Ihrer Lebensmittel. Halten wir also nach Hinweisen wie „gehärtet“ oder „teilweise gehärtet“ Ausschau und meiden wir diese Produkte bestenfalls. Außerdem sollten wir mit den richtigen Fetten zu Hause arbeiten und auch beim Erhitzen von Fett aufpassen. Zum hochtemperierten Braten sollten deshalb besser nur Fette mit einem hohen gesättigten Fettsäureanteil verwendet werden. Dazu gehören z.B. raffiniertes Rapsöl oder auch Kokosöl bzw. Butter.

Leider sind die ungesünderen Fettsäuren oft in den größten Leckereien versteckt. Wir sollten deswegen Fette wie Palmfett, Transfette oder Frittieröl meiden.

Wie sich gute und schlechte Fette auf den Körper auswirken, können wir an unseren Cholesterinwerten messen, welcher für die Verkalkung unserer Adern verantwortlich ist. Je besser die Fette, desto weniger LDL-Cholesterin wird ein Mensch in sich haben.

Welche Nahrungsfette sollten wir also bevorzugt auswählen? Grundsätzlich sind die gesünderen Fettsäuren in naturbelassenen Lebensmitteln wie z.B. in Fisch oder pflanzlichen Quellen enthalten. Daher sollten native, kaltgepresste und damit schonend hergestellte Pflanzenöle (z.B. natives Olivenöl, Leinöl, Walnussöl), Nüsse, Kerne und Samen, Avocado oder Oliven auf dem täglichen Speiseplan stehen. Auch kaltgepresstes Kokosöl kann gerade zum Braten eine Alternative zu herkömmlichen Bratölen sein. Denn es enthält bereits von Natur aus gesättigte Fette, welche sich auch bei hoher Hitze nicht in schädliche Transfette umwandeln.

Bei tierischen Fetten, von denen viele einen recht hohen Anteil an gesättigten Fetten liefern, sollten wir zudem besonders auf Bioqualität achten. Bekamen die Tiere artgerechtes Futter, enthalten die Produkte in der Regel eine bessere Nährstoffkonzentration und z.B. höhere Werte an Omega-3-Fettsäuren.

Proteine

Protein, auch Eiweiß genannt, spielt in unserer Ernährungslehre eine wichtige Rolle. Nicht umsonst wird von ihm oft als „Hauptbaustein" unserer Nahrung gesprochen. Wir benötigen es z.B. zum Aufbau unserer Muskulatur und Organe, für unser Blut, aber auch für zahlreiche weitere Vorgänge im Körper wie etwa zur Bildung von Enzymen, Hormonen, Immunzellen und zur Regeneration von Gewebestrukturen. Außerdem ist der Körper sogar in der Lage, Proteine zur Energiegewinnung als Brennstoff zu verwenden, weswegen sie auch in der Kalorienlehre ähnlich wie Kohlenhydrate mit 4 kcal pro Gramm berechnet werden.

Proteine bestehen aus Aminosäuren, die sich in Form von langen Ketten zusammensetzen. Der Körper benötigt für seine proteinbezogenen Prozesse insgesamt 20 verschiedene Aminosäuren, die er zum Teil selbst herstellen kann. 8 der Aminosäuren sind für erwachsene Menschen jedoch essenziell, d.h. sie können nicht selbst gebildet werden und müssen über die Nahrung zugeführt werden.

Proteine sind sowohl in tierischen wie auch in pflanzlichen Lebensmitteln enthalten. Beispiele für tierische Proteinquellen sind z.B. Fleisch, Fisch, Eier und Milchprodukte, während pflanzliches Protein in Hülsenfrüchten, Vollkorngetreide, Nüssen, Kernen und Sojaprodukten zu finden ist.

Da Proteine für unseren Körper so wichtig sind, sollten sie täglich in unsere Ernährung integriert werden. Und hier kommen wir zu einem gängigen Problem der westlichen Nationen. Unser Ernährungsverhalten hat sich in den letzten Jahren stark hin zu fertig verarbeiteten Lebensmitteln entwickelt, die in der Regel relativ proteinarm um die Ecke kommen. So sind z.B. bei einem Gericht mit Nudeln in Tomatensauce oder selbst bei einer Pizza die Proteinanteile von ca. 8-10 % relativ gering.

Deswegen ist es ratsam, Fertigessen oder auch unser normal selbstgekochtes Essen immer mit weiteren Proteinquellen anzureichern. So wird z.B. ein Salat mit ein paar Bohnen, Pilzen, Käse oder Hähnchenbrust gleich viel besser schmecken und gibt dem Körper so auch die Bausteine, die er tatsächlich braucht.

Die DGE rät zu einer tägliche Proteinzufuhr von 0,8 bis 0,9 g pro kg Körpergewicht und nennt als besonders empfehlenswerte Proteinquellen z.B. in pflanzlicher Form Nüsse, Linsen, Bohnen, Pilze und Kichererbsen oder in tierischer Form Natur-Joghurt, fettiger Fisch, Landhühner oder Käse und Eier.

Darüber hinaus gibt es Proteinquellen in Form von Wild, Milch, Schweine- oder Rindfleisch, die allerdings nicht zu viel konsumiert werden sollten. Auch ist hierbei unbedingt Biofleisch von freilaufenden Tieren, dem rotem Industriefleisch aus Massentierhaltung vorzuziehen.

Produkt	*Proteingehalt* pro 100 g
Pflanzlich	
Sonnenblumenkerne	26 g
Buchweizen (roh)	10 g
Walnüsse	17 g
Haferflocken	14 g
Quinoa (roh)	15 g
Linsen (gegart)	7 g
Tofu	9 g
Champignons	4 g
Tierisch	
Schweinefleisch	22 g
Hühnerfleisch	22 g
Forelle	20 g
Lachs	20 g
Parmesan	35 g
Ei (gekocht)	13 g
Quark	12 g
Mozzarella	20 g

Wie gut das Eiweiß aus der Nahrung vom Körper genutzt werden kann, darüber entscheidet die sogenannte biologische Wertigkeit: Sie gibt an, wie viel von der zugeführten Proteinmenge vom Körper tatsächlich aufgenommen wird. Viel diskutiert wird dabei auch die Frage, ob tierisches Protein im Vergleich zu pflanzlichem Eiweiß hochwertiger und somit empfehlenswerter ist. Heute wissen wir, dass wir diesen Sachverhalt differenziert betrachten sollten. Auf der einen Seite ist zwar bekannt, dass tierische Proteine den menschlichen Proteinen hinsichtlich des Aminosäureprofils sehr ähneln und daher eine gute Bioverfügbarkeit aufweisen. Lange wurden sie daher auch als hochwertiger angesehen. Dennoch sind auf der anderen Seite ebenfalls pflanzliche Proteine von großer Bedeutung. Auch wenn ihr Aminosäureprofil verglichen mit den tierischen Eiweißen meist etwas unvollständiger ist, ist durch die gezielte Kombination verschiedener pflanzlicher Lebensmittel und damit Aminosäuren ebenfalls eine gute Versorgung mit hochwertigen Proteinen möglich.

Solche optimale Zusammenstellungen pflanzlicher Lebensmittel gibt es in allen Küchen dieser Welt, z.B. in Form von Eintöpfen aus Hülsenfrüchten wie Linsen und Bohnen, die zusammen mit Vollkorngetreiden, Reis und Mais gegessen werden. Ebenso lässt sich die Aufnahme pflanzlicher Proteine durch Methoden wie Keimen, Einweichen und Kochen verbessern. Und noch ein weiterer Punkt ist an dieser Stelle erwähnenswert: Tierische Proteine liefern zwar ein gutes Aminosäureprofil, werden jedoch meist zusammen mit weiteren Stoffen wie z.B. gesättigten Fettsäuren aufgenommen, deren Konsum in zu hohen Mengen gesundheitlich nachteilig sein kann.

Proteine aus Pflanzen verzehren wir hingegen eher zusammen mit natürlichen Begleitstoffen wie Ballaststoffen oder Vitaminen, welche gesundheitlich vorteilhaft für uns sind. Um eine gute Versorgung mit allen essenziellen Aminosäuren zu gewährleisten, ist es demnach unverzichtbar, sich detailliert mit der Gestaltung einer ausgewogenen Ernährung zu befassen. Insbesondere Personen, die einer bestimmten Ernährungsweise folgen, sich z.B. vegan ernähren möchten, sollten sich hierzu sehr genau informieren, da es sonst bei einer zu einseitigen Ernährung schnell zu Mangelzuständen kommen kann – auch hinsichtlich essenzieller Aminosäuren.

Vorsichtig sollten wir außerdem bei zu hohen Proteinkonzentrationen sein. Denn hier spielt einerseits die Bioverfügbarkeit der Proteine eine Rolle, und andererseits auch die Nettostickstoffverwertung (der Wert, welcher eine geringere Stickstoffbelastung im Körper auslöst bzw. das Verhältnis der essenziellen gegenüber nicht-essenziellen Aminosäuren erklärt).

Die höhere Stickstoffbelastung entsteht, weil der Körper im Übermaß vorhandenes Protein nicht speichern kann und es deswegen auch zur Energiegewinnung verwendet. Da der Körper die 8 essenziellen Aminosäuren nicht selbst aufbauen kann, werden diese 8 Aminosäuren vom Körper besonders gut geschützt und eher nicht zur Verbrennung verwendet.

Bestehen die Proteine in der Nahrung also aus zu vielen nicht-essenziellen Aminosäuren, wird der Körper diese übermäßigen Aminosäuren verbrennen. Das erhöht folglich den Wert der Stickstoffbelastung für den Körper, denn durch die Verbrennung der Proteine entsteht Ammoniak, welches wiederum von der Leber in Harnstoff umgewandelt wird und letztendlich über die Nieren ausgeschieden werden muss. Kurzum belasten zu viele nicht-essenzielle Aminosäuren unsere Leber und Nieren, was als Nachteil bei rein pflanzlicher Ernährung betrachtet werden kann.

Wie wichtig eine geschickte Nährstoffkombination ist, verdeutlicht folgendes Beispiel: Kartoffeln sind trotz eines eher geringen Proteinanteils von 2 g auf 100 g und hohen Kohlenhydratanteils ernährungstechnisch dennoch okay, denn der geringe Proteinanteil beinhaltet einen hohen Anteil an essenziellen gegenüber nicht-essenziellen Aminosäuren. Essen wir zu den z.B. 500 g Kartoffeln eine tierische Proteinquelle wie Quark oder ein Ei, erhalten wir eine ernährungstechnisch gute Kombination.

Auf der anderen Seite gibt es aber auch noch eine weitere Sichtweise. Und zwar regen zu viele essenzielle Aminosäuren vornehmlich aus tierischem Protein das Zellwachstum an, was wiederum auch Alterungsprozesse im menschlichen Körper begünstigen könnte. Außerdem verlässt der Körper seinen natürlichen Überlebensmodus, bei dem unser genetischer Instinkt getriggert wird, der unsere Zellen repariert. Haben wir hingegen weniger essenzielle Aminosäuren in der Nahrung, wird unsere Zellproduktion zumindest eingeschränkt und unser Körper muss aufgrund von Knappheit in den Regenerations- und Reparaturmodus wechseln und in unseren Zellen gesammelten Mikroschrott in Form geschädigter Proteine wiederverwerten. Zudem liefern tierische Produkte anders als pflanzliche kaum Ballaststoffe und können aufgrund des hohen Gehalts an gesättigten Fetten auch das Risiko für Bluthochdruck und Diabetes fördern.

Deswegen ist die richtige Kombination aus pflanzlichen Proteinquellen aller Voraussicht nach denen der tierischen Proteinquellen vorzuziehen. Abhilfe gegen das Ammoniakproblem können wir uns mit Milchsäure verschaffen, weswegen fermentierte Lebensmittel oder Joghurts ohne Zuckerzusatz ebenfalls ein wichtiger Bestandteil einer gesunden Ernährung sein sollten. Zudem sehen wir dadurch auch, dass Phasen des Verzichts im Leben nicht unbedingt verkehrt sind. Im Kapitel „Lerne die Kunst des Fastens und Verzichts“ gehe ich auf das Thema etwas genauer ein.

Wie bereits erwähnt, empfiehlt die DGE 0,8 bis 0,9 g Protein pro kg Körpergewicht am Tag. Kinder und ältere Menschen sollen dabei höhere Mengen zu sich nehmen dürfen.

Die Empfehlung stellt einerseits die beschriebene Ammoniakbelastung und anderseits den durch Proteinkonzentrationen begünstigten Zellwachstum in den Fokus, der sich auch auf Krankheiten wie Krebs auswirken könnte.

Mich macht eine solche Standardaussage der DGE trotzdem etwas stutzig, da sie aus meiner Sicht zu allgemein gehalten ist. Denn meiner Meinung nach fehlt in der Rechnung vor allem die Berücksichtigung der oben beschriebenen Feinheiten der Wertigkeit von Proteinqualität. Veganer z.B. weichen komplett auf pflanzliche Proteine aus. Diese sind aber von der Bioverfügbarkeit in der Regel unzureichender als tierische Proteine und müssen daher umso gezielter zusammengestellt werden.

Sehen wir uns jetzt noch den Bedarf an essenziellen Aminosäuren an und vergleichen diesen mit veganer Ernährung, dann merken wir schnell, dass nur eine tägliche Kombination von verschiedenen pflanzlichen Proteinquellen aus Nüssen, Hülsenfrüchten und Getreide überhaupt erst alle essenziellen Aminosäuren zusammen liefern kann.

Gerade die essenzielle Aminosäure Lysin ist dabei „mittelmäßig“ nur in Hülsenfrüchten vorhanden. Aufgrund des geringen Anteils von Lysin, insbesondere bei veganer Ernährung, sollte darüber nachgedacht werden, diese Aminosäure auch als Nahrungsergänzungsmittel zusätzlich einzunehmen.

Generell sollten vegan lebende Menschen deswegen eine höhere Proteinzufuhr am Tag zu Grunde legen und zwingend alle wichtigen Aminosäuren-Quellen kombiniert essen.

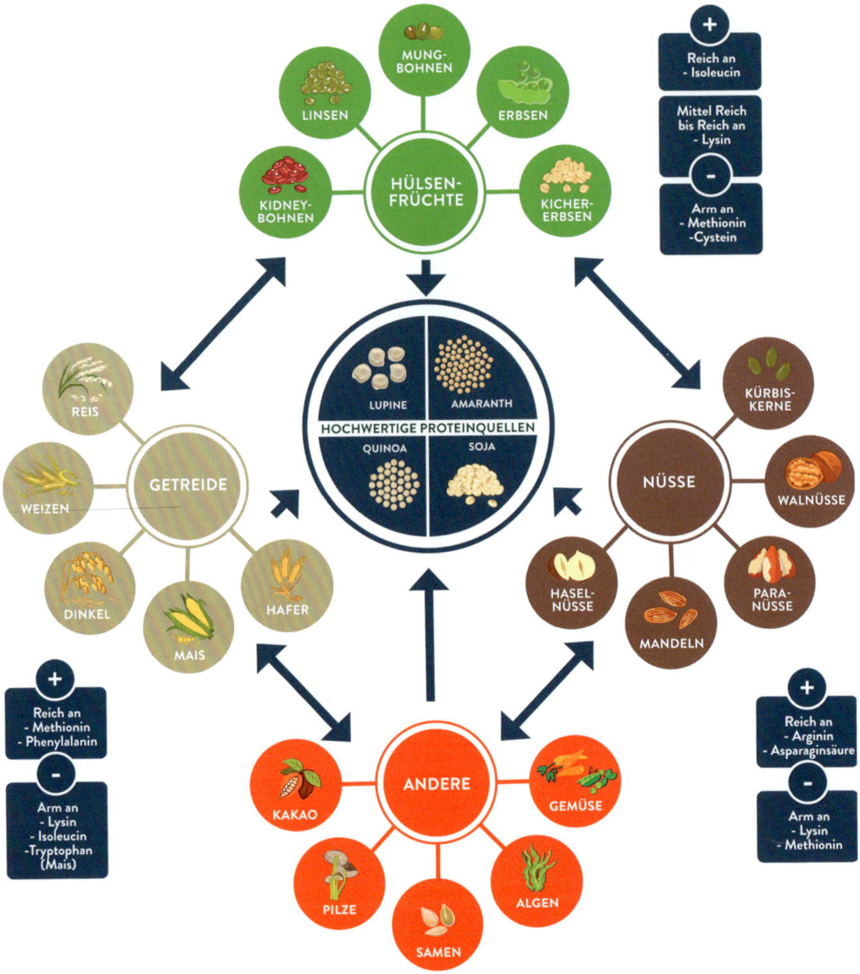

Doch auch andere Dinge kommen aus meiner Sicht in dieser Empfehlung zu kurz, z.B. die Frage, wie viel Sport wir treiben. Jemand, der Kraftsport betreibt, wird für den Muskelaufbau und die Regeneration einen höheren Proteinbedarf haben als jemand, der sich den ganzen Tag wenig bis gar nicht bewegt und somit auch ein geringeres Muskelwachstum verzeichnet.

Und selbst wenn wir früher einmal Sport getrieben haben, werden sich diese Muskeln auch in den Folgejahren noch weiterhin zu einem gewissen Grad behalten und erneuern. Deswegen spielt der generelle menschliche Mageranteil (inkl. Muskelmasse, ohne Fett) meiner Meinung nach eine wichtige Rolle in der Berechnung des täglichen Proteinbedarfs.

Auch in bestimmten Lebensphasen, z.B. mit zunehmendem Alter oder bei bestimmten Erkrankungen, kann eine gezielte Ergänzung in Absprache mit dem behandelnden Arzt oder Therapeuten durchaus sinnvoll sein. Hier wird recht gut ersichtlich, wie wichtig es ist, allgemeine Empfehlungen mit der individuellen Ausgangssituation abzugleichen.

Ballaststoffe

Neben den drei Makronährstoffen Kohlenhydraten, Fetten und Proteinen gehören auch Ballaststoffe in eine ausgewogene Ernährung. Diese sogenannten Faser- bzw. Quellstoffe sind entgegen dem Namen kein Ballast für unseren Körper, wie wir früher glaubten. Heute weiß die Wissenschaft das Gegenteil: Ballaststoffe übernehmen sehr viele, wichtige Funktionen in unserem Körper. Durch ihre faserartige Struktur sind sie in der Lage, Wasser an sich zu binden und unterstützen dadurch beispielsweise unsere Darmtätigkeit auf positive Weise. Außerdem dienen sie den vielen Mikroorganismen in unserem Darm als Nahrung und tragen so zu einer gesunden Darmflora bei, welche maßgeblich für unsere Immunabwehr verantwortlich ist. Durch das Quellvermögen der Ballaststoffe erhöht sich auch unser Sättigungsempfinden auf natürliche Weise: Nach einer ballaststoffreichen Mahlzeit bleiben wir länger satt, was dabei helfen kann, ein gesundes Gewicht zu erreichen und zu halten.

Ein Mangel an Ballaststoffen kann dagegen verschiedene gesundheitliche Folgen nach sich ziehen wie z.B. Verdauungsbeschwerden und Übergewicht.

Trotz dieser Erkenntnisse kommt den Ballaststoffen in unserer Ernährung oftmals noch viel zu wenig Beachtung zu. Die tägliche Verzehrempfehlung sollte laut DGE bei 30-40 g Ballaststoffen liegen – leider essen wir im Alltag viel zu wenige Ballaststoffe. In der Tat sind es oft unter 20 g am Tag, weswegen unser Mikrobiom sehr häufig nicht sein volles Potenzial ausschöpfen kann.

Gute Ballaststoffquellen sind z.B. folgende:

Produkt	*Ballaststoffe* *pro 100 g*
Flohsamenschalen	80 g
Weizenkleie	45 g
Leinsamen, geschrotet	39 g
Linsen, gegart	17 g
Mandeln	14 g
Vollkornnudeln	12 g
Walnüsse	6 g

Vollkornprodukte sind grundsätzlich ballaststoffreicher als Getreideprodukte aus Auszugsmehlen, denn sie enthalten nicht nur den stärkehaltigen Mehlkörper, sondern auch die Randschichten des ganzen Getreidekorns. Bei Vollkornnudeln, Reis und Kartoffeln können wir die Werte an Ballaststoffen durch einen Trick sogar noch erhöhen. Wenn wir Nudeln und Kartoffeln nach dem Kochen abkühlen lassen und diese erst am nächsten Tag weiterverwenden, bildet sich sogenannte resistente Stärke, die unser Körper nicht mehr verstoffwechseln kann. Dadurch entsteht eine gute Nahrungsquelle für unser Mikrobiom. Durch diesen Vorgang reduzieren sich auch die tatsächlichen Nährwerte für diese Produkte.

Mineralstoffe und Vitamine

Außer den Ballaststoffen braucht der Mensch auch verschiedene Mineralien, die der Körper für diverse Funktionen benötigt. Mineralien sind für den Körper neben den 8 Aminosäuren essenziell, das heißt, wir müssen sie durch unsere Nahrung zu uns nehmen. Wir kommen insgesamt auf 46 verschiedene Mineralien, die sich in zwei Gruppen unterscheiden lassen: Mengenelemente, die wir in größeren Mengen benötigen wie Kalzium, Chlorid, Magnesium, Natrium, Phosphor, Kalium oder Schwefel sowie Spurenelemente, die wir in kleineren Mengen benötigen wie Eisen, Cobalt, Jod, Mangan, Kupfer, Selen, Zink oder Molybdän. Benötigt werden die Mineralien z.B. zum Knochenaufbau (Kalzium) oder für unseren Sauerstofftransport im Blut (Eisen). Doch nicht nur die ausreichende Zufuhr sollte sichergestellt sein, sondern auch die richtige Menge. Denn während Mineralstoffe in der jeweils benötigten Dosierung ihren Aufgaben im Körper gerecht werden, können sie bei Über- oder Unterdosierung zum Teil zu unerwünschten gesundheitlichen Folgen bzw. Mangelerscheinungen führen.

Eine Übersicht über die wichtigsten Mineralstoffe, ihre Funktion und worin sie enthalten sind, finden Sie hier:

Mineralstoff	*Dafür wird es benötigt*	*Gute Quellen*
Kalzium	Knochen, Zähne, Herz	Milch, Milchprodukte, Nüsse, grünes Gemüse, Mineralwasser
Kalium	Nerven, Muskeln, Herzfunktion	Obst und Gemüse, Pilze, Kartoffeln
Magnesium	Stoffwechsel	Gemüse, Nüsse, Kerne, Mineralwasser
Natrium	Salzhaushalt, Wasserhaushalt, Zellfunktionen	Salz
Chlorid	Salzhaushalt, Wasserhaushalt	Salz
Phosphor	Knochen	Überall enthalten
Schwefel	Enzyme, Aufbau von Aminosäuren	Eier, Fleisch, Milchprodukte, Zwiebeln, Knoblauch
Eisen	Blutbildung	Fleisch, Spinat, Rote Bete
Jod	Schilddrüse	Fisch, Salz, Algen
Kupfer	Antioxidant	Nüsse, Hülsenfrüchte
Selen	Bindung von Aminosäuren	Fleisch, Fisch, Paranüsse
Zink	Immunsystem	Fleisch, Nüsse, Vollkornprodukte
Chrom	Verbessert die Insulinfunktion	Fleisch, Milchprodukte, Vollkornprodukte
Molybdän	Harnsäurestoffwechsel	Eier und Hülsenfrüchte

Neben den Mineralien braucht der Körper auch Vitamine, z.B. zur Regulierung der Verwertung von Kohlenhydraten, Proteinen und Mineralien. Dazu beeinflussen sie auch unser Immunsystem und sind unverzichtbar für den Zellaufbau.

Es gibt 13 verschiedene Vitamine, von denen 4 fettlöslich und 9 wasserlöslich sind. Die fettlöslichen Vitamine A, D, E und K kann der Körper nur mit fettreicher Nahrung richtig aufnehmen und nutzen, weshalb wir dies bei unserer Nahrungsaufnahme berücksichtigen sollten. Während der Körper in der Lage ist, fettlösliche Vitamine im Körper zu speichern, werden wasserlösliche Vitamine wieder ausgeschieden – insbesondere bei einer Überdosierung durch z.B. Vitaminpräparate.

Vitamine sind für uns Menschen ebenfalls essenziell, da wir sie – mit Ausnahme von Vitamin D – nicht selbst herstellen können, wie es dagegen z.B. Pflanzen tun.

Hier finden Sie eine Auflistung der wichtigsten Vitamine, ihre Funktion und ihr Vorkommen in Lebensmitteln:

Vitamin	*Dafür wird es benötigt*	*Gute Quellen*
A	Augen, Haut, Schleimhäute	Gelbes und grünes Gemüse wie Karotten, Spinat, Grünkohl
B1 (Thiamin)	Nerven	Hülsenfrüchte, Vollkornprodukte, Schweinefleisch, Erdnüsse
B2 (Riboflavin)	Energie und Proteinstoffwechsel	Milchprodukte, Vollkornprodukte, Fisch, Fleisch
B3 (Niacin)	Stoffwechsel	Fleisch, Fisch, Pilze, Mungobohnen, Erdnüsse, Eier, Kartoffeln

Vitamin	*Dafür wird es benötigt*	*Gute Quellen*
B5 (Pantothensäure)	Energiestoffwechsel	Fleisch, Fisch, Eier, Kartoffeln, Vollkornprodukte, Hülsenfrüchte
B6 (Pyridoxin)	Nerven und Immunsystem	Fleisch, Fisch, Vollkornprodukte, Nüsse, Obst, Gemüse
B7 (Biotin)	Haut, Haare und Fingernägel	Soja, Reis, Haferflocken, Nüsse, Milchprodukte, Fisch, Innereien
B12 (Cobalamin)	Blutbildung, Zellwachstum (DNA), Zellteilung	Fleisch, Fisch, Meeresfrüchte, Milchprodukte, Eier
Folsäure	Blutbildung und Zellteilung	Hülsenfrüchte, Vollkornprodukte, Eigelb, Blattgemüse
C	Radikalfänger, Immunsystem, Botenstoff, Hormone etc.	Obst und Gemüse
D	Knochen, Muskeln, Herz-Kreislauf	Fetter Fisch oder in Eigenproduktion aus Sonnenlicht
E	Radikalfänger	Pflanzenöle, Nüsse, Butter
K	Blutgerinnung	Fleisch, Erbsen, Pilze, Sonnenblumenöl, Spinat

Vitamine sind leider hitze-, luft- und lichtempfindliche Stoffe. Deswegen sollte Obst und Gemüse nicht zu lange lagern und aufgeschnittenes Obst und Gemüse möglichst schnell verzehrt werden. Damit die Vitamine erhalten bleiben, das Gemüse schonend zubereiten (z.B. dämpfen) – oder am besten direkt roh genießen.

Vitamin B12, welches von Mikroorganismen gebildet wird, finden wir vornehmlich in tierischen Lebensmitteln wieder. Durch pflanzliche Lebensmittel allein kann es nicht abgedeckt werden. Dies sollten insbesondere vegan lebende Menschen beachten und Vitamin B12 gezielt über ein Supplement zuführen. Regelmäßige Blutkontrollen können hier besonders Sinn machen, um die Versorgungslage im Blick zu behalten und Mängeln rechtzeitig entgegenzuwirken.

Wichtig ist es auch, den Zusammenhang zwischen Vitaminen und Mineralstoffen zu kennen. Viele Menschen konzentrieren sich aus Unwissenheit zu einseitig auf die Einnahme von (bestimmten) Vitaminen und vernachlässigen die Mineralstoffe oder andersherum. Dabei stehen beide Nährstoffgruppen in enger Wechselwirkung. So lässt sich z.B. die Einnahme von Eisen steigern, wenn gleichzeitig Vitamin C zugeführt wird. Es ist unter diesem Gesichtspunkt ratsam, sich nicht nur auf isolierte Stoffe zu konzentrieren. Lebensmittel sollten als Ganzes betrachtet werden, um in den Genuss der vollen Bandbreite an Vitaminen und Mineralstoffen zu kommen. Ich gehe auf diesen Punk an späterer Stelle in diesem Buch aber noch explizit ein.

Sekundäre Pflanzenstoffe

An dieser Stelle sind auch die sekundären Pflanzenstoffe wichtig zu erwähnen. Bei diesen Pflanzenstoffen handelt es sich z.B. bei einigen um „gesunde Gifte“, die die Pflanzen entwickeln, um sich damit vor Fressfeinden zu schützen. Zudem gibt es auch noch sekundäre Pflanzenstoffe, die den Pflanzen als Farb-, Duft-, Aromastoff oder auch zur Wachstumsregulation dienen.

Paracelsus sagte einst: „Alle Dinge sind Gift, und nichts ist ohne Gift. Allein die Dosis macht, dass ein Ding kein Gift ist.“ In kleinen Dosen sind diese „Stoffe“ deswegen für uns Menschen nicht schädlich und es kann aus ihnen sogar Medizin gewonnen werden.

Es gibt in der menschlichen Nahrung zwischen fünf- bis zehntausend unterschiedliche Verbindungen.

Es wird vermutet, dass viele der Pflanzenstoffe durch die Evolution fest in die Komplexität unseres menschlichen Körpers integriert sind. Leider hat die wissenschaftliche Forschung das Thema der sekundären Pflanzenstoffe erst teilweise erschlossen. Doch wir wissen bereits, dass sie anders als Vitamine und Mineralstoffe nicht essenziell sind, aber dennoch wichtige Funktionen im Körper erfüllen. Einige von ihnen trainieren z.B. unser Immunsystem, schützen uns vor Entzündungsreaktionen und können sogar antibakteriell wirken. Außerdem gibt es auch Pflanzenstoffe, die blutdrucksenkend, cholesterinspiegelsenkend und verdauungsfördernd sind.

Sekundäre Pflanzenstoffe stecken z.B. in dunkelgrünem Blattgemüse, Beeren wie Aronia oder Acai, Oliven, Weintrauben, Gewürzen oder grünem Tee. Näher vorgestellt werden sie außerdem im Kapitel „Verhindere Altersleiden".

Zusammenfassung des Kapitels

- Wir benötigen täglich eine Vielzahl verschiedener Nährstoffe zum Leben. Ohne sie würde unser Körper ähnlich wie ein Auto ohne Benzin und Ersatzteile ziemlich schnell nicht mehr laufen.
- Wir unterscheiden grob in Makro- und Mikronährstoffe.
- Kohlenhydrate und Zucker sind Brennstoffe, die uns schnell verfügbare Energie liefern.
- Auch Fette können Brennstoff sein, werden aber auch zum Zellaufbau und für viele weitere Funktionen benötigt.
- Proteine sind die „Hauptbausteine" unseres Organismus. Aus ihnen baut der Körper Zellen für Muskeln und Organe und nutzt sie zur Regeneration.
- Zusätzlich benötigen wir auch Ballaststoffe für unsere Darmflora, sowie Mineralien, Vitamine und sekundäre Pflanzenstoffe.

Meine Notizen

....

....

....

....

....

....

....

....

....

....

2. GESETZ ERKENNE GÄNGIGE PROBLEME IN UNSERER ERNÄHRUNG

„Zwischen Essen und Ernähren können Welten liegen."

(Deutsches Sprichwort)

***

Es war einmal eine Zeit, in der die Menschen Leinsaat auf ihren Feldern säten. Eine Schwalbe bekam die neue Saat mit und versuchte, die anderen Vögel zu warnen, sich der Saat zu widersetzen, weil daraus eine schädliche Pflanze wachsen würde. Die anderen Vögel lachten die Schwalbe aus. Als die ersten Pflanzen aus der Erde sprossen, fing die Schwalbe wieder an, dass die anderen Vögel doch mit ihr zusammen die Saat rausreißen sollten. Wieder bekam die Schwalbe nichts als Verachtung von den Vögeln.

Gekränkt von den anderen Vögeln, beschloss die Schwalbe nun, sich in die Nähe der Menschen zu begeben und ihre Nester in den Häusern der Menschen zu bauen. Die anderen Vögel aber wurden Opfer der Netze, die die Menschen aus dem Lein webten und sie bedauerten spät, dass sie dem Ratschlag der Schwalbe nicht gefolgt waren.

***

Natürlich ist die Leinsaat für uns Menschen ernährungstechnisch eine sehr gute Pflanze. Die Geschichte des griechischen Dichters Äsop lehrt uns jedoch, dass wir auf der einen Seite guten Rat annehmen dürfen. Auf der anderen Seite zeigt sie uns ebenfalls, dass wir auch dazu neigen können, bestehende Probleme zu ignorieren, weil wir noch nicht den notwendigen Weitblick entwickelt haben.

Im Grunde sind Probleme etwas Positives, denn wir können an Problemen wachsen und wenn wir es sehr gut machen, sogar aus ihnen Profit schlagen. Leider birgt diese Aussage aber auch eine Gefahr, denn nicht immer erkennen wir, dass wir ein Problem haben.

Deswegen möchte ich Ihnen in diesem Abschnitt gängige Ernährungsprobleme vorstellen, damit wir diese erkennen können und aus der Bewusstheit unseren persönlichen Gewinn in Form eines gesunden Körpers erlangen können.

Unser Essen soll uns in erster Linie schmecken. Das ist das Hauptargument vieler Menschen, wenn es um das Thema Ernährung geht. Doch viele Menschen essen leider falsch oder eintönig und wissen es teilweise gar nicht besser.

Das liegt in erster Linie auch am Glückshormon „Dopamin“. Denn dieses wird besonders bei fettiger und zuckerhaltiger Nahrung ausgeschüttet. Im Grunde belohnt unser Gehirn uns mit einem angenehmen Gefühl, wenn wir Dinge erleben, die unser Überleben sichern. Diese Funktion war in der Steinzeit für den Menschen überlebenswichtig. Denn wenn unsere Vorfahren einfach an einem gut gefüllten Strauch Beeren vorbeigegangen wären, ohne diese zu essen, dann hätten sie nicht nur kulinarisch etwas verpasst, sondern es hätte auch Auswirkungen auf ihr Leben haben können.

Auch heute würden viele Menschen eventuell verhungern, wenn sie keine Freude beim Essen und keinen Schmerz beim Hunger empfinden würden. Das heutige Problem sind unsere Supermärkte und die Nahrungsmittelindustrie, die uns zu jeder Zeit fettige und zuckerhaltige Nahrungsmittel verfügbar machen.

Wir fallen an dieser Stelle oft in einen Teufelskreis, bei dem unsere Dopamin-Empfindlichkeit abnehmen kann. Wir benötigen immer mehr davon, um uns satt und zufrieden zu fühlen. Durch das Streben nach dem Glücksgefühl kann ungesundes Essen regelrecht zu einer Sucht werden.

Oft aus Zeitmangel, aber eben auch aus dieser Unwissenheit heraus, greifen viele Menschen einseitig auf industriell verarbeitete Lebensmittel zurück, die meistens zudem auch darmschädigende Zusatzstoffe wie Emulgatoren und Konservierungsmittel enthalten. In diesen Produkten sind meist zu viel Zucker, zu viel falsche Fette, mangelnde Proteine, zugesetzte Aromen oder Geschmacksverstärker enthalten und doch werden sie von vielen tagtäglich konsumiert.

Zum Frühstück ein Glas Orangensaft mit geröstetem Weizenmüsli, auf dem Weg zur Arbeit ein belegtes Brötchen mit Salatblatt, mittags eine Fertigsuppe, nachmittags noch ein kleines Stück Kuchen mit gezuckertem Dosenobst und abends dann eine große Portion Nudeln mit Tomatensauce.

So ähnlich sieht leider die Ernährung vieler Menschen aus und auf den ersten Blick scheint diese Ernährungsform sogar ausgewogen. Auffallen sollte uns hier aber der Mangel an essenziellen Nährstoffen wie Proteinen, Vitaminen, Mineralstoffen und Ballaststoffen.

Manipuliert durch die Werbung vieler Unternehmen, denken wir gar nicht über diesen Mangel nach. Ein Orangensaft klingt erst einmal gesund, enthält aber in erster Linie Zucker – nicht nur den fruchteigenen Zucker, sondern oft auch zugesetzten. Eine Fertigsuppe und eine Tiefkühlpizza suggerieren eine ausgewogene Speise mit viel Gemüse, Käse und sogar etwas Fleisch. Wie viele gesättigte Fette, Zucker und weitere Zusatzstoffe oftmals darin enthalten sind, ist den wenigsten bewusst.

Manchmal geht es sogar so weit, dass die Firmen uns bewusst täuschen und anlügen. Nicht selten wird die Zutatenliste mancher Produkte nahezu verschlüsselt aufgelistet, sodass die meisten Konsumenten entweder mit einzelnen Zutaten nichts anfangen können, beziehungsweise den ungesunden Hintergrund mancher Bezeichnungen nicht einschätzen können. Oder es gibt für manche Zutaten die verschiedensten positiv klingenden Alternativwörter, wie z.B. für Zucker. Als Faustregel gilt letztendlich: Je kürzer eine Zutatenliste, desto besser und purer ist das Produkt.

Außerdem enthalten z.B. verzehrfertige Fruchtjoghurts oft kein echtes Obst, sondern nur Fruchtaroma sowie weitere Zusätze wie Zucker und Farbstoffe.

Und auch Bacon-Chips enthalten in Wirklichkeit keinen Speck, sondern nur Speckaroma. Durch Geschmacksverstärker wie Hefeextrakt gaukelt uns die Industrie eine proteinangereicherte Mahlzeit vor. Da der menschliche Körper sein Sättigungsgefühl an die Aufnahme echter Proteine gekoppelt hat, wartet der Körper bei einer solchen Mahlzeit vergeblich auf die für ihn wichtigen Proteine und nimmt in erster Linie billigere Kohlenhydrate auf, ohne wirklich satt zu werden.

Fehlen darüber hinaus weitere wichtige Nährstoffe wie etwa Ballaststoffe oder Vitamine, kann selbst durch den Konsum großer Nahrungsmengen kaum ein zufriedenstellendes Sättigungsgefühl erreicht werden. Ist zudem viel Zucker enthalten, steigt unsere Blutzuckerkurve zunächst rasch an, ehe sie rapide wieder abfällt. Die Folge: Bereits nach kurzer Zeit entwickeln wir erneut Hunger, oft sogar Heißhunger und der Teufelskreis beginnt von vorne.

Die DGE empfiehlt, ca. 0,8 g Protein pro kg Körpergewicht über die Nahrung am Tag zu sich zu nehmen. Das bedeutet ca. 57-67 g Protein am Tag.

Wie niedrig unser Proteinanteil in alltäglichen Fertiggerichten ist, zeigt folgende Übersicht:

- Pizza mit Salami und Käse – ca. 8 g auf 100 g
- Spaghetti Bolognese – ca. 7,5 g auf 100 g
- Fertigsuppen – oft nur ca. 2-3 g auf 100 g
- Pommes – ca. 3,5-4 g auf 100 g
- Reis mit süß-saurer Sauce – ca. 5-6 g auf 100 g

Wird der Proteinwert noch ins Gesamtverhältnis zu den Kalorien gesetzt, fällt der geringe Wert der Proteine in Fertiggerichten noch stärker ins Gewicht.

Wie wesentlich aber gerade eine ausreichende Proteinversorgung für unser Sättigungsempfinden ist, können wir in einem Selbstversuch testen. Trinken Sie vor dem nächsten Abendessen einen großen Eiweißshake und danach gucken Sie, wie viel Sie noch essen können.

Warum die Industrie viele Produkte mit geringem Proteinanteil auf den Markt bringt, fragen sich nun bestimmt einige. Natürlich lässt sich hier nur mutmaßen, doch möchte ich meine Gedanken gerne mit Ihnen teilen. Einerseits möchte die Industrie, dass die Kunden nicht richtig satt werden, damit sie mehr essen, und auf der anderen Seite sind Zutaten mit hohem Proteingehalt von hochwertiger Qualität wesentlich teurer als günstigere Kohlenhydrate im Sinne von Zucker und Auszugsmehl. Aus dem gleichen Grund laufen auch viele „günstige" Restaurants gegenüber vollwertigeren Restaurants wesentlich profitabler.

Neben geringen Proteinen und massivem Zucker gestalten auch schlechte Fette unsere Ernährung problematisch. Wie wir bereits bei den Fetten kennengelernt haben, sind leider die ungesunden Fettsäuren wie z.B. Transfettsäuren oft in den leckersten Lebensmitteln enthalten. Deswegen wird eine übermäßige Ernährung mit den „falschen" Fetten früher oder später zu Problemen führen. Hauptsächlich werden wir das Thema anhand eines schlechten LDL-Cholesterinspiegels und der umgangssprachlichen „Verkalkung" der Arterien wiederfinden. Ein Herzinfarkt oder Schlaganfall kann daraus resultieren.

Auch eine sehr einseitige Ernährung kann zu gesundheitlichen Problemen führen. Zu viel rotes Fleisch kann z.B. das Risiko an Darmkrebs oder einem Herzinfarkt zu erkranken signifikant erhöhen.

Auch die Ernährung mit reinen Kartoffelprodukten kann dazu führen, dass bestimmte Vitamine und Mineralien wenig bis gar nicht im Körper vorhanden sind. Gesundheitliche Probleme und Mangelerscheinungen sind dadurch meist vorprogrammiert.

Selbst eine bestimmte Form von Ernährung, wie z.B. die vegane Ernährung, kann zum Mangel führen, wenn diese nicht zu 100% geplant und durchdacht ist. Oft tappen auch hier einige Menschen in die Falle von zu vielen Fertigprodukten, vieler Kohlenhydrate und zu wenig pflanzlichem Protein (allen voran zu wenig essenzielle Aminosäuren). Außerdem werden andere Stoffe wie z.B. Vitamin B12 vernachlässigt. Da dieses jedoch hauptsächlich in tierischen Lebensmitteln enthalten ist, müssen Veganer z.B. zwingend Vitamin B12 supplementieren und alle Aminosäuren-Quellen (Getreide, Nüsse und Hülsenfrüchte) für sich nutzen.

Zudem gilt es auch, den Vitamin-D-, Eisen-, Zink-, Jod- und Kalziumspiegel sowie die essenzielle Omega-3-Fettsäure im Blick zu behalten. Um hier nicht im „Trüben" zu fischen, sollten regelmäßige Bluttests, auch wenn sie kostenpflichtig sind, bei veganer Ernährung zum Standard gehören.

Aber auch andere Ernährungsformen sowie restriktive Diäten bergen ihre spezifischen Risiken. Und selbst wer einer ausgewogenen Ernährung folgt, kann von regelmäßigen Blutkontrollen profitieren. Denn liegen z.B. unerkannte Resorptionsstörungen des Darms vor, kann es sein, dass nicht alle zugeführten Stoffe aufgenommen werden und wir wiegen uns möglicherweise in falscher Sicherheit.

Als weiteres gängiges Problem in unserer Ernährung spielen auch Gifte eine zentrale Rolle. Hier meine ich nicht die uns schon bekannten sekundären Pflanzenstoffe, welche auch positive Effekte auf unseren Körper haben.

Durch die Industrialisierung kommen immer mehr echte Gifte in unsere Nahrung: Pestizide, Herbizide, Konservierungsstoffe, künstliche Aromen, Schwermetalle, Dioxine, Weichmacher und Mineralöle sind nur einige Beispiele von Dingen, die wir täglich zu uns nehmen, oft ohne uns dessen bewusst zu sein. Klar könnten jetzt einige sagen, dass es dafür auch Grenzwerte gibt, doch kombinieren wir täglich verschiedene Lebensmittel von verschiedenen Herstellern. Welche Gesamtwerte an Giften wir täglich essen, können wir so eigentlich gar nicht genau bestimmen.

Lebensmittel sollten daher immer gründlich abgewaschen werden, damit zumindest ein Teil dieser Schadstoffe aus unserer Nahrung verschwindet. Das Reinigen von Obst und Gemüse mit Natron ist ebenfalls eine sinnvolle Methode, um noch mehr der Rückstände von Giftstoffen zu entfernen. Dazu 1 TL Natron mit ca. 250 ml Wasser vermengen, gut verrühren und darin das Gemüse oder Obst für ca. 5 Minuten liegen lassen. Danach mit klarem, bestenfalls warmem Wasser abspülen und vorsichtig trocken reiben.

Dazu gibt es auch noch andere Schadstoffe in unserer Nahrung und selbst die Lagerung und Zubereitung kann Auswirkungen auf den Schadstoffgehalt haben. Nitrit z.B. wird gepökeltem Fleisch/Wurst hinzugefügt oder entsteht auch bei längerer Lagerung von Gemüse. Auch die sogenannten PAKs und HAAs entstehen beim Braten (schwarz werden) oder Räuchern. Alle Stoffe gelten als höchst krebserregend.

Achten sollten wir an dieser Stelle auch darauf, was wir trinken. Leider sind in unserem Trinkwasser nicht selten Schadstoffe in Form von Pestiziden, Giften, Medikamenten oder Hormonen enthalten. Eventuell lohnt es sich an dieser

Stelle, über einen Wasserfilter bzw. destilliertes Wasser nachzudenken. Allerdings fehlen beiden Versionen die oft auch für uns wichtigen Mineralien und Spurenelemente, weswegen dieser Punkt mit beachtet werden sollte. Abhilfe könnten hier z.B. Mineralsteine (wie Kalksteine), mineralische Tropfen bzw. Pulver oder eine kleine Prise bis 1 g Kristallsalz auf 1 l destilliertes oder gefiltertes Wasser schaffen. Oder wir trinken echtes Quellwasser aus Flaschen.

Und selbst andere einfache Gewohnheiten in unserem Leben können Einfluss auf die Gifte in unserer Nahrung nehmen. Waschen wir uns z.B. nach einem Tankstellenbesuch nicht ordentlich die Hände und fassen dann eventuell unsere giftfreien Lebensmittel an, werden wir die Giftstoffe des Diesels ebenfalls in unserer Nahrung haben.

Achten sollten wir außerdem auch auf Kosmetik- und Beauty-Produkte. Auch über die Haut können Gifte, Weichmacher und Co in unseren Körper gelangen.

Allergien und Unverträglichkeiten sind mögliche Folgen dieser Gifte. Außerdem spielen sie eine Rolle bei unserer Genregulierung, d.h. bestimmte Genschalter werden durch die Gifte eingeschaltet, die ansonsten inaktiv wären. Krebs und andere Krankheiten können als Folgen daraus resultieren.

Gerade das Thema der Genregulierung verfügt heute durch die „Epigenetik“ sehr spannende Ansätze. Die Epigenetik beschreibt, dass eben nicht nur unsere Gene im Zusammenhang mit bestimmten Krankheiten stehen, sondern dass diese Gene durch äußere Einflussfaktoren aktiviert oder deaktiviert werden. Diese Aktivierung kann z.B. durch innere Faktoren wie Hormone, Gifte, Stress (psychischer und körperlicher), Bewegung, Emotionen oder äußere Faktoren wie unser Wohnumfeld (Land oder Stadt), Viruserkrankungen oder auch Klima beeinflusst und sogar an unsere Nachfolgegenerationen weitervererbt werden. Die Deaktivierung wiederum kann z.B. durch entzündungshemmende Lebensmittel in Form von deren Vitamine und sekundären Pflanzen- und Botenstoffen (z.B. die MicroRNA, mehr dazu im Kapitel „Entdecke die Naturheilkunst für dich“) oder auch Sport und Bewegung forciert werden.

Welche Rolle Unverträglichkeiten in unserer Ernährung spielen, können wir vielleicht einmal in unserem Bekanntenkreis erfragen. So haben Kinder heute immer häufiger Unverträglichkeiten. Probieren wir es doch mal für uns aus, eine Weile auf Milch oder Weizenprodukte zu verzichten. Vielleicht fühlen wir uns dadurch besser und wussten bis heute nichts von einer Unverträglichkeit?

An viele typische Beschwerden wie Bauchschmerzen, unregelmäßigen Stuhlgang, ständiges Völlegefühl oder Sodbrennen können wir uns geradezu gewöhnen und nehmen sie als „normal" hin. Doch sind dies bereits Entwicklungen, denen wir unsere Aufmerksamkeit widmen sollten, um im Sinne unserer Gesundheit rechtzeitig gegenzusteuern.

Neben den echten Giften spielen auch gesetzliche Regeln und Vorgaben eine problematische Rolle in unserer Ernährung.

Nehmen wir hier z.B. die Zusatzstoffe, welche in unseren Zutaten im Essen mit einem „E" markiert sind. Hier gibt es im Behördendschungel z.B. folgende Dinge: Ein roter Zusatzstoff E123 ist in Europa erlaubt, aber in Amerika verboten, weil er angeblich Krebs begünstigen kann.

Selbst innerhalb von Europa gibt es Zusatzstoffe, die in Deutschland erlaubt, aber in anderen Ländern wie Frankreich verboten sind. Beachten wir deswegen Zusatzstoffe im Essen immer besser mit etwas Vorsicht. Meist sind viele Dinge wissenschaftlich noch nicht 100% geklärt. Persönlich gehe ich ihnen deswegen lieber weitestgehend aus dem Weg. Und denken wir an dieser Stelle noch einmal kurz an die weiter oben genannte Faustregel zurück: Je kürzer eine Zutatenliste, desto besser und purer ist das Produkt.

Der Gipfel sind dann Kennzeichnungen, die uns Verbrauchern erlauben sollen, „gute" Lebensmittel zu identifizieren. So ist der sogenannte Nutri-Score vom Prinzip eine hilfreiche Idee, denn er zeigt einem optisch von A bis E, welche Lebensmittel gut sein sollen. Nur leider ist der Score in Deutschland nicht verpflichtend. Welche Firma gibt sich freiwillig ein „E", wenn sie genau weiß, dass dieser Punkt sich negativ auf das Geschäft auswirken kann?

Auch fand ich bereits Produkte mit einem „D" gekennzeichnet, die eigentlich in erster Linie „essenziell" sind. Leinöl ist ein perfektes Beispiel, das zeigt, dass dem Score eventuell die hohe Kalorienzahl und der ausgeprägte Fettgehalt missfällt. Aber wer trinkt schon literweise Leinöl aus der Flasche? Werden in diesem Fall nicht sogar eher Verbraucher irritiert, eben nicht zum

Leinöl zu greifen, obwohl es eine der besten regionalen Quellen für Omega-3-Fettsäuren ist? Wie wir hier bereits mehr als deutlich sehen können, hat das System Nachholbedarf an Überarbeitung und scheint aktuell einem zu groben Raster zu folgen.

Andere Länder sind, was die Verpflichtung angeht, zumindest ein wenig weiter. So gibt es z.B. in Chile die Verpflichtung für die Industrie, Lebensmittel anhand eines Scores zu klassifizieren. Auch, dass Werbung für Lebensmittel in Form von bunten Tieren auf ungesünderen Müsliverpackungen hier verboten ist, spricht Bände.

In Chile ist derjenige auf dem Pausenhof „cool", der die gesündesten Lebensmittel mit zur Schule bringt, und nicht mehr derjenige, der die „bunteste" Verpackung dabei hat. Folglich änderten die Industriehersteller ihre Rezepturen für das lateinamerikanische Land, was bedeutet, dass die Fertiggerichte in Chile aus hochwertigeren und besseren Zutaten bestehen als im Rest der Welt.

Eventuell fragen sich nun manche Menschen, warum unsere Politik in diesem Zusammenhang „noch" versagt. Leider ist die Lobbybranche der großen Lebensmittelhersteller in Deutschland sehr groß und aktiv. Dazu kommen noch Probleme von einheitlichen Regeln und dem Vorspringen bestimmter anderer EU-Länder. Während unsere Behördenmühle etwas langsamer in die Umsetzung gelangt, ist die in Frankreich oder Dänemark ein bisschen schneller. Zum Glück zeigen uns Beispiele wie Chile aber bereits, wie es auch laufen kann.

Eines der meiner Meinung nach wichtigsten Probleme einer falschen und eintönigen Ernährung ist aber etwas anderes: der schleichende Prozess!

Dadurch, dass der menschliche Organismus ein Meister der Improvisation ist, bemerken wir die Folgen der jeweiligen Problematik nicht sofort.

Würden wir innerhalb von einem Tag sehen, dass wir 10 kg zugenommen haben, so würden wir diesen Umstand umgehend ändern wollen. Anders sieht es bei der langsameren Gewichtszunahme aus. Doch wer 2 Kilo pro Jahr zunimmt, hat in 5 Jahren ebenfalls die 10 kg erreicht. Über diesen langen Zeitraum hätten wir uns jedoch mit Sicherheit an diesen Umstand Jahr für

Jahr gewöhnt und es dadurch sehr wahrscheinlich eher hingenommen oder uns wäre eben nicht direkt aufgefallen, was der Grund für die Zunahme war und ist.

Mangel oder falsche Ernährung sind die Ursachen zahlreicher Leiden und Krankheiten in der heutigen Zeit. Nicht umsonst sprechen wir bei vielen Erkrankungen, die eine lange Entwicklungszeit benötigen, wie z.B. Diabetes Typ 2 oder Herz-Kreislauf-Erkrankungen, auch von klassischen „Alterskrankheiten". Diese Wortwahl suggeriert, dass es geradezu normal sei, dass diese Erkrankungen im Alter eben auftreten und wir uns mit ihnen zu arrangieren haben. Dabei muss das nicht zwingend der Fall sein, denn in vielen Fällen ließe sich das Risiko für deren Entstehung durch eine präventive, gesundheitsbewusste Lebensweise in jüngeren Jahren deutlich reduzieren.

Verstehen Sie mich bitte jetzt nicht falsch, selbstverständlich möchte ich an dieser Stelle keine Ängste säen. Da Ernährung und Gesundheit aber nah beieinanderliegen und wir uns heute auch aus wissenschaftlicher Sicht vieler dieser Zusammenhänge bewusst sind, ist es mir so wichtig, dass Sie diese möglichen Probleme zumindest erkennen und verstehen, um Ihre eigenen Schlüsse daraus ziehen zu können.

Sicherlich gibt es auch noch weitere Probleme mit dem Umgang von Ernährung, beispielhaft wäre hier ein krankhafter Umgang in Form von Essstörungen. Da mir das Thema selbstverständlich ebenfalls am Herzen liegt, gehe ich auf diesen speziellen Bereich in dem späteren Kapitel „Löse dich von Essstörungen" ausführlicher ein.

Unsere Nährstoffe sind die Essenz unseres täglichen Lebens, wir sollten sie deswegen kennen und jeden Tag auf neue Weise wählen.

Zusammenfassung des Kapitels

- Wir sollten typische Ernährungsprobleme kennen.
- Menschen streben durch den Konsum fettiger und zuckerhaltiger Nahrung nach dem Glückshormon „Dopamin“, welches in unserem Körper ein unmittelbares Wohlgefühl auslöst.
- Einseitige und falsche Ernährung sollten wir vermeiden.
- Auch bestimmte Ernährungsformen wie z.B. Veganismus sollten wir gut durchdenken und gezielt planen.
- Auch Gifte in Lebensmitteln wie Pestizide, Schwermetalle etc. sollten nicht unterschätzt werden.
- Das größte Problem in unserer Ernährung ist der schleichende Prozess.
- Unsere Politik ist bestrebt, uns mit gesetzlichen Regeln zu unterstützen.

Meine Selbstreflexion

Welche Probleme unserer Ernährung betreffen mich?

....

....

....

....

....

....

....

....

....

....

Meine Notizen:

3. GESETZ ENTTARNE ERNÄHRUNGSMYTHEN

„Der Menschheit ist es gelungen, den Mythos durch die Realität zu ersetzen."

(Walter Fürst – Schweizer Aphoristiker)

***

Es war einmal ein Adler, der eine Auster essen wollte. Er fand allerdings keine Möglichkeit, die Auster mit seinem Schnabel zu öffnen.

Da riet ihm eine Krähe, in die Luft zu fliegen und die Auster auf einen Stein fallen zu lassen, damit diese sich daraufhin öffnet. Der Adler folgte dem Rat der Krähe und die Auster öffnete sich tatsächlich. Die Krähe aber lauerte unten und aß die geöffnete Auster und ließ dem Adler nur die Schale als Lohn seiner Leichtgläubigkeit.

***

Mit dieser Geschichte möchte Äsop uns warnen, eigennützige Ratschläge von anderen nicht blind zu befolgen.

Selbstverständlich ist nun nicht jeder Ernährungsmythos als ein „eigennütziger" Ratschlag von jemand anderem zu bezeichnen. Teilweise sind bestimmte Dinge bei der Entstehung des Mythos einfach noch nicht oder falsch wissenschaftlich belegt gewesen.

Nichtsdestotrotz gibt es heute unzählige wissenschaftliche Studien zum Thema Ernährung. Viele davon zeigen klare Ergebnisse, andere widerlegen diese klaren Ergebnisse an anderer Stelle wieder. Deswegen können wir hier vor lauter Bäumen den Wald nicht immer erkennen. Und genau deswegen lohnt es sich, bestimmte wissenschaftliche Studien gegenüberzustellen und z.B. zu gucken, ob es mehr negative als positive Studien zu einem Ernährungsdetail gibt. Und oftmals zeigt ein kritischer Blick, wer hinter den entsprechenden Studien steht. Denn auch die große Lebensmittelindustrie weiß längst, dass sie mit gezielten positiven Studien ihre Verkaufszahlen signifikant erhöhen kann.

Im Verdacht für solche gegebenenfalls manipulativen Studien steht z.B. die Milchindustrie, die uns seit Jahrzehnten vor Augen führt, Milch sei aufgrund des enthaltenen Kalziums unentbehrlich für eine gesunde Ernährung. Doch dient Kuhmilch nicht natürlicherweise einem anderen Zweck? Und zwar dem körperlichen Aufbau eines Kalbes, welches nach der Geburt signifikant wachsen sollte?! Und eben nicht der Ernährung eines ausgewachsenen erwachsenen Menschen? Reichen für unsere Kalziumversorgung nicht einfach pflanzliche Quellen wie Brokkoli, Blattspinat, Bohnen oder Sesam aus?

Handelt es sich hier um einen Mythos oder eine Wahrheit? Welche Version hier nun richtig oder falsch ist, dürfen wir letztlich mit uns selbst ausmachen. Denn wie wir es auch drehen und wenden, werden wir zu diesem Thema stets gegensätzliche Aussagen finden, die eine finale Erkenntnis erschweren. Fest steht jedoch, dass wir viele Ernährungsthemen sehr differenziert betrachten sollten, da wir mit oberflächlichen oder pauschalen Aussagen meist nur einen Teil der Wahrheit beleuchtet bekommen.

Dennoch gibt es heute auch klar ersichtliche und allgemein widerlegte Ernährungsmythen, die nur die Zeit und ihre Widerlegung überlebt haben, weil sie sich fest in den Köpfen mancher Menschen manifestiert haben.
Auf einige möchte ich hier gezielt eingehen:

Unser Gehirn braucht unbedingt Zucker zum Leben

Das stimmt nicht. Zwar ist es richtig, dass unser Gehirn ca. 140 g Glukose am Tag für seine Aktivitäten verbrennt. Hat der Körper aber zu wenig Zucker im Blut, verstoffwechselt er Fettsäuren. Aus Resten dieser Fettsäuren in Kombination mit Proteinen können wir in der Leber sogenannte Ketonkörper herstellen. Diese Ketonkörper kann das Gehirn ebenfalls als Energiequelle nutzen und benötigt somit nicht zwangsläufig eine Zuckerzufuhr von außen. Diesen Mechanismus wendet der Körper auch bei sogenannten Hungerzeiten an – ein Schutzmechanismus sozusagen.

BIO ist nicht gesünder als konventionelle Nahrungsmittel

Das stimmt nicht ganz, denn im Bio-Bereich gelten strengere Regeln als bei konventionellen Nahrungsmitteln. Das fängt beim Anbau an und auch die Grenzwerte für mögliche Belastungen sind niedriger, weswegen manchmal Bio-Ware mit höheren Schadstoffwerten noch als konventionelle Ware verkauft werden darf. Darüber hinaus gibt es bei Bio-Ware eine Kontrollinstanz mehr. Denn zu den Produzenten und Händlern kommt neben dem staatlichen Veterinäramt auch einmal im Jahr die Biokontrollstelle ins Haus.

Auch in puncto Nährstoffe enthält Bio-Fleisch mehr Omega-3-Fettsäuren und auch Bio-Eier haben höhere Vitaminwerte, was vermutlich mit dem hochwertigeren Tierfutter zusammenhängt.

Dazu sind auch die sekundären Pflanzenstoffe in Obst und Gemüse bei Bio-Ware nicht zu unterschätzen. Eine gespritzte Tomate muss sich nicht mehr auf natürliche Art und Weise gegen Fressfeinde, Bakterien und Parasiten schützen und entwickelt die Gifte kaum noch.

Und weil es auch bei Bio-Ware zwei Seiten gibt, sollte zudem erwähnt werden, dass z.B. bestimmte Bakterienstämme, Pilze und Keime gegenüber konventioneller Ware höher sind. Deswegen dürfen wir auch hier das gründliche Abwaschen nicht vergessen – insbesondere, wenn wir Obst und Gemüse mit Schale verzehren möchten.

Rohkost ist gesünder als gekochte Lebensmittel

Auch das stimmt nicht ganz und bedarf verschiedener Sichtweisen. Selbstverständlich sind einige Nährstoffe und Vitamine nicht hitzebeständig und so erlaubt eine strikte Rohkost eine maximale Temperatur von 40 bis 42 Grad Celsius bei der Zubereitung. Diese Einschränkung erlaubt in der Regel bei getrockneten Produkten wie z.B. Gewürzen eine sehr viel längere Trocknungs-Phase. Weswegen hier auch die Frage erlaubt sein dürfte, ob nicht auch viele Vitamine durch diesen längeren Prozess verfliegen?

Und ja, sicherlich verlieren durch eine schnellere und heißere Trocknung einige Produkte auch Nährstoffe, auf der anderen Seite bietet Zeit und wenig Hitze aber Keim- und Schimmelsporen die Möglichkeit, sich in der langsamer abnehmenden Restfeuchte zu entwickeln. Dasselbe gilt später beim Transport der Waren, denn ein entkeimtes Produkt bleibt länger frisch als eines, welches bereits bei der Ernte Keime in sich trug. Deswegen sind Rohkostprodukte in der Regel höheren Keim- und Schimmelbelastungen ausgesetzt als schneller getrocknete Lebensmittel. Aus diesen Gründen ist Rohkost sicherlich bei z.B. regionalem Gemüse nicht verkehrt, bei exotischen und getrockneten Produkten aber nicht unbedingt besser.

Außerdem könnten wir bei Rohkost auch dem Trugschluss verfallen, dass wir dadurch viele unversehrte Vitamine zu uns nehmen. Dieser Umstand ist jedoch nicht garantiert, da diese gegebenenfalls nicht optimal vom Körper verwertet werden können. Zusätzlich können große Mengen Rohkost zu Verdauungsbeschwerden wie z.B. Blähungen führen, besonders wenn die Darmflora daran nicht gewöhnt ist.

Fettreiches Essen macht fett

Bei den Nährstoffen habe ich Ihnen bereits erklärt, dass der Zuckerkonsum in erster Linie für unsere Fettpolster verantwortlich ist. Der eigentliche Fettgehalt in unserer Nahrung spielt erst eine Rolle, wenn wir bereits übergewichtig sind und viele falsche Fettsäuren essen. Eine fettreiche Ernährung von „guten“ Fettsäuren dürfte kaum eine Rolle bei der Einlagerung von Fetten spielen. Deswegen sind Nüsse oft auch zu Unrecht „verpönt“ – zumal sie als Naturprodukte noch viele weitere, durchaus gesundheitlich förderliche Stoffe wie Ballaststoffe oder Vitamine liefern.

Aus demselben Grund sollten auch Light-Produkte gemieden werden. Diese sind zwar in der Regel fettarm, doch das fehlende Fett wird dafür oft durch größere Mengen Zucker ausgeglichen, um den Wohlgeschmack zu erhalten.

Tiefkühlkost ist ungesund

Das mag bei bestimmten TK-Fertiggerichten stimmen, wir sollten es aber differenzieren: TK-Gemüse und -Obst, welches erntefrisch eingefroren wurde, kann durchaus eine gute Alternative zu Frischware darstellen, die z.B. aus Übersee stammt und lange Transportwege hinter sich hat. Vitamine und Spurenelemente bleiben hier nahezu vollständig erhalten und sind teilweise sogar höher als bei lange gelagerter Frischware.

Dennoch lohnt sich ein Blick auf die Verpackung, denn nicht selten finden sich auch in Tiefkühlwaren wie Gemüsemischungen oder Beeren zugesetzter Zucker.

Tiefgekühlte Fertigkost wie z.B. Pizza, Pommes oder Nudelaufläufe sind aufgrund zahlreicher Zusätze und eines meist ungünstigen Fettsäurenprofils grundsätzlich weniger empfehlenswert – mögen sie manchmal auch noch so schnell und praktisch sein. Bereiten wir stattdessen diese Gerichte aus soliden Grundzutaten selbst zu, sind wir wiederum klar im Vorteil.

Fruchtsäfte sind gesund

Auch das stimmt leider nicht immer. Bei Saft handelt es sich lediglich um den wasserreichen Teil der Frucht, der durch Pressung entsteht. Das Fruchtfleisch, sowie alle weiteren Bestandteile der Frucht wie Schale oder Kerngehäuse, bleiben im Trester zurück. Dadurch ist der Zuckergehalt in den Säften verhältnismäßig hoch und wird oft durch zugesetzten Zucker noch einmal ergänzt. Beim Kauf von Säften sollten wir zumindest darauf achten, dass es sich dabei um Saft aus 100% Früchten handelt. Und dennoch sollten wir einen Saft stets als Bonus, Genussmittel, als eine Art Süßigkeit betrachten. TIPP: Lieber eine Schorle aus dem Saft und etwas Sprudelwasser mischen. Oftmals schmeckt dieser Mix sogar besser und erfrischender, als wenn man den Saft pur trinkt.

Außerdem fehlen bei Säften oft die sättigenden Ballaststoffe in den Fruchtfasern, die dagegen in einem ganzen Stück Obst enthalten sind. Dazu ist Fruchtzucker genauso ungesund wie Haushaltszucker. Jedoch kann ein selbstgemachter Saft aus Gemüse und Obst viele gute Nährstoffe enthalten und kommt zumindest ohne Zuckerzusatz aus. Eine gute Alternative kann auch ein frisch gemixter Smoothie sein, der aus Obst und Gemüse in vollständigerer Form besteht und dadurch deutlich mehr Ballaststoffe als ein Saft enthält.

Spinat ist reich an Eisen

Das stimmt so nicht, denn der angebliche Eisenwert beruht auf einem Kommafehler. Der Eisengengehalt in Spinat ist ein gutes Beispiel, wie manche Mythen trotz wissenschaftlicher Widerlegung weiter existieren können.

Nichtsdestotrotz enthält Spinat Eisen und dazu auch Betacarotin und Vitamin A und C.

Kaffee und grüner Tee entziehen dem Körper Wasser

Auch diese Aussage ist falsch. Das Koffein in den Getränken hat einen Effekt auf unsere Blase, wirkt sich aber in erster Linie nur auf die aufgenommene Flüssigkeit aus.

Cola und Salzstangen helfen bei Durchfall

Bei Durchfall benötigt der Körper in erster Linie Mineralien und Flüssigkeit. Hier auf zuckerhaltige Cola zu setzen, ist kontraproduktiv, denn Zucker forciert den Flüssigkeitsverlust. Und gerade in einer Phase, in welcher der Organismus ohnehin gesundheitlich geschwächt ist, sollte er nicht noch zusätzlich durch nährstoffarme Lebensmittel belastet werden. „Schonkost“ wie selbstgekochte Brühe oder leichte Suppen können in vielen Fällen eine bessere Lösung sein. Sie versorgen uns mit wichtigen Mineralstoffen, die bei Durchfall und Erbrechen verloren gehen und gleichen zudem den Flüssigkeitshaushalt wieder aus.

Eier erhöhen den Cholesterinspiegel

Es stimmt zwar, dass Eier einen hohen Cholesterinwert haben, wahr ist aber auch, dass der Körper den Cholesterinspiegel selbst reguliert und überschüssiges Cholesterin abbaut, umwandelt und ausscheidet. Laut DGE gelten Eier als hochwertige Proteinlieferanten, weshalb ein moderater Konsum von 2-3 Eiern pro Woche (gegebenenfalls auch mehr) in der Regel als unproblematisch zu betrachten ist. Deswegen sollten wir diesen Mythos nicht glauben. Bio-Ware aus Freilandhaltung – gerne auch vom Bauernhof des Vertrauens – ist dabei der Massenware unbedingt vorzuziehen.

***

Selbstverständlich gibt es noch viele weitere Mythen und Ungereimtheiten im Umgang mit Nahrungsmitteln. Ich habe mich bewusst nur auf ein paar wenige beschränkt. Vielleicht sind Sie einigen dieser Mythen selbst schon auf den Leim gegangen?

Auch ich glaubte einige dieser Dinge früher selbst, denn auch ich habe sie ungeprüft von meinen Eltern und Großeltern übernommen. Und selbst unsere Eltern und Großeltern haben uns diese nicht böswillig beigebracht. Sie wussten es zu ihrer Zeit einfach nicht besser.

Wichtig ist mir aber, dass wir auch für Mythen Verständnis entwickeln, wir sollten lernen, sie bewusst und differenziert zu betrachten.

So können wir letztlich für uns selbst entscheiden, welchen Studien und welcher Werbung wir in Zukunft unser Vertrauen schenken.

Letztendlich ist folgende Aussage wichtig: Um Mythen zu erkennen, brauchen wir gesunden Menschenverstand in Kombination mit dem Streben nach Wissen.

Seien Sie achtsam und vertrauen Sie lieber demjenigen, der ehrlich zu Ihnen ist.

Zusammenfassung des Kapitels

- Entwickeln Sie einen gesunden Menschenverstand für Ernährungsmythen und wissenschaftliche Studien.
- Erkennen Sie falsche Ernährungsmythen.
- Hinterfragen Sie Ernährungsmythen in Ihrem Kopf und öffnen Sie sich für neue Erkenntnisse.

Meine Selbstreflexion

Welche Ernährungsmythen entdecke ich bei mir?

....

....

....

....

Meine Notizen:

....

....

....

....

....

....

....

....

4. GESETZ
LERNE, WANN DU DICH SATT FÜHLST

„Lernen ist wie Rudern gegen den Strom. Hört man damit auf, treibt man zurück.“
(Laozi – chinesischer Philosoph)

***

Es war einmal eine Zeit, da konnte ein ca. 22-jähriger junger Mann einfach zu jeder Zeit alles essen. Egal zu welcher Uhrzeit, er hatte ständig Hunger und immer, wenn er Hunger verspürte, aß er einfach das, was sein Körper verlangte oder ihm gerade über den Weg lief. Das war z.B. zum Frühstück ein schmackhaftes Schokocroissant vom Bäcker, mittags eine große Portion Chinanudeln vom Asia-Imbiss, zwischendurch ein paar Kekse und abends eine leckere Tiefkühlpizza. Auch am späten Abend verspürte er weiterhin Hunger und gönnte sich zum Feierabend Bier vor dem Fernseher, noch ein paar Kartoffelchips und Gummibärchen.

***

Wie Sie sich bereits denken können, war die in der Geschichte beschriebene Person ich selbst vor 20 Jahren. Eventuell finden sich nun manche Menschen in ähnlicher Form in meiner Person wieder? Wenn nicht, dann sollten Sie dennoch weiterlesen.

Wie wir bereits im Kapitel „Erkenne gängige Probleme mit unserer Ernährung“ gelernt haben, handelte es sich auch bei meiner damaligen Ernährungsform um eine eher ungesunde proteinarme Ernährung.

Genau aus diesem Grund verspürte ich kaum ein Sättigungsgefühl und aß immer weiter. Zu meinem Glück bewegte ich mich in den jungen Jahren sehr viel und trieb Sport, weswegen dieses zwanghafte Verhalten zumindest keinen Effekt auf mein damaliges Körpergewicht hatte.

Wie stark unser Sättigungsgefühl von dem gesteuert wird, was wir essen, habe ich Ihnen bereits mit dem Selbstversuch und dem Eiweißshake vor Ihrem normalen Abendbrot verraten. Wenn wir also Proteine in unsere Nahrung integrieren, werden wir uns schneller satt fühlen.

Es gibt aber noch einen anderen Faktor, der mich bei dem oben genannten Beispiel in der Sättigung einschränkte. Und zwar die optimale Fett-Zucker-Kombination. Immer wenn ca. 50 % Kohlenhydrate und 33 % Fett in einer Speise vorhanden sind, schränkt ein evolutionsbedingter Prozess unser Sättigungsgefühl ein und führt außerdem zu einer erhöhten Dopaminausgabe, welche uns glücklich macht. Dieser Prozess ermöglichte unseren Vorfahren, die kein leicht und ständig verfügbares Angebot an kalorienreicher Nahrung hatten, eine bessere Nahrungsaufnahme, wenn sie eine gute Nahrungsquelle gefunden hatten. Heute wirkt sich das allerdings dank Supermärkten und Fertiggerichten kontraproduktiv auf unser Sättigungsgefühl aus.

Dann gibt es noch andere Faktoren, welche ebenfalls unser Sättigungsgefühl beeinflussen können. Fangen wir vielleicht erst mal mit der Frage an: Wie funktioniert unser Sättigungs-Apparat eigentlich?

Unser Sättigungs- und Hungergefühl wird über das Gehirn gesteuert. Zuallererst gibt es Mechanorezeptoren im Magen, die dem Gehirn melden, wenn der Magen sich dehnt. Dann gibt es Rezeptoren im Darm, die ebenfalls dem Gehirn melden, wenn genügend Nährstoffe eingegangen sind. Diese Rezeptoren im Darm sind es auch, die dem Gehirn sagen, dass wir eine gewisse Menge an Protein zu uns genommen haben. Als Nächstes spielen der Insulinspiegel im Blut sowie der Stoff Leptin, der im Fettgewebe gebildet wird und unserem Gehirn den Körperfettgehalt übermittelt, eine Rolle. Beide geben ebenfalls Signale an das Gehirn, dass wir keine weitere Nahrung mehr benötigen und ein Sättigungsgefühl entstehen kann.

Allgemein beschrieben wird, dass unser Sättigungsgefühl nach ca. 15 Minuten vom Gehirn wahrgenommen wird. Das ist auch der Grund, warum langsames und bewusstes Essen in der Regel hilft, nicht so viel zu essen.

So weit, so gut. Nun gibt es leider auch immer Störungen im System. Und solche Störungen können z.B. folgende Dinge verursachen:

Medikamente

Leider können z.B. bestimmte Psychopharmaka, Antiepileptika oder Antipsychotika unseren Gehirnstoffwechsel durcheinanderbringen. Dieser Einfluss kann dabei unsere Schaltzentrale für unser Sättigungsgefühl außer Kraft setzen. Um dem entgegenzuwirken, sollten wir jetzt aber bitte nicht ohne ärztliche Rücksprache unsere Medizin absetzen. Wichtig ist es hier aber, ein Bewusstsein für diesen Umstand zu entwickeln.

Leptinresistenz

Übergewichte Menschen haben häufiger Probleme mit ihrem Sättigungsgefühl. Das kann daran liegen, dass diese Menschen eine Leptinresistenz entwickelt haben. Je mehr Körperfett wir speichern, desto mehr Leptin produzieren wir. Demnach produziert diese große Menge an Bauchfettreserven so viel Leptin, dass das Gehirn irgendwann darauf nicht mehr reagiert. Folglich bleibt dadurch das Sättigungsgefühl aus.

Hilfe können in solch extremen Fällen Betroffene durch den Einsatz eines Magenbandes erhalten. Nichtsdestotrotz sollten jetzt nicht alle „übergewichtigen" Menschen sofort einen Termin beim Arzt buchen, denn es gibt auch andere Möglichkeiten, dieses Problem zu beheben.

Um die Leptinresistenz loszuwerden, gebe ich im Kapitel „Nimm effizient ab" einige hilfreiche Tipps.

Falsche Glaubenssätze

Auch mit falschen Glaubenssätzen kann unser Sättigungsgefühl außer Kraft gesetzt worden sein. Haben wir z.B. in uns verankert, dass wir mit einer Süßigkeit Kummer und Sorgen lösen können, dann kann es sein, dass wir zwischen einem Gefühl und wirklichem Hunger schwerer unterscheiden können. Viele dieser Glaubenssätze entstehen bereits in jungen Jahren und ohne dass wir uns dessen bewusst sind.

Wie wir uns aus diesem Zustand befreien können, verrate ich im Kapitel „Löse dich von falschen Glaubenssätzen“.

Stress und Mangel an Schlaf

Auch Stress (durch das Hormon Cortisol) und Schlafmangel haben Einfluss auf unser Hungergefühl. Durch den Entzug von Schlaf sinkt unser Leptinspiegel und lässt den seines Gegenspielers Ghrelin steigen. Beides führt zu einem stärkeren Hungergefühl.

Abhilfe dazu finden wir im Kapitel „Gehe richtig mit Stress um“.

Schnelles Essen

Durch das schnelle Schlingen von zu viel Essen werden die Mechanorezeptoren im Magen überbeansprucht, was dazu führen kann, dass diese weniger sensibel reagieren. In der Folge spüren wir nicht so gut, wann und ob wir satt sind.

Zwanghaftigkeiten

Auch Zwanghaftigkeiten in unserem Leben können das natürliche Sättigungsgefühl durcheinanderbringen. Diäten wären hier z.B. zu nennen, die uns restriktiv auf Kalorienreduktion setzten oder auch echte Essstörungen können über die Zeit unser natürliches Sättigungsgefühl stören.

In dem Kapitel „Löse dich von Essstörungen“ gehe ich auf das Thema noch einmal genau ein.

Ein Verständnis für unser natürliches Sättigungsgefühl zu haben, ist enorm wichtig, um gesund und vital zu leben. Denn wie wollen wir uns gesund ernähren, wenn unser Gefühl für den Bedarf an Nahrung gestört ist? Deswegen ist mir das Verständnis an diesem Punkt so wichtig. Gesunder Konsum ist nämlich keineswegs mit übermäßigem Konsum gleichzusetzen.

Mit diesem Wissen verstehen wir gegebenenfalls auch, warum manche Menschen nach 100 g Spaghetti Bolognese satt sind und andere erst nach 400 g Nudeln inklusive Nachtisch mit dem Essen aufhören. Viele von uns haben über die Zeit eine verschobene Wahrnehmung für ihr Sättigungsgefühl entwickelt.

Eventuell ist es für manche sogar notwendig, neu zu lernen, wann wir wirklich hungrig sind und wie viel Essen wir tatsächlich benötigen. Wir können in den verschiedensten Situationen oder durch die banalsten Einflüsse in unserem Sättigungsgefühl gestört werden. So kann es zum Beispiel tatsächlich in Stresssituationen vorkommen, dass wir unser Hungergefühl mit Durst verwechseln. Und genau deswegen ist ein bewusstes Feingefühl für unsere Empfindung bezüglich des Sättigungsgefühls so entscheidend für eine gesunde Ernährungsweise.

Gerade in der heutigen Überflussgesellschaft ist das manchmal gar nicht so einfach, denn durch Zeiten des „All you can eat“ und auch immer größer werdende Fastfood-Portionen (größere Burger, Getränke etc.) werden wir regelrecht zum übermäßigen Konsum angeleitet.

Helfen kann uns hier z.B. ein Blick in die sogenannten „Blue Zones“. Das ist eine Art Karte von Regionen auf dieser Welt, in der besonders viele 100-jährige Menschen leben. Zu den Blue-Zones zählen z.B. bestimmte indigene Völker, Okinawa in Japan, aber auch bestimmte Regionen in Sardinien oder auf der griechischen Insel Ikaria.

In Okinawa gibt es überdurchschnittlich viele über 100-jährige Menschen, da sie z.B. ihren Magen traditionell nur zu 80% füllen.

Zur Stärkung unseres Bewusstseins für unser Hunger- und Sättigungsgefühl habe ich zwei Übungen für Sie:

Notieren Sie sich 10 Tage lang zu jedem Essen die Antwort auf folgende Frage:

„Warum möchte ich jetzt in diesem Moment essen?“ Versuchen Sie bei der Antwort, die Situation selbst nicht zu bewerten.

Wenn Sie nun essen, machen Sie bitte nach dem Abklingen des ersten Hungergefühls eine kurze Pause und fragen sich: **„Habe ich wirklich noch Hunger?“** Nur wenn Sie die Frage mit ja beantworten, essen Sie weiter, ansonsten hören Sie jetzt auf.

Notieren Sie die Antworten am besten in einem Heft beziehungsweise einem kleinen Buch. Einen Tipp, wie ein solches Heft / Buch aussehen kann, gebe ich Ihnen im weiteren Verlauf.

Schreiben Sie zudem auch auf, **was genau Sie an diesen Tagen essen**.

Nach den 10 Tagen haben Sie durch Ihre Notizen einen kleinen Einblick in Ihr inneres Ich gewonnen. Sie können nun eventuell bereits ein Muster erkennen, in welchen Situationen Sie zu welcher Uhrzeit etwas essen möchten und ob Sie gegebenenfalls eine kleine oder sogar größere Störung in Ihrem Sättigungsempfinden haben.

Außerdem können Sie an dieser Stelle bereits klassifizieren, welche guten und auch schlechten Lebensmittel Sie aktuell mögen und essen. Die Auswahl der positiven Lebensmittel wird Ihnen im weiteren Verlauf des Buches helfen, passende und vor allem Ihnen schmeckende gesunde Lebensmittel für Ihren persönlichen Alltag zu finden.

Mit diesem Wissen können Sie nun gezielt nach Lösungen für eventuelle und individuelle Probleme suchen.

Schaden kann dieser Test auch nicht, wenn Sie sich selbst keine Störung attestieren würden. Die positive Bestätigung dieser Wahrnehmung wird Ihnen trotzdem guttun. Letztlich erlangen Sie in beiden Fällen ein besseres Bewusstsein für Ihre Ernährungsgewohnheiten.

Zusammenfassung des Kapitels

- Proteine helfen uns, uns satt zu fühlen.
- Unser Sättigungs- und Hungergefühl ist ein komplexer Mechanismus, der auch Störungen unterzogen sein kann.
- Finden Sie eigene Störungen und beheben Sie diese.
- Machen Sie den Test, um Ihr persönliches Ess- und Sättigungsverhalten kennenzulernen.

Meine Selbstreflexion

Platz zum Kennenlernen meines Ernährungsverhaltens

....

....

....

....

....

....

....

....

....

....

....

....

....

Meine Notizen:

5. GESETZ HINTERFRAGE EIGENE ESSGEWOHNHEITEN

„Die Vernunft beginnt bereits in der Küche."

(Friedrich Wilhelm Nietzsche – Altphilologe, Philosoph und Schriftsteller)

***

Stellen Sie sich bitte eine Bundeswehrausbildungskaserne mit knapp 500 Soldaten und Soldatinnen zur Mittagszeit in der Kantine vor. Knapp 100 Menschen stehen in einer riesigen Schlange für ihr Mittagessen an. Sie betreten den Raum und stellen sich hinten an. Nach ca. 5-10 Minuten erhalten Sie Ihren Teller mit einer Portion Kartoffelbrei, einem kleinen Stück Fleisch, etwas Bratensauce und Gemüse. Sie setzen sich mit Ihren Kameraden und Kameradinnen in den Speisesaal und fangen an zu essen. Da Sie den Vormittag vorwiegend Ausdauerübungen gemacht haben, verspüren Sie nach dem Aufessen Ihres Tellers weiterhin Hunger, also stellen Sie sich noch einmal in der Schlange an, um eine zweite Portion zu erhalten. Für das ganze Prozedere haben Sie inklusive Gehweg von Ihrer Kompanie zur Kantine und zurück knapp 30 Minuten Zeit.

***

Wie Sie sich bestimmt vorstellen können, haben wir in einem solchen Leben kaum Zeit für ein genussvolles, langsames Genießen unserer Speisen. Wir werden sprichwörtlich zu einem „Schnellesser" erzogen.

Prinzipiell ist gegen Disziplin und Ordnung, die ein 18-Jähriger 1998 bei der Bundeswehr erlernt, nicht sehr viel Negatives einzuwenden. Allerdings kann auch fälschlich eingesetzte Disziplin weitreichende Folgen haben, denn heute, 24 Jahre später, neige ich immer noch zum „Schnellessen". Wörtlich gesehen habe ich mir bei der Bundeswehr das für uns negative Sättigungsverhalten des „schnellen" Essens angewöhnt.

Warum ich mir das „schnelle" Essen nicht gleich nach meiner Bundeswehrzeit wieder abgewöhnt habe, könnte sich nun mancher fragen. Auch hier kann ich Ihnen meine ehrliche Antwort geben:

Ich habe es nicht gemerkt. Und wenn ich in den folgenden Jahren darauf angesprochen wurde, gab ich einfach nur die Antwort, dass ich seit der Bundeswehr im „Schnellessen" ausgebildet worden bin. Hinterfragt habe ich dieses Verhalten nicht. Erst heute habe ich Bewusstheit darüber erlangt und kann mich von diesem Thema langsam lösen.

Vielleicht haben Sie auch eine eigene „negative" Gewohnheit, sind sich aber so wie ich dessen gar nicht bewusst?

Gucken wir uns nun vielleicht einmal das Wort „Gewohnheit" an. Der Mensch ist ein Gewohnheitstier, wird an dieser Stelle oft geschrieben und diese Aussage ist richtig, denn wir Menschen lieben Gewohnheiten. Gewohnheiten sind verinnerlichte Dinge, die wir automatisch erledigen, ohne groß darüber nachzudenken. Und dabei sehen wir bereits den großen Vorteil. Gewohnheiten verbrauchen weniger Energie und da unser Gehirn eines der größten Energieverbraucher des menschlichen Körpers ist, sind wir dankbar, Dinge ohne großen Energieverbrauch erledigen zu können.

Thomas Mann sagte einmal: „Die Gewohnheit ist wie ein Seil. Wir weben jeden Tag einen Faden, und schließlich können wir es nicht mehr zerreißen." Dieser Satz erklärt die Gefahr von Gewohnheiten. Viele Menschen gewöhnen sich zu sehr an ihre Gewohnheiten, sodass sie diese nie mehr hinterfragen wollen.

Wir können dieses Wissen jedoch nutzen, denn es bedeutet auch, wenn wir schlechte Gewohnheiten ins Positive ändern können, dass wir damit ein kraftvolles und stabiles Instrument an die Hand bekommen.

Viele unserer Essgewohnheiten haben wir bereits in der Kindheit verinnerlicht. Diese haben wir z.B. in Form von Glaubenssätzen von unseren Eltern oder Geschwistern übernommen. Was Glaubenssätze sind und wie wir diese lösen können, erkläre ich Ihnen später im Kapitel „Löse dich von falschen Glaubenssätzen“ noch genauer.

Außerdem werden unsere Essgewohnheiten auch stark durch unsere Emotionen geprägt. Diesen Punkt macht sich leider auch die Werbung zunutze. Denn Werbung kann Traumwelten und Traumkörper wie kaum ein anderer erschaffen, mit denen wir teilweise anfangen, uns zu identifizieren.

Durch gezielte Werbung für „Fertigprodukte“ wird uns z.B. auch eine Lösung für unseren stressigen Alltag präsentiert. Leider schadet uns das eher auf langfristige Sicht. Zeitersparnis, die auf Kosten einer ausgewogenen Nährstoffzufuhr erreicht wird, verschafft uns keineswegs das Gegenteil von Stress in Form von Ruhe und Ausgeglichenheit.

Emotionen in unseren Essgewohnheiten finden wir zudem auch an anderen Stellen wieder. Vielleicht gehören wir zu den Menschen, die immer, wenn wir Kummer haben, zu etwas Süßem greifen?

Oder wir belohnen uns mit einem besonders reichhaltigen Essen, wenn wir etwas außergewöhnlich gut gemacht haben?

Genau aus diesem Grund möchte ich Sie an dieser Stelle bitten, sich folgende Frage zu stellen: **Wie beurteile ich meine eigenen Essgewohnheiten und welche habe ich überhaupt?** Nehmen Sie sich vielleicht ein paar Minuten Zeit und reflektieren Sie diese Übung für sich schriftlich und vor allem ehrlich.

Nutzen Sie zum Kennenlernen Ihrer eigenen Essgewohnheiten auch gerne die Übung zur Stärkung unseres Bewusstseins für unser Hunger- und Sättigungsgefühl. Auch damit können Sie eventuell vorhandene Essgewohnheiten identifizieren.

Schreiben Sie also z.B. auf: „Immer, wenn ich das und das fühle, habe ich Hunger auf...“ Oder Sie stellen wie ich fest, dass Sie dazu neigen, zu schnell zu essen. Oder Sie schreiben auf, dass immer, wenn Sie abends fernsehen, eine kleine Schüssel mit Snacks dazugehört. Auch ein tägliches Feierabendbier oder der morgendliche Kaffee stellt eine Gewohnheit dar.

Notieren Sie also alles, was Sie regelmäßig täglich oder wöchentlich bei der Nahrungsaufnahme tun. Unterscheiden Sie an dieser Stelle bereits ehrlich, ob es sich für Sie um eine negative, positive oder neutrale Gewohnheit handelt, denn nicht alle Gewohnheiten sind per se schlecht.

Täglich 14-16 Stunden zu fasten, ist z.B. auch eine Gewohnheit, die sich jedoch konstruktiv auf unsere Gesundheit auswirken kann und die wir daher auch gerne beibehalten dürfen. Näheres dazu verrate ich im Kapitel: „Lerne die Kunst des Fastens und Verzichts“.

Hinterfragen Sie bei dieser Übung die eventuell negativen Gewohnheiten: **Warum habe ich diese Gewohnheiten?** Wir Menschen sind Herdentiere und orientieren uns gerne an anderen Menschen. Gab es vielleicht Menschen in unserem Leben oder Werbung von Unternehmen, die uns auf bestimmte Gewohnheiten hin beeinflusst haben?

Beschreiben Sie an dieser Stelle auch: **Was für ein Esstyp bin ich?**

Gehören Sie zu den Menschen, die intuitiv zum Essen greifen oder eher zum chaotischen Esser, der zu dem greift, was gerade schnell verfügbar ist? Oder sind Sie ein überlegter Esser, der sich genau darüber informiert, was er gerade isst, oder sind Sie eventuell sogar jemand, der eigentlich permanent im Kopf Diät betreibt und bei jeglichem schlechten Essen sofort Schuldgefühle und Gewissensbisse bekommt?

Optimalerweise ergänzen Sie Ihre Überlegungen auch noch mit der Reflexion Ihres Einkaufsverhaltens beim Thema Lebensmittel. Oft werden wir in Supermärkten indirekt durch Hintergrundmusik, Kunden-Stopper und Lichteinspielung auf bestimmte Produkte hin manipuliert. Auch das Verpackungsdesign entscheidet häufig indirekt mit, ob wir zu einem bestimmten Produkt greifen oder nicht. Ebenso spielen beim Einkaufsverhalten Gewohnheiten mit hinein, die uns wiederholt automatisch zu bestimmten Produkten greifen lassen.

Nehmen wir deswegen für diesen Teil der Frage auch einmal bewusst unseren Einkauf im Supermarkt wahr. Fragen wir uns: **Warum möchte ich gerade in diesem Moment zu diesen Produkten greifen**?

Reflektieren Sie auch diese Übung schriftlich und schaffen Sie Bewusstsein über Ihr Einkaufsverhalten über einen kurzen Zeitraum.

Sollten Ihnen diese Fragen nun zu persönlich sein oder Sie einfach noch keinen Zugang zu dieser Selbstreflexion bekommen haben, können Sie sich auch eine allgemeine Frage stellen: **Welche Essgewohnheiten kenne ich und welche sind meiner Meinung nach vernünftig und erstrebenswert und warum sehe ich das so?**

Beantworten Sie diese Frage neutral ohne Wertung und Bezug auf sich selbst. Schreiben Sie hier auch gerne negative Gewohnheiten auf, die Sie von anderen Menschen kennen. Sortieren Sie auch diese Gewohnheiten nach schlechten, neutralen und positiven Gewohnheiten und machen Sie sich Gedanken darüber, warum manche davon schlecht sind.

***

Herzlichen Glückwunsch für die erfolgreiche schriftliche Zusammenstellung und Begutachtung Ihrer Essgewohnheiten – vielleicht haben Sie sich zum ersten Mal in Ihrem Leben Gedanken über Ihre Essgewohnheiten gemacht? Eventuell haben Sie aber auch schon erste Durchbrüche für sich erlangen können. Falls nicht, ist es an dieser Stelle nicht weiter schlimm, denn ich verspreche Ihnen, dass ich im Laufe dieses Buchs noch tiefer ansetzen werde.

Wichtig ist mir aktuell eines, und zwar die Erkenntnis, dass wir eine Entscheidung treffen können, gewisse Dinge zu ändern. Und selbst wenn wir uns aktuell sicher sind, dass wir keine schlechten Essgewohnheiten haben, möchte ich Ihnen dennoch raten, dieses Buch jetzt nicht zur Seite zu legen.

Mahatma Gandhi sagte einst: „Sei du selbst die Veränderung, die du dir wünschst für diese Welt."

Ich weiß es aus eigener Erfahrung, dass die tatsächliche Veränderung und vor allem die von schlechten Gewohnheiten kein einfaches Unterfangen ist. Sie müssen sich aber nun keine Sorgen machen, denn Sie sind nicht alleine damit. Ich werde versuchen, Ihnen mit diesem Buch zur Seite zu stehen. Allerdings dürfen Sie sich nun selbst einer wichtigen – ja geradezu grundlegenden – Entscheidung stellen:

Will ich mein Leben wirklich ändern?

Selbst wenn die Antwort auf diese Frage „Nein" lautet, ist diese Entscheidung absolut in Ordnung. Denn auch ein Nein ist genauer betrachtet eine Entscheidung. Und zwar die Entscheidung, das Leben so weiterzuführen wie bisher.

Ich möchte Ihnen an dieser Stelle die Möglichkeit geben, dass Sie selbst etwas verändern können, wenn Sie dazu bereit sind. Charles de Gaulle sagte einmal: „Es ist besser, unvollkommene Entscheidungen durchzuführen, als beständig nach vollkommenen Entscheidungen zu suchen, die es niemals geben wird."

Nutzen Sie diese Stelle im Buch, um sich selbst dazu zu verpflichten, sich ab heute um Ihre Gesundheit und Ernährung zu kümmern. Schreiben Sie auf ein Blatt Papier auf:

„Ich (Ihr Name), verpflichte mich von heute (Datum) an, mich um meine Gesundheit und eine gesunde Ernährung eigenverantwortlich zu kümmern. Auch wenn ich einmal von dieser Verpflichtung abweichen sollte, werde ich versuchen, auf den Pfad der gesunden Ernährung zurückzufinden."

Fügen Sie gerne noch ein paar Zeilen mehr hinzu und unterschreiben Sie die Vereinbarung mit Ihrem Vor- und Nachnamen.

Bleiben Sie dennoch bei Ihrem Nein, möchte ich Sie zumindest bitten, das Buch zu Ende zu lesen. Sie können Ihre Entscheidung gerne auch erst nach Beendigung dieses Buches treffen und noch einmal an diese Stelle zurückkehren. Nichtsdestotrotz habe ich für unentschlossene Leser noch ein paar Ratschläge:

Gucken wir uns dazu vielleicht auch noch an, warum es manchen Menschen so schwer fällt, Entscheidungen zu treffen.

In erster Linie liegt das an der Angst vor Veränderungen oder auch an der Angst, Unbekanntes an sich heranzulassen. Doch lassen wir die Angst bitte zunächst beiseite. Sehen Sie mein Angebot als Chance, sich selbst besser zu akzeptieren und das Beste aus sich herauszuholen.

An dem Wort „Ent-SCHEIDUNG“ sehen Sie bereits, dass es sich bei einer Entscheidung gewissermaßen auch um eine „Scheidung“ handelt. Sie wählen bei einer Entscheidung einen bestimmten Weg und verlassen einen anderen, denn Sie können sich nicht zweiteilen. Dafür brauchen Sie Mut und bekommen dafür das Geschenk des persönlichen Wachstums.

Napoleon Hill sagte einst: „Die Welt entsteht aus der Kraft Ihres Entschlusses.“

Vielleicht hilft Ihnen folgende Frage dabei, Ihre Entscheidung etwas weitsichtiger zu treffen: **„Wer will ich in 5 oder 10 Jahren gesundheitlich sein?“**

***

Seien Sie bei der Beantwortung dieser Frage bitte immer ehrlich zu sich selbst. Eventuell können wir uns an dieser Stelle sogar fragen, was wir uns mit unserer vergangenen und aktuellen Ernährungsweise eigentlich selbst antun und in welche Richtung wir uns dadurch entwickeln.

Ein gutes Beispiel, um diesen Punkt etwas bildlicher darzustellen, wäre, wenn wir uns ein 1 Mio. Euro teures Rennpferd vorstellen würden, welches uns gehört. Würden wir nun dieses Pferd mit Currywurst / Pommes und einer Extraportion Ketchup-Mayo füttern, oder würden wir dieses besonders gut und artgerecht pflegen und versorgen?

Sie merken sicherlich, worauf ich hinaus möchte: Beim Pferd wäre die Antwort sehr wahrscheinlich klar, denn wir würden uns genau informieren, welche Art Futter wir ihm wann zuführen müssten, damit es gesund und kraftvoll bleibt, um Rennen für Rennen zu gewinnen. Übertragen wir das Beispiel aber auf uns selbst und unseren Körper, treffen wir oftmals keine gesundheitsförderlichen Entscheidungen, häufig informieren wir uns noch nicht einmal umfassend. Dabei können wir unseren Körper nicht einfach beliebig oft wechseln

Und deswegen ist unser Körper unser wichtigstes Gut. Wir sind selbst unser wertvollster Besitz und genau deshalb dürfen wir unseren größten Schatz auch besonders gut und artgerecht pflegen sowie versorgen.

Und haben Sie jetzt bitte keine Bedenken, weil ich Ihnen noch nicht verraten habe, wie auch Sie Ihre negativen Essgewohnheiten lösen können. Auf den nachfolgenden Seiten werden Sie mehr und mehr die Lösung dafür finden. Denn ... „Der Weg ist das Ziel", sagte bereits der chinesische Philosoph Konfuzius.

Ich möchte Ihnen jedoch an dieser Stelle schon einmal verraten, was gesunde Ernährung für mich bedeutet und warum sie mir guttut.

Gesunde Ernährung bedeutet für mich, kurz gesagt, eine hochwertige ausgeglichene Ernährung in Form richtiger Nährstoffe und des achtsamen Umgangs mit der Nahrungsaufnahme. Keine Völlerei und kein Zwang, sondern Genuss und Fokus auf das, was mir guttut und mich nährt.

Abgesehen von einer optimalen Nährstoffversorgung kommt gerade das Thema Genuss oft viel zu kurz: Leider nehmen viele Menschen Essen nicht bewusst mit allen Sinnen wahr und das, obwohl wir in 80 Lebensjahren im Durchschnitt etwa 5 Jahre mit Essen und Trinken sowie der Zubereitung dieser verbringen. Nur Schlaf, Fernsehen, Arbeit und Internet kommen hier mit höheren Werten zum Tragen.

Wäre dies nicht schon Grund genug, sich bewusster und eigenverantwortlicher mit dem Thema gesunde Ernährung auseinanderzusetzen? Oder sehen Sie diese 5 Jahre Lebenszeit als einen nervigen Zeitvertreib, der erledigt werden muss, weil wir sonst Schmerz in Form von Hunger erleiden würden?

Heruntergebrochen auf einen einzelnen Tag treffen wir mehrmals täglich eine Entscheidung darüber, was wir essen – häufig zwischen drei- und fünfmal, wenn nicht sogar öfter. Wir haben also bei jeder Mahlzeit erneut die Möglichkeit, etwas zu wählen, das unsere Gesundheit positiv beeinflusst oder aber genau das Gegenteil bewirkt.

Diese Beispiele geben bereits einen kleinen Vorgeschmack darauf, wie maßgeblich wir durch vermeintlich „kleine" Entscheidungen des Alltags unsere Gesundheit beeinflussen. Deswegen bietet uns unsere Ernährung die Chance, Eigenverantwortung zu übernehmen und Ernährungsentscheidungen zu treffen, die uns dabei helfen, bestmöglich gesund zu bleiben oder zu werden.

Zusammenfassung des Kapitels

- Verstehen Sie Ihre eigenen Essgewohnheiten!
- Treffen Sie eine Entscheidung!
- Wer will ich in 5 oder 10 Jahren sein?
- Unser Körper ist unser wichtigster Besitz.
- Ernährung als Chance nutzen, Eigenverantwortung zu übernehmen.

Meine Selbstreflexion

Welche Ernährungsgewohnheiten habe ich?

....

....

....

....

Warum habe ich diese Gewohnheiten?

....

....

....

....

Was für ein Esstyp bin ich?

....

....

....

Meine persönliche Verpflichtung:

Wer will ich in 5 oder 10 Jahren gesundheitlich sein?

Meine Notizen:

6. GESETZ
BAUE DIR EIN FUNDAMENT

„Wer hohe Türme bauen will, muss lange am Fundament verweilen.“

(Anton Bruckner – österreichischer Komponist)

***

Kennen Sie die Geschichte vom Frosch in der Falle? Wenn wir einen lebendigen Frosch in kochendes Wasser werfen würden, dann würde der Frosch aus dem Kochtopf springen, weil ihm das Wasser zu heiß ist. Würden Sie den Frosch aber in lauwarmes Wasser geben und dann das Wasser nach und nach erhitzen, würde er erst denken, dass es jetzt schön warm wird, bis es dann für ihn zu spät wäre.

***

Natürlich ist in Wirklichkeit an der Geschichte nicht viel Wahres dran und der Frosch würde auch versuchen aus dem Topf zu hüpfen, wenn es ihm nach und nach zu heiß werden würde. Bitte probieren Sie diese Geschichte nicht im Selbstversuch aus!

Sie dient hier nur als „Wink mit dem Zaunpfahl“, als verpackter Hinweis darauf, dass viele Menschen dazu neigen, sich Veränderungen aus Bequemlichkeit zu entziehen. Die Sorgen und Nöte, die eine falsche Ernährung auslösen könnte, werden ignoriert, denn wir sehen die Folgen dieser falschen Ernährung nicht sofort.

Ich gab Ihnen dazu bereits das Beispiel, was passieren würde, wenn Sie an einem Tag 10 kg zunehmen würden oder wenn Sie einfach nur jedes Jahr 2 kg mehr auf der Waage haben würden. Beides führt nach 5 Jahren zum gleichen Ergebnis – dem Übergewicht, nur bei der zweiten Version ist der Prozess, wie bei dem Frosch, schleichend. Wir haben uns daran gewöhnt und sind geneigt, die damit verbundenen Konsequenzen hinzunehmen, selbst wenn sie mit einigen Unannehmlichkeiten verbunden sind. Denn den Schmerz, etwas an den lieb gewonnen Ernährungsgewohnheiten zu verändern, ja vielleicht sogar Verzicht in Kauf zu nehmen, empfinden wir häufig als noch unangenehmer.

Aus diesem Grund ist es für die meisten von uns wichtig, dass wir langfristig denken und uns ein gutes Fundament in Bezug auf gesunde Ernährung schaffen.

Als erster Spatenstich für dieses Fundament sind schriftlich fixierte Ziele ein guter Wegweiser, an die wir uns halten können. In den vorherigen Kapiteln gab ich Ihnen bereits die Aufgabe, sich mit Ihrer Ist-Situation in Bezug auf Ihr Sättigungsgefühl und Ihre Ernährungsgewohnheiten auseinanderzusetzen. Und ich gab Ihnen auch die Aufgabe, eine Entscheidung für sich zu treffen und sich mit der Frage „Wer will ich in 5 oder 10 Jahren gesundheitlich sein?" zu beschäftigen.

Der Bestseller-Autor Tony Robbins sagte einmal: „Das Setzen von Zielen ist der erste Schritt, um das Unsichtbare in das Sichtbare zu verwandeln." Diese Worte verdeutlichen, wie wichtig es im Leben ist, Ziele zu verfolgen. Durch das schriftliche Fixieren verleihen wir unseren Zielen Nachdruck, da wir uns bewusst dazu bekennen, anstatt Sie nur in unseren Gedanken mit uns herumzutragen und sie im nächsten Moment wieder zu verwerfen.

Und damit sind wir bereits bei der Zielsetzung angekommen. Wichtig ist hier, dass wir uns große Ziele setzen. Also nicht nur: „In 6 Monaten würde ich gerne 2 kg abnehmen, weil ich damit mein persönliches Wohlfühlgewicht erreicht habe." Verbinden Sie Ihr Ziel außerdem mit einer konkreten Beschreibung, die Sie mit einem Gefühl oder Sinneseindruck verbinden können. Besser wäre es, an dieser Stelle zu sagen: „Ich möchte in 5 Jahren immer noch mein Idealgewicht von XX kg halten und mich vital, fit, ausgewogen und voller Energie fühlen."

Um diese Ziele für sich herauszuarbeiten und zu fixieren, dürfen Sie sich Zeit nehmen und dieses Buch zur Seite legen. Nutzen Sie bei Ihren Zielen auch immer eine Zeitangabe, damit wir später für uns auch kontrollieren können, ob wir uns auf dem richtigen Weg befinden. Vielleicht schreiben Sie Ihr Ziel nun in eine Art leeres Tagebuch auf die ersten Seiten hinein. Dieses Tagebuch dürfen Sie beispielsweise **Ernährungsjournal** nennen.

Formulieren Sie dann Ihre Ziele etwas um, sodass daraus zum Beispiel folgende Frage wird: **Wie stelle ich es an, dass ich in 5 Jahren immer noch mein Idealgewicht von XX kg halte und mich dabei vital, fit, ausgewogen und voller Energie fühle?** Die Fragestellung nach dem WIE ist deshalb wichtig, damit wir eine Idee für die konkrete praktische Umsetzung entwickeln. Denn sonst bleiben Ziele eher in der Theorie verhaftet und es wird unwahrscheinlicher, dass wir sie erreichen.

Diese Frage können wir nun als Hintergrundbild für unseren Computer oder Handy benutzen oder es auch noch ausdrucken und in unseren Badezimmerschrank kleben, sodass wir sie täglich morgens und abends lesen können. Mit dieser Methode beauftragen wir unser Unterbewusstsein, sich mit dieser Frage kontinuierlich auseinanderzusetzen und unterbewusst nach Lösungen zu suchen.

Legen Sie bitte auch Ihre Selbstverpflichtung aus dem vorherigen Kapitel in Ihr Ernährungsjournal und kleben Sie nun bitte noch kleine Bilder hinein, **wie Sie sich Ihre gesundheitliche Zukunft in Bildern vorstellen**. Das dürfen Sie vor allem aus dem Grund tun, weil wir viele Dinge unterbewusst steuern. Und unser Unterbewusstsein wird am besten mit Bildern und Emotionen gesteuert.

Deswegen sind bildliche Zielsetzungen für uns an dieser Stelle sehr wichtig. Kleben Sie sich z.B. ein Bild von Ihrem Wunschkörper in das Heft oder nehmen Sie ein Bild, das Ihnen zeigt, dass Sie im Alter noch vital und fit sind und das Sie z.B. mit Ihren Enkelkindern beim Toben zeigt oder ein Bild, das Ihnen Stressresistenz und Erholung in ein paar Jahren symbolisiert. Es ist an dieser Stelle ganz egal, ob Sie vielleicht erst einen 5-jährigen Sohn haben und sich Ihre Enkelkinder an dieser Stelle erst einmal anhand eines Bildes von jemanden anderen vorstellen. Wichtig ist nur, dass Sie das Bild mit Ihren Gedanken an die Zukunft verbinden, fixieren und sich jedes Mal darüber freuen, wenn Sie das Bild sehen.

Natürlich können Sie sich auch verschiedene Fotos in Ihr Heft kleben. Wir dürfen durchaus mehrere Gründe für ein vitales und gesundes Leben haben.

Letztendlich zählt das Gefühl hinter den Fotos, den bildlich dargestellten Momenten, das Ihnen die Motivation und Kraft gibt, Ihr Ziel zu verfolgen und zu erreichen. Nichts ist unmöglich, auch wenn es zu Beginn manchmal nahezu unerreichbar wirken mag. Auch ein Flugzeug kann kaum ein Mensch aus dem Stand überhaupt bewegen. Ist es aber erst mal abgehoben, ist es schwer, es wieder vom Himmel zu bekommen.

Stellen Sie sich nun an dieser Stelle vor, dass Sie diesen zukünftigen Moment bereits erleben: Was geht in Ihnen vor? Wie fühlen Sie sich?

Um jetzt die Emotionen unseres Unterbewusstseins ebenfalls ansprechen zu können, müssen wir verstehen, dass unser Unterbewusstsein in der Regel nur zwei Hauptzustände empfinden kann: Schmerz oder Freunde.

Die mährisch-österreichische Schriftstellerin Marie von Ebner-Eschenbach sagte einmal: „Der Schmerz ist der große Lehrer der Menschen. Unter seinem Hauche entfalten sich die Seelen."

Deswegen möchte ich Sie an dieser Stelle um eine kleine „schmerzvolle" Übung bitten. Schreiben Sie bitte kurz (max. 2-3 Minuten) auf: **Wie stelle ich mich selbst in 5 Jahren im Worst-Case (schlechtesten Fall) gesundheitlich vor?** Wo sehe ich mich und wie geht es mir damit?

Achtung! – machen Sie die Übung bitte nur, wenn Sie sich psychisch dazu in der Lage fühlen. Ich möchte Sie mit der Übung nicht in eine schlimme Depression führen. Ich bin an dieser Stelle Ihr Coach und nicht Ihr Therapeut.

Z.B. könnten wir uns einmal kurz mit 20 kg mehr auf den Rippen vorstellen, oder wir stellen uns vor, dass wir uns kaum noch bewegen können, an einem Rollator durchs Altersheim schleichen und von den Pflegern gefüttert werden, weil wir es selbst nicht mehr schaffen, den Löffel zu heben. Stellen wir uns vielleicht, aber nur wenn wir uns dazu in der Lage fühlen, den absoluten Negativfall vor, wie es sich anfühlen würde, wenn wir morgen die Diagnose einer schweren Krankheit bekommen würden.

Ich weiß, dass eine solche Vorstellung Angst, Hilflosigkeit und Schmerz verursachen wird und alles andere als schön ist. Wahrscheinlich kann sich ein Mensch auch solche „negativen" Dinge gar nicht wirklich vorstellen und ich möchte hier auch keine Menschen „verunglimpfen“, die bereits an einer schweren Krankheit leiden oder diese überstanden haben. (Mein eigener Papa führt teilweise an bestimmten Tagen so ein Leben im Altersheim.) Darum geht es bei dieser Übung nicht. Wichtig ist hier, dass wir einmal zumindest im Ansatz etwas „Schmerz“ empfinden, damit wir im nächsten Punkt die „Freude“ intensiver wahrnehmen können. Auf diese Weise können wir die Angst vor dem Schmerz als Motivation nutzen, um unseren persönlichen Zielen ein gutes Stück näher zu kommen.

Skizzieren Sie diese Überlegungen wieder schriftlich für sich, doch machen Sie eine solche tiefgreifende Übung bitte nur, wenn Sie sich gesundheitlich dazu in der Lage fühlen. Eventuell können gefährdete Menschen eine solche Übung in Anwesenheit eines Therapeuten machen. Besprechen Sie dieses aber unbedingt vorher mit Ihrem Arzt oder Therapeuten.

Sollte Ihnen diese Übung zu persönlich oder unangenehm sein, können Sie sich alternativ auch einfach nur folgende Frage im „allgemeineren“ Sinne stellen: **„Welche Nachteile bietet mir ein ungesunder Körper bzw. eine ungesunde Ernährung?“**

Beim Beantworten dieser Frage können Sie allgemein drauflos schreiben, ohne die Dinge auf sich zu beziehen. Z.B. können Sie schreiben, dass jemand mit einem ungesunden Körper beim Sport schneller außer „Puste“ gerät oder dass jemand mit einer unvorteilhaften Ernährung dazu neigt, eine schlechte Haut oder brüchige Fingernägel zu bekommen etc.

***

Danach lassen Sie diese Punkte kurz sacken und konzentrieren sich nun auf die positiven Dinge.

Nehmen Sie sich dafür aber bitte etwas mehr Zeit (ca. 10 Minuten) und schreiben Sie Ihren Best-Case schriftlich auf:

Wie stelle ich mich selbst in 5 Jahren im besten Fall gesundheitlich vor?

Gucken Sie dazu vielleicht schon Ihre ausgewählten Bilder als Inspiration an. Denken Sie an die Vitalität und Freude, die Sie im Alter erfahren werden.

Vielleicht fühlen Sie schon, wie Sie die Welt im Ruhestand bereisen oder einfach nur den Winter auf den Kanarischen Inseln verbringen werden. Oder wie Sie mit Ihrem Idealgewicht sportlich, in Liebe und voller Energie durchs Leben gehen?

Möchten Sie auch diese Übung etwas unpersönlicher halten? Dann stellen Sie sich die Frage: **„Welche Vorteile bietet einem ein gesunder Körper bzw. eine gesunde Ernährung?“**

Gucken Sie auch hier wieder auf allgemeine Vorteile, wie z.B. dass jemand mit einem gesunden Körper Leichtigkeit verspürt oder voller Energie und Kraft neue Dinge und Gipfel erreicht etc.

***

Sie haben nun zwei ganz wichtige Übungen gemacht. Sie haben sich schriftlich Gründe überlegt, **„Warum“** eine gesunde Ernährung besser für Sie sein wird als eine ungesündere. Diese Gründe brauchen wir, um unsere Ziele in einem „Ich werde es schaffen“ unterbewusst zu verankern.

Um nun außerdem noch unsere positiven Gefühle aus der obigen Übung in unserem Leben zu fixieren, können wir unsere Vorstellungskraft als Verbündeten nutzen.

Schreiben Sie nun auf: **„Wie möchte ich mich in der Zukunft fühlen?“** Starten Sie diese Sätze bitte mit „Ich bin ...“. Schreiben Sie hier auch Punkte auf, die Sie aktuell gar nicht fühlen, aber unbedingt in Ihr Leben integrieren möchten:

Z.B. können Sie jetzt aufschreiben:

- „Ich bin vital und fit“
- „Ich bin Energie“
- „Ich bin gesund“
- „Ich bin Leichtigkeit“
- „Ich bin mutig“
- „Ich bin gefühlvoll“
- „Ich bin gut so, wie ich bin“

Aristoteles sagte einst: „Wir sind das, was wir wiederholt tun. Vorzüglichkeit ist daher keine Handlung, sondern eine Gewohnheit." Verinnerlichen wir deswegen diese Sätze wann immer möglich in unserem Unterbewusstsein. Zum Beispiel, indem Sie sich diese Sätze immer wieder morgens oder abends vor dem Spiegel laut vorsagen. Nutzen Sie die Sätze eventuell auch beim Spaziergang oder Wandern. Lernen Sie diese Sätze auswendig, damit diese in Ihrem Inneren wahr werden.

Wenn wir außerdem daran glauben, dass die „Ich bin ..." bereits real geworden sind, geben wir so dem Gehirn die Info, dass es nicht irgendwann Realität wird, sondern schon ist. Dadurch nimmt unser Gehirn die Realität an und tut unterbewusst alles, damit es wahr wird. Nutzen wir also unsere Vorstellungskraft, um ein besseres Ich zu werden.

Wenn sich das für Sie zum aktuellen Zeitpunkt noch zu fremd oder unglaubwürdig anfühlt, können Sie zunächst auch Sätze formulieren wie „Ich bin auf dem besten Weg, mich vital und fit zu fühlen" oder „Ich arbeite täglich daran, gesund zu sein". Überprüfen Sie, was sich für Sie stimmig anfühlt. Mit der Zeit werden Sie feststellen, dass es sich immer glaubhafter anfühlt, diese Gedanken zu denken und die entsprechenden Gefühle zu fühlen, da Sie sich bereits auf den Weg einer Veränderung begeben haben, die mehr und mehr spürbare Veränderungen für Sie bereithält. Passen Sie Ihre Sätze in diesem Fall gerne auf die neue Situation an.

Sicherlich gibt es an dieser Stelle immer noch ein paar Menschen, die jetzt sagen könnten, dass das ja alles richtig ist und sie schon oft versucht haben ihre negativen Ernährungsgewohnheiten zu ändern, aber dennoch aus den verschiedensten Gründen stets daran gescheitert sind.

Um uns von diesem Problem zu lösen, dürfen wir an dieser Stelle verstehen, wie Gewohnheiten eigentlich im Leben funktionieren. Gewohnheiten sind kleine, automatisch funktionierende Abläufe in unserem System – im Grunde machen diese Abläufe sogar 45-80% unseres täglichen Handelns aus. Wir brauchen kaum darüber nachzudenken und sie funktionieren nahezu im Autopiloten. Das spart Energie in Form von Denkleistung und hilft unserem Körper, in einer komplexen Welt zurechtzukommen. Gewohnheiten beginnen in der Regel mit einem Reiz (also einem Auslöser). Diese lösen dann ein Verlangen aus, auf das wir mit einer konkreten

Handlung reagieren, um am Ende eine Belohnung (oder ein positives Gefühl) zu bekommen.

Im Muster unserer Essgewohnheiten wäre das z.B. wie folgt:

- **Reiz:** Wir sehen etwas Süßes (z.B. in einem Bonbonglas auf dem Tisch) oder wir riechen z.B. verführerisch duftende Backwaren vor einer Bäckerei.
- **Verlangen:** Ausgelöst durch die oberen Reize haben wir nun Appetit.
- **Handlung:** Wir essen etwas.
- **Belohnung:** Unser Körper schüttet Dopamin aus, weil wir etwas gegessen haben.

Wir können daraus bereits ein paar Dinge für uns ableiten, wie wir nun bestimmten negativen Essgewohnheiten begegnen könnten. Wir können dazu z.B. beginnen, „schlechtere" Lebensmittel aus unserem Blickfeld oder Kühlschrank zu verbannen, damit der auslösende Reiz unterbrochen wird. Außerdem sollten wir uns immer wieder bewusst machen, was gerade die Lebensmittelgastronomie mit Gerüchen bei uns auslöst. Denn unsere Nase hat eine direkte Verbindung in unser Gehirn und löst damit unsere kleinen automatischen Gewohnheiten (z.B. am Bahnhof noch schnell ein Brötchen und Kaffee kaufen) aus.

Des Weiteren möchte ich an dieser Stelle auch über den psychosomatischen Aspekt informieren, warum es so schwer ist, Ernährungsgewohnheiten zu ändern: In erster Linie ist Essen eine Bindungserfahrung, die immer von außen geschieht. Im Grunde sind wir bereits im Bauch unserer Mutter sowie in den ersten Lebensjahren auf Nahrung von außen angewiesen. Dadurch entsteht eine emotional positive Kopplung von Nahrung und unserer Bindungsbeziehung zu unseren Eltern. Wegen dieser Kopplung in Kombination mit der Dopaminausschüttung macht Essen in erster Linie glücklich.

Die Änderung unserer Essgewohnheiten kann psychisch betrachtet einen „Bruch" mit unseren Eltern darstellen, gerade wenn wir eventuell eine „negative" Ernährungserfahrung in Form „schlechterer Lebensmittel" bereits im Kindesalter gemacht haben und diese für uns als positiv abgespeichert haben. Diesen Bruch gilt es natürlich nur in Bezug auf Essen zu vollbringen. Ich möchte nun niemanden dazu anleiten, mit seinen Eltern zu brechen.

Wahrer Wandel entsteht aus der Veränderung unseres menschlichen Verhaltens. Um diesen „Bruch“ für uns zu vollziehen, benötigen wir in erster Linie Disziplin und kleine Schritte, die uns ans Ziel führen.

Disziplin kann ein sehr erstrebenswerter Wert für einen Menschen sein. Wir benötigen dazu nur etwas Willensstärke, kombiniert mit etwas Selbstkontrolle und Ausdauer. Das Schöne ist, dass jeder Mensch Disziplin erlernen kann und nicht damit geboren wurde. Wichtig ist auch hier, dass wir uns keinem Zwang unterordnen. Wir sollten zum Erlernen von Disziplin realistische Erwartungen an uns selbst haben, unsere Ziele genau verfolgen (gegebenenfalls mit Unterzielen) und uns wieder mehr konzentrieren und fokussieren.

In Bezug auf Selbstkontrolle und Willensstärke können wir uns diese wie einen Muskel vorstellen, den wir nicht unendlich belasten können. Wir sollten uns deswegen nicht zu viele Ziele auf einmal setzen. Das Gute daran ist aber, dass wir sie trainieren können, um Ausdauer zu erlangen. Beginnen können wir hier mit kleinen Übungen, wie z.B. dem Versuch, immer gerade sitzen zu wollen oder dass wir unser Essen immer 20-mal kauen, um unsere Willensstärke zu trainieren. Selbstkontrolle können wir dahingehend üben, dass wir uns angewöhnen, nicht immer impulsiv zu handeln. Atmen wir vor einem möglichen emotionalen „Wutausbruch“ oder bei bestimmten „Entscheidungen“ erst einmal tief durch und reagieren wir erst nach einer kurzen Unterbrechung.

Die „Denkerin“ Sarah Razak sagte einmal die weisen Worte: „Disziplin ist nicht käuflich, aber sie zahlt sich aus.“ Denn mit Disziplin können wir Gewohnheiten in unser Leben integrieren. Und genau eine solche Disziplin haben wir alle schon erfolgreich in unser Leben integriert, uns ist es nur manchmal gar nicht bewusst. Oder warum essen wir z.B. jeden Tag oder putzen uns zweimal am Tag die Zähne oder gehen täglich zur Arbeit? Würden wir diese Gewohnheiten nicht jeden Tag tun, würden wir sehr wahrscheinlich Schmerz empfinden. Unser Hungergefühl ist beispielsweise Schmerz, der uns daran erinnert, dass wir Energie für den Tag benötigen. Gehen wir nicht zur Arbeit, wissen wir, dass wir kein Geld verdienen werden, um uns zum Beispiel schöne Sachen (Freude) zu kaufen.

In Bezug auf unsere Ernährung haben wir diesen „Schmerz“ in Form unseres „**Warum**“ bereits aufgeschrieben.

In gewissen Bereichen des Lebens ist also eine Form von Disziplin nötig, die uns voranbringt und über die wir nicht täglich neu diskutieren sollten. Genau aus diesem Grund dürfen wir uns auch klarmachen, dass wir eigentlich alles in unser Leben integrieren können, wenn wir die Dinge lang genug, oft genug und mit der richtigen Intensität in unser Leben verankern.

Damit wir neue Gewohnheiten aber nicht nur „einfältig“ in uns hineinbekommen, dürfen wir auch verstehen, wie wir neue Gewohnheiten am effektivsten verankern können. Deswegen sollten neue Gewohnheiten außerdem bestenfalls: **offensichtlich, attraktiv, einfach und befriedigend** sein. Im Falle von kleinen Ernährungsgewohnheiten könnte eine solche z.B. so aussehen: Anstelle von der Limonade im Kühlschrank steht nun eine Wasserkaraffe mit Zitrone und Minze. Öffnen wir nun den Kühlschrank, sehen wir die Karaffe (offensichtlich), die aufgrund der Zitrone und Minze lecker aussieht (attraktiv), nur darauf wartet gegriffen zu werden (einfach) und unser Durstgefühl löschen wird (befriedigend).

Dieses Beispiel macht deutlich, dass wir Gewohnheiten am besten in kleinen Schritten verändern oder etablieren können. Ich gab Ihnen am Anfang des Kapitels die Aufgabe, sich große Ziele zu setzen. Diese großen Ziele können wir aber in der Regel nur erreichen, wenn wir unsere Ziele in kleine Unterziele ähnlich wie eine Pizza aufteilen. Denn die Veränderung vieler kleiner Gewohnheiten bringt uns letztendlich auch ans Ziel.

Legen Sie an dieser Stelle auch die Frustration ab, falls Sie in der Vergangenheit einmal Ihre Ziele nicht erreicht haben. Ich unterstütze Sie gerne dabei, Ihre Ernährung langfristig und erfolgreich umzustellen.

Beginnen wir deswegen wie oben beschrieben damit, unser Trinkverhalten zu ändern, als nächsten Punkt können wir uns vornehmen, Sport zu treiben.

Oder wir gewöhnen uns eine neue Morgenroutine an, bei der wir genau festlegen, dass wir uns kurz eine Gemüse- / Nusssnackbox für den Tag vorbereiten. Gesunde Lebensmittel gehören in dem Zusammenhang im Kühlschrank immer nach vorne, damit diese in Sichtweite sind und wir eher zu denen greifen werden. Abgesehen davon „beginnt“ eine gesunde Ernährung aber nicht erst bei dem Griff in den Kühlschrank, sondern bereits beim Einkaufen.

Abgeleitet daraus, können wir die Punkte bei „schlechten“ Gewohnheiten auch einfach umdrehen. Nehmen wir unseren Gewohnheiten den „Auslöse-Reiz“ oder die „Einfachheit“, dann können wir damit bestimmte „negative“ Gewohnheiten boykottieren. Genau aus diesem Grund sollten „schlechtere“ Lebensmittel aus unserem Umfeld verschwinden. Müssen wir erst 500 Meter zum nächsten Kiosk laufen, weil wir einen Schokoriegel essen wollen, dann kann uns diese Tatsache helfen, eben keinen Schokoriegel zu essen.

Oder wir können unsere „schlechteren“ Gewohnheiten auch versuchen mit „schmerzvollen“ Dingen zu verknüpfen. Wir können uns z.B. selbst dazu verpflichten, dass wir immer, wenn wir zum Schokoriegel greifen, laut ein Lied vorsingen müssen. Egal wo wir gerade sind! Irgendwann verknüpft unser Gehirn das Essen eines Schokoriegels mit der unangenehmen „schmerzvollen“ Handlung des Singens und wir empfinden keine Freude mehr, wenn wir zur Süßigkeit greifen wollen.

Kombinieren wir nun viele neue kleinen Gewohnheiten und boykottieren unsere „alten“, werden wir durch kleine Schritte auch unsere „großen“ Ziele erreichen.

Sollten wir an dieser Stelle dennoch Probleme haben, die neuen Gewohnheiten ins Leben zu integrieren, sollten Sie sich ggf. Ihren Widerständen und Blockaden stellen. Evtl. helfen an dieser Stelle Fragen wie: **„Weshalb habe ich eine Blockade?** oder **„Was kann schlimmstenfalls passieren?“**

Lassen Sie sich für diese Art der Reflexion Zeit und lassen Sie die Fragen auf sich wirken. Evtl. lohnt es sich an dieser Stelle, sich auch mit dem Thema Hypnose auseinanderzusetzen.

In der Regel brauchen wir 4-6 Wochen, um mit Disziplin eine Gewohnheit zu erschaffen. In dieser Zeit entwickeln sich in unserem Gehirn neue, neuronale Strukturen, die die Grundlage für konstruktive Verhaltensmuster bilden. Um uns selbst nicht zu überfordern, sollten wir uns jedoch nicht zu viele Veränderungen auf einmal vornehmen. Viele Menschen kommen besser damit zurecht, ihren Fokus nur stets auf eine Gewohnheit zu richten, die es zu verändern gilt. Doch selbst in diesem Fall können Sie so auf das Jahr gerechnet zwölf neue Gewohnheiten integrieren, die Ihr Leben tiefgreifend und positiv beeinflussen werden – und das ist doch eine ganze Menge.

Nutzen wir an diesem Punkt eventuell auch das Muster der Gewohnheiten. Schaffen wir uns selbst „Anreize“, damit wir diese mit „Verlangen“ und „Handeln“ ausführen. Eine gute Kraft an dieser Stelle ist die der Selbstbelohnung. Motivieren Sie sich mit einem besonderen Geschenk, wenn Sie Ihre neue Gewohnheit erfolgreich integrieren.

Und vergessen wir nicht, dass wir bereits die Gründe kennen, die uns helfen werden, die Disziplin besser umzusetzen. Dass wir Disziplin lernen können, zeigt uns auch folgendes Beispiel. Stellen wir uns vor, dass uns jemand jeden Tag, den wir durchhalten, 100 EUR schenken würde, und jeden Tag, den wir es nicht schaffen, 100 EUR wieder wegnehmen würde. Sie merken vielleicht, dass der Gewinn von 100 EUR Freude ist oder auch der Schmerz von den möglichen verlorenen 100 EUR unserer Disziplin Flügel verleihen wird. Deswegen ist es auch so wichtig, unsere Gründe (unser **„Warum“**) zu verstehen. Denn auch unser **„Warum“** ist in der Regel eine Vermeidung von zukünftigen „Schmerzen“.

Sie können dieses Beispiel auch dazu verwenden, eine Art von „Gewohnheitsvertrag“ mit Ihrem Partner oder Partnerin oder einem Freund abzuschließen. Wichtig dabei ist, dass wir konkrete Punkte fixieren. Eine Möglichkeit ist es, eine Art Strafzahlung mit unserem Partner zu vereinbaren, wenn wir unser Ernährungsjournal nicht richtig führen, uns nicht wiegen, nicht zum Sport gehen oder wenn wir beim Essen doch einmal „sündigen“ sollten.

Wenn wir eine Gewohnheit nach 4-6 Wochen erschaffen haben, ist das Gute, dass wir in den Zustand des „Flows“ kommen. Einen Zustand, bei dem wir auf unsere Handlung so fokussiert bzw. automatisiert sind, dass wir Zeit und Raum um uns herum nahezu vergessen. Diesen Flow kennen wir z.B. vom Joggen, Fahrradfahren oder einer Tätigkeit, die wir besonders gut können und die uns viel Freude bereitet, z.B. das Ausüben eines Hobbys. Die ersten Schritte, um dahin zu kommen, waren sehr viel Arbeit, die wir mit Disziplin überstanden haben und heute erledigen wir diese Tätigkeiten fast im Autopiloten.

Eventuell hilft es auch, eine neue Gewohnheit an eine bereits bestehende anzuknüpfen. Wir können uns z.B. vornehmen, immer, wenn wir unseren morgendlichen Tee oder Kaffee trinken, danach kurz innezuhalten und einen kurzen Spaziergang zu machen. Oder wir können z.B. beim Zähneputzen unsere Visualisierungsübungen machen. Der Trick liegt also darin, Neues und Sinnvolles mit Altem und Bewährtem zu verknüpfen.

Halten wir uns außerdem immer bereits das Ziel unserer „neuen“ Gewohnheiten vor Augen. Wenn wir z.B. morgens keine Lust haben, den Salat fürs Mittagessen zu schnippeln, sollten wir uns bereits das Ergebnis vorstellen: nämlich wie lecker dieser Salat später schmecken wird. Oder wir können uns schon jetzt darauf freuen, dass wir später, wenn wir Hunger verspüren, sofort etwas zu essen haben. Wir müssen nicht wie ein „hungriger Zombie“ zum Kühlschrank irren, um dort irgendetwas Essbares zu finden.

Die effektivste Methode, um neue Gewohnheiten zu installieren, ist, dabei Leidenschaft in Form von Freude und Spaß zu empfinden. Der menschliche Körper lernt am besten, wenn er etwas spielerisch und mit Freude erlernt. Wir kennen diesen Umstand von Kindern, die trotz des öfteren Scheiterns beim Laufenlernen so beharrlich weitermachen, bis sie letztendlich laufen können. Nutzen können wir diese Erkenntnis dahingehend, dass wir Freude an „gesunder Ernährung“ oder dem „Kochen“ empfinden, wenn wir z.B. in Zukunft unsere Ernährung hochwertiger und schmackhafter gestalten.

Wie das am effektivsten gelingt, verrate ich Ihnen im Kapitel „Lerne deinen Geschmackssinn kennen“ und „Erfinde deine Kochkünste neu“.

Mit neuen Gewohnheiten haben wir außerdem die Möglichkeit, uns eines der schlimmsten Dinge im Leben zu entziehen: der Trägheit.

Trägheit kennt jeder Mensch, wenn er einmal zwei Wochen im Badeurlaub einfach nichts gemacht hat. Danach haben wir Menschen sogar Schwierigkeiten, einmal in der Woche einkaufen zu gehen oder überhaupt aus dem Bett zu kommen. Der Mensch braucht Strukturen in seinem Leben. Denn müssten wir uns ständig entscheiden, was wir wann zu welcher Zeit machen sollen, würden wir nie in den Zustand unseres „Energiesparmodus“ kommen. Deswegen sind positive Gewohnheiten im Leben eines Menschen auch so wichtig, gerade in einer Welt voller Reizüberflutungen, wo wir jederzeit Tausenden von Entscheidungen durch Werbung, Internet etc. ausgesetzt sind.

Tages- und Wochenpläne sind für uns Menschen also keine schlechten Erfindungen. Durch Struktur im Leben können wir uns der Trägheit entziehen.

Schaffen wir uns außerdem eine positive und gesunde Umgebung in unserem Alltag. Stellen wir uns beispielsweise bereits eine Flasche Wasser oder Tee an den Arbeitsplatz. Falls wir weiterhin ab und zu etwas zu „snacken" benötigen, wird eine Schale mit Nüssen und Gemüsesticks dazugestellt.

Auch Pausen im Leben sind wichtig. Wir können uns z.B. beim „Snacken" angewöhnen, die Arbeit kurz zur Seite zu legen und lieber gründlich zu kauen. Danach ein paar Meter laufen oder meditieren, um dann konzentriert weiterarbeiten zu können.

Wichtig an dieser Stelle zu erwähnen ist, dass wir dennoch nach dem Errichten einer Gewohnheit auch weiterhin immer wieder ein klein wenig Disziplin benötigen werden. Ab und an werden wir auch mit einer guten Gewohnheit hadern und diese eventuell hinterfragen, gerade wenn sie nicht ganz „einfach" ist.

Wir kennen das als „inneren Schweinehund", der sich immer wieder bemerkbar machen wird und mit uns diskutieren möchte, doch bitte die bequemere, aber meist ungesündere Entscheidung zu treffen. Wichtig ist nun in diesem Moment, unseren Schweinehund immer wieder mit etwas Disziplin zurück in seine Schranken zu weisen. Das Gute ist, dass wir dazu mit der Zeit wesentlich weniger Kraft benötigen. Beim Sport kennen wir das Gefühl z.B., wenn wir eine Zeit lang keinen mehr gemacht haben. Die ersten Minuten sind hart, doch dann fühlen wir uns umso besser.

Und selbst wenn wir einmal eine neue Gewohnheit oder einen Vorsatz gebrochen haben, sollten wir nicht sauer auf uns selbst sein und uns trotzdem stets den Sinn hinter unserem Handeln vor Augen halten. Lassen wir uns von einem Patzer nicht die Arbeit von Wochen kaputt machen. Betrachten wir solche Momente lieber als vollkommen normale Nebeneffekte eines Lernprozesses, die wir als kleine Stolpersteine annehmen dürfen, um dann frohen Mutes weiter in die von uns selbst angestrebte Richtung zu gehen.

Zum Erreichen unserer „großen" Ziele dürfen wir außerdem verstehen, dass diese häufig auch durch unser Umfeld sowie durch schwierige Lebensumstände durchkreuzt werden könnten. Fallen wir deswegen nicht bei einer unerwarteten Lebenskrise zurück in alte „Essmuster" oder lassen wir uns auch nicht von außen in unsere neuen Gewohnheiten hineinreden.

Napoleon Hill sagte einst: „Beharrlichkeit ist die geheime Stärke der Erfolgreichen."

Deswegen gebe ich Ihnen hier noch einen Tipp: Für solche bestimmten Eventualitäten am besten vorab einen „Wenn-dann-Plan" im Ernährungsjournal einbauen. Dieser zeigt uns bereits genau auf, wie wir mit möglichen Situationen oder Szenarien, z.B. dem Brechen der Gewohnheiten, umgehen. Viele mögliche Stolpersteine auf unserer Reise sind bereits im Vorhinein absehbar – kalkulieren wir sie also unbedingt mit ein und entscheiden wir, was wir in einem solchen Fall tun. Dieser Plan wird uns in erster Linie Sicherheit geben.

Führen wir unser Ernährungsjournal am besten täglich oder zumindest einmal in der Woche. In dem Buch sollten auch andere persönliche Erfolge stehen, die wir an einem Tag gut gemacht haben oder für die wir an diesem Tag dankbar sind. Vielleicht haben wir einem Menschen geholfen oder wir haben ein Projekt bei der Arbeit erfolgreich abgeschlossen. Schreiben Sie auch hinein, wenn Sie besonders gesund und abwechslungsreich gegessen oder gekocht haben. Zudem ist es ratsam, in regelmäßigen Abständen die Übungen über das Sättigungsverhalten und die Essgewohnheiten zu wiederholen.

Wir sehen dadurch schnell und direkt die Häufigkeit und Menge der Mahlzeiten und Snacks, die wir jeden Tag zu uns nehmen. Es wird uns helfen, unbewusste und emotionale Essgewohnheiten zu entlarven. Dazu werden wir eventuell auch Ernährungsfehler finden und es wird uns helfen, unsere Essgewohnheiten positiv zu verändern.

Selbst die Worst-Case- / Best-Case-Übung kann in einigen Wochen wieder dazu motivieren, unsere Ziele besser zu verfolgen, falls unsere Disziplin oder Gewohnheit sich zu verändern droht und der innere Schweinehund die Oberhand übernimmt. Und an etwas Weiteres sollten wir ebenfalls bei dem Wort Disziplin denken. Sie ist in einigen Kreisen unverdienterweise leicht negativ behaftet und vermittelt manchen vielleicht auch indirekte Strenge. Für mich steht Disziplin jedoch vielmehr für gesunde und notwendige Selbstfürsorge. Disziplin beinhaltet das Nötige zu tun, damit es einem gut geht.

Nutzen wir die Chance des Ernährungsjournals bereits heute für uns. Warten wir bitte nicht erst, bis eine Krankheit in unser Leben tritt. Denn viele

Menschen fangen leider erst an sich zu verändern, wenn sie bereits krank geworden sind.

Am besten wird das Journal an einen Platz aufbewahrt, wo es häufig gesehen wird (z.B. neben dem Bett). Auch in das Journal schreiben sollte zu einer Gewohnheit werden. Als feste Morgen- oder Abendroutine wird es schon bald eine lieb gewonnene Praxis.

Als weiterer Punkt in unserem Fundament ist die ständige Weiterbildung ein klarer Vorteil. Gerade im Punkt Ernährung gibt es fast täglich neue wissenschaftliche Studien und Erkenntnisse. Diese brauchen wir sicherlich nicht alle im Detail zu verfolgen, werden aber bisher fest manifestierte Ernährungsgrundlagen zweifelsfrei widerlegt, wäre es nicht verkehrt, diese Information auch zu bekommen.

Nichtsdestotrotz ist Lernen ein Geschenk und deswegen sollten wir für ein gutes Ernährungsfundament z.B. auch die Kenntnis davon haben, was der sogenannte „Grundumsatz" ist und welche Bedeutung er für unsere Ernährungsgewohnheiten hat.

Das Wort Grundumsatz hört sich erst mal nach Mathematik aus der Schulzeit an. Es ist jedoch eine ernährungstechnisch wichtige Kennzahl, die uns zeigt, wie viel Energie (in kcal) der menschliche Körper innerhalb eines Tages verbrauchen würde, wenn er keinerlei Belastung ausgesetzt wäre. Also bildlich, wenn wir den ganzen Tag im Bett schlafen würden.

Zur Berechnung gibt es verschiedene Rechenmodelle, besonders gut eignet sich beispielsweise die Harris-Benedict-Formel. Berechnet wird der Grundumsatz damit wie folgt:

Grundumsatz für Frauen
655 + (9,6 x Gewicht in kg) + (1,8 x Größe in cm) – (4,7 x Alter in Jahren)

Also kommt eine 20-jährige, 58 kg schwere und 165 cm große Frau auf einen Grundumsatz von 1415 kcal.

Grundumsatz für Männer
66,5 + (13,7 x Gewicht in kg) + (5,0 x Größe in cm) – (6,8 x Alter in Jahren)

Also kommt ein 20-jähriger, 58 kg schwerer und 165 cm großer Mann auf einen Grundumsatz von 1550 kcal.

Da wir im Regelfall nicht den ganzen Tag im Bett verbringen, kommt jetzt noch der Aktivitätsindex hinzu, bei dem der Grundumsatz mit einer Zahl multipliziert wird.

Die Zahl richtet sich in etwa nach der beruflichen Tätigkeit (körperliche vs. nichtkörperliche Arbeit) und den Dingen, die wir sonst noch so an Aktivitäten machen.

So können Büromenschen mit wenig Bewegung ihren Grundumsatz mit ca. 1,6 multiplizieren und Menschen mit starker körperlicher Tätigkeit oder viel sportlicher Bewegung ihren mit ca. 2,4 multiplizieren.

Anhand des Grundumsatzes wissen wir nun (Stand heute), wie viel Kalorien wir aktuell benötigen und können z.B. einmal testweise eine Woche lang versuchen, unsere gegessenen und getrunkenen kcal dieser Zahl gegenüberzusetzen. Beobachten wir, was passiert: Halten wir unser Gewicht? Nehmen wir zu oder ab? So bekommen wir leicht einen Überblick, ob wir uns aktuell z.B. über- oder unterernähren.

Denken Sie bitte aber bei der Berechnung des Grundumsatzes daran, dass dieser variabel ist. Die heutige Zahl kann in einer Woche wieder anders sein, wenn sich z.B. Ihr Gewicht oder Ihre Ausdaueraktivitäten verändern.

Nichtsdestotrotz möchte ich uns jetzt nicht zum generellen Kalorienzählen ermutigen. Denn eine Kalorie auf einer Verpackung ist letztlich auch nur ein grober Anhaltspunkt, der jedoch nichts über die Qualität eines Nahrungsmittels aussagt. Fette haben 9 kcal pro Gramm, während Kohlenhydrate und Proteine nur 4 kcal pro Gramm haben.

So liefern z.B. 100 g Walnüsse 654 Kalorien, während 100 g Toastbrot nur 313 Kalorien haben. Jedoch werden wir mit 100 g Walnüssen länger satt bleiben. Denn diese enthalten auch Proteine, Ballaststoffe und andere Mineralstoffe, während Toastbrot in erster Linie nur aus „leeren" Kohlenhydraten besteht und einen schneller wieder hungrig werden lässt.

Kalorien zu zählen, kann uns auf der einen Seite eine grobe Orientierung über unsere Energiezufuhr geben und helfen, ein besseres Bewusstsein für unsere Nahrungsaufnahme zu schaffen. Dennoch sollten wir unser natürliches Hunger- und Sättigungsempfinden aus meiner Sicht nicht alleine an Zahlen festmachen. Deswegen macht echtes Kalorienzählen eher nur bei stark übergewichtigen Menschen Sinn, denn diese Personen leiden häufig unter einem gestörten Hunger-Sättigungs-Gefühl, haben einen vergrößerten Magen und benötigen häufig eine (vorübergehende) Kalorienrestriktion von außen, um die Situation nicht zu verschlimmern.

Zusammenfassung des Kapitels

- Visualisieren Sie Ihre Ziele.
- Fangen Sie mit einem Ernährungsjournal an.
- Führen Sie von Zeit zu Zeit die Worst-Case- / Best-Case-Übung durch, um dadurch mehr Disziplin zu erhalten.
- Disziplin ist eine der höchsten Formen von Selbstfürsorge.
- Wandeln Sie Disziplin in Gewohnheiten um.
- Gewohnheiten sollten offensichtlich, attraktiv, einfach und befriedigend sein.
- Lernen Sie Ihren Grundumsatz kennen.

Meine Selbstreflexion

Mein persönliches Ernährungsziel:

....

....

....

....

Meine persönliche Zielfrage: (Wie stelle ich es an, dass ich in ...)

....

....

....

....

Wie stelle ich mich selbst in 5 Jahren im Worst-Case (schlechtesten Fall) gesundheitlich vor?

....

....

....

....

Wie stelle ich mich selbst in 5 Jahren im besten Fall gesundheitlich vor?

....

....

....

....

Wie kann mir meine Ernährung im Leben helfen?

....

....

....

....

Wie möchte ich mich in der Zukunft fühlen?

....

....

....

....

Mein Grundumsatz:

....

Meine Notizen:

....

....

....

....

....

....

....

....

....

....

....

....

....

....

....

....

7. GESETZ LERNE UNSER VERDAUUNGSORGAN KENNEN

„Schmutzige Wäsche waschen."

(Deutsche Redewendung)

***

Es war einmal ein Herr, der besaß einen Esel und ein süßes Hündchen. Der Esel musste für den Herrn große Lasten schleppen und wurde sonst kaum beachtet. Mit dem Hündchen aber spielte der Herr lange und brachte ihm auch immer etwas von auswärts mit, sodass das Hündchen ihn immer freudig begrüßte und umwedelte. Da griff es dem Esel Neid und so lief er eines Tages auch seinem Herrn entgegen, wieherte und wollte seinen Herrn mit seinen Kufen liebkosen. Doch der Herr rief seine Diener, ließ den Esel bestrafen und in den Stall ketten.

***

So wie in dieser Geschichte von Äsop geht es uns Menschen sehr oft im Umgang mit unserem Darm. Er arbeitet hart für uns und dennoch ignorieren wir seine Belange. Und selbst wenn er uns mit einem Püpschen freudig begrüßt und umweht, würden wir ihn am liebsten zurechtweisen und wegsperren.

Wenn wir uns mit gesunder Ernährung befassen, ist es ebenfalls wichtig, sich diesem nicht ganz so gesellschaftstauglichen Thema zu widmen und den Stuhlgang zu verstehen und kennenzulernen. Denn mit dem Verständnis über den Verdauungstrakt bekommen wir tiefe Einblicke in das Thema gesunde Ernährung.

Gucken wir uns deswegen etwas genauer an, was mit unserer Nahrung eigentlich nach dem Essen passiert.

Zuallererst wird unsere Nahrung im Mund zerkaut und gelangt zusammen mit Speichel über die Speiseröhre in unseren Magen. In unserem Magen wird die Nahrung nun mit Magensäure bespritzt, vermengt und in kleinstmögliche Partikel von ca. 0,2 mm Größe aufgespaltet. Natürlich funktioniert das nicht bei allen Dingen und so gelangen neben diesen kleinen Partikeln auch größere Dinge (z.B. ein nicht zerkautes Maiskorn oder ein Kaugummi) in die nächste Station: unseren Dünndarm. Übrigens: Nebenbei dient der Magen eines Menschen auch als Speicherort, der nun häppchenweise innerhalb von 1 bis 3 Stunden nach und nach das Essen durch eine Art Schließmuskel in den Dünndarm übergibt.

Hier zerlegen körpereigene Enzyme und die Bewegungen des bis zu 5 m langen Dünndarms die kleinen Partikel in kleinste Moleküle. Im eigentlichen Sinne findet hier also die Hauptverdauung innerhalb von 7 bis 9 Stunden statt. Die Zucker- und Proteinmoleküle (Aminosäuren) werden von Dünndarmzotten (das sind kleine Ausstülpungen, die unseren Dünndarm ausgefaltet in eine 32-qm-Fläche verwandeln würden) ins Blut aufgenommen und durch die Leber gefiltert in den Blutkreislauf übergeben.

Auch Fette aus unserer Nahrung gelangen aus dem Dünndarm, mit Hilfe von Gallenflüssigkeit und Enzymen, in unseren Körper. So werden die Fette im Dünndarm aufgespalten und emulgiert. Das bedeutet, dass die Fette in kleine Tröpfchen ihrer Grundbausteine Glycerin und Fettsäuren aufgespaltet werden. Diese Bausteine bilden dann zusammen mit der Gallenflüssigkeit kleine Fettkügelchen (Mizellen), die schließlich im Dünndarm aufgenommen werden.

Diese kleinen Fettkügelchen benötigen wir, da Fette nicht direkt durch unser Blut befördert werden können, denn, wie wir im Kapitel über Nahrungsfette und Cholesterin bereits gelernt haben, sind Fette nicht wasserlöslich und würden somit an der Oberfläche schwimmen. Die Reaktion ähnelt einem Fettwasser, welches zusammen mit Spülmittel reagiert.

Deswegen wird nur ein kleiner Teil unserer kurzkettigen Fettsäuren direkt im Darm vom Blut aufgenommen und die langkettigen Fette durch das Lymphsystem in den Lymphkreislauf befördert. Allerdings wird der Lymphkreislauf nicht direkt über die Leber gefiltert, sondern durch eine Direktverbindung zum Herzen befördert und von dort aus im Körper verteilt.

Bildlich können Sie sich also vorstellen, dass Ihre Curry-Wurst-Pommes-Transfette direkt vom Dünndarm ins Herz gehen und von dort ohne vorherige Filterung durch die Leber im Körper verteilt werden. Doch haben Sie jetzt keine Angst vor verkalkten Adern, denn ungünstiges LDL-Cholesterin kann wiederum mit HDL-Cholesterin bereinigt werden. Das produzieren wir z.B. durch gesunde Fette wie Olivenöl (siehe Kapitel „Lerne unsere Nährstoffe kennen").

Denselben Effekt nutzt auch so manches Pharmaunternehmen, damit bestimmte Medikamente oder andere Naturstoffe (z.B. der Hauptkurkumawirkstoff Curcumin) direkt an der Leber vorbei in den Körper gelangen. Da z.B. Curcumin ebenfalls nicht wasserlöslich ist, können wir es mit Fetten (z.B. Kokosöl) kombinieren und so direkt in den Körper schleusen.

Nachdem alle für uns relevanten Nährstoffe im Dünndarm verarbeitet wurden, gelangt die übrig gebliebene Nahrung (hauptsächlich in Form von Ballaststoffen) in den 1,5 m langen Dickdarm, wo auch der Hauptteil unserer Darmbakterien beheimatet ist. Von dieser übrig gebliebenen Zufuhr ernähren sich die dort beheimateten Bakterien. Als „Dank" dafür wird unser Körper dann wiederum mit bestimmten kurzkettigen Fetten, Vitaminen (z.B. Biotin) oder Nahrung für unsere Immunkillerzellen versorgt. Zusätzlich dient unser Darmbiom auch unserem Immunsystem als Trainingsfläche.

Deswegen ist auch die Aufnahme von Ballaststoffen so wichtig, denn wenn wir unser Mikrobiom nicht ausreichend mit Nahrung versorgen, bekommen wir diese für uns wichtigen Stoffe nicht ausreichend zur Verfügung gestellt. Außerdem helfen die Ballaststoffe in der Regel auch bei Verstopfung.

Übrig bleibt dann nach 25 bis 30 Stunden Kot in Form von etwas Wasser, gemischt mit unverdaulicher Nahrung, Bakterien und Zellschrott von uns Menschen, den wir entsorgen müssen. Auf die Toilette sollten wir deswegen spätestens alle 3 Tage gehen.

Durch die Funktion unseres Darms erklärt sich nun auch, warum wir z.B. Lebensmittelunverträglichkeiten entwickeln. So können z.B. genetisch bedingt einige Enzyme fehlen, die in unserer Verdauung bestimmte Moleküle aufspalten sollten. So haben die meisten Nordeuropäer z.B. das Enzym Laktase, welches ihnen auch im Alter erlaubt, Milchzucker, Laktose genannt, aufzuspalten. In Südeuropa, Asien und Afrika dagegen haben die Menschen oft dieses Enzym nicht und sind somit laktoseintolerant. Dadurch, dass der Milchzucker nicht richtig aufgespalten wird, gelangt er weiter in den Dickdarm und wird dort von Bakterien zersetzt, was zu starken Blähungen und anderen Problemen führen kann.

Ähnliche Beschwerden wie bei der Laktoseintoleranz können auch bei der Aufnahme von Fruktose entstehen. Hier ist ein Mangel an Transportproteinen, die die Fruktose in die Darmschleimhaut bringen sollen, die Ursache der Unverträglichkeit. Etwa ein Drittel der Menschen haben eine angeborene Fruktoseintoleranz. Der Körper kann dann den Fruchtzucker nicht richtig aufnehmen, egal ob dieser natürlich aus der Frucht stammt oder der Nahrung in Form künstlich hergestellter Fruktose oder Haushaltszucker (dieser besteht auch zu einem Teil aus Fruktose) zugesetzt wurde. Die Fruktose gelangt ebenfalls in den Dickdarm, wo sie Blähungen, Bauchschmerzen und Übelkeit auslösen kann. Aber auch Menschen ohne Fruktoseintoleranz können Probleme mit Fruktose bekommen, vor allem, wenn wir einfach zu viel davon essen.

Auch Allergien und Unverträglichkeiten können im Darm entstehen. Z.B. wenn es bei der Aufspaltung der Aminosäuren zu Problemen kommt und diese nicht ganz aufgespalten werden. Diese Proteine können als Fett-Tröpfchen umschlossen werden und so in unser Lymphsystem gelangen. Das Lymphsystem transportiert aber nicht nur Fette, sondern ist auch das Haupttransportsystem unseres Immunsystem. Gelangt nun z.B. ein Nussprotein durch so ein Fett in unser Lymphsystem, kann das zu einer Reaktion unseres Immunsystem führen, vor allem wenn der Vorgang häufig wiederholt passiert.

Deswegen kann durch das sensibel reagierende Immunsystem bereits die spätere Aufnahme einer Nuss eine Überreaktion auslösen, bei der z.B. unsere Atemwege so stark anschwellen, dass es zu akuter Atemnot kommen kann. Auch Hautausschläge und Verdauungsbeschwerden können Folgen einer allergischen Überreaktion sein.

Durch einen ähnlichen Vorgang mit bestimmten „Getreideproteinen" können dann Unverträglichkeiten gegen z.B. Gluten entwickelt werden, welches der Eiweißbestandteil des Getreidekorns ist. Hier können auch bestimmte sekundäre Pflanzenstoffe, also z.B. Gifte zum pflanzlichen Schutz gegen übermäßigen Fressfeinde-Verzehr, unverdaut in die Darmschleimhaut gelangen und wiederum vom Immunsystem attackiert werden.

Bei der Zöliakie liegt dagegen eine genetisch bedingte Unverträglichkeit gegenüber Gluten vor. Hier kann es beim Kontakt mit glutenhaltiger Nahrung zu starken Entzündungen im Darm kommen, bei denen insbesondere die Dünndarmzotten in Mitleidenschaft geraten. Bereits kleinste Spuren reichen oft aus, um das Entzündungsgeschehen in Gang zu setzen, welches sich dann z.B. in Form starker Bauchschmerzen, Durchfällen und Erbrechen äußert. Bleibt eine Zöliakie unentdeckt, kann dies gravierende Folgen für die Gesundheit haben, da essenzielle Nährstoffe aufgrund der entzündeten Darmzotten nicht richtig aufgenommen werden können. Bei Kindern führt eine nicht behandelte Zöliakie neben den genannten Symptomen nicht selten zu Entwicklungsstörungen und erhöhter Infektanfälligkeit.

Menschen mit einem Verdacht auf eine Zöliakie sollten einen Arzt aufsuchen und sich den Verdacht bestätigen lassen. Ca. 3 von 1000 Deutschen haben diese genetische Unverträglichkeit und müssen strikt auf glutenhaltige Lebensmittel verzichten. Denn nur durch eine konsequente, glutenfreie Lebensweise lassen sich die Symptome in Schach halten.

Manchmal ist es aber auch gar nicht das Gluten, welches uns beim Getreide Probleme bereitet. Oft stecken hinter einem Verdacht auf Glutenunverträglichkeit auch nur Fructane, eine Art Fruchtzucker aus Weizen- und Roggengetreide. Ähnlich wie bei der Fruktose werden diese unter Umständen nicht vollständig im Dünndarm aufgenommen und landen so im Dickdarm, wo es wieder zu Blähungen etc. kommen kann.

Interessanterweise berichten viele Menschen, die Fructane nicht vertragen, dass die entsprechenden Verdauungsprobleme beim Verzehr von Sauerteigbrot auf Basis von Weizen oder Roggen nicht auftreten oder abgemildert sind. Als Hintergrund vermutet die Wissenschaft, dass die Fructane durch die Fermentation und die lange Gehzeit während der Herstellung von Sauerteigbroten durch Bakterien abgebaut werden. Das macht Brot besser bekömmlich. Somit könnte dies einer der Gründe sein, warum alte traditionelle Backkunst in der Vergangenheit nicht so große Probleme verursacht hat wie heutige schnelle industrielle Verarbeitung.

Auch Süßstoffe können unserem Darmbiom gefährlich werden. Gerade synthetische Süßstoffe wirken sich zwar nicht auf unsere Kalorienzufuhr aus, haben aber, wie zu vermuten ist, Auswirkungen auf unser Darmbiom und unseren Glukosestoffwechsel.

Aber auch die „neuen", natürlichen Zuckeraustauschstoffe dürfen wir noch mit etwas Vorsicht betrachten. Leider sind auch diese in der Regel hoch verarbeitete Lebensmittel, deren Auswirkungen auf unseren Darm und unsere Gesundheit noch nicht ausreichend erforscht sind. In Maßen etwas Erythrit anstelle von Haushaltszucker im Porridge oder Kaffee, gerade in der Übergangsphase zu weniger süß, wird aller Voraussicht nach aber nicht schaden.

Eine der unangenehmsten Darmerkrankungen kann ein Reizdarm sein. Dabei handelt es sich um einen stark entzündeten Darm in Kombination mit Schmerzen, Krämpfen, Durchfällen oder auch chronischen Verstopfungen. Wie ein Reizdarm genau entsteht, hängt von verschiedenen Faktoren ab, die oft im Zusammenspiel auftreten. So muss ein Reizdarm nicht rein ernährungsbedingt sein, sondern entsteht häufig im Zusammenhang mit chronischem Stress und traumatisierenden Erlebnissen. In vielen Fällen steht die Diagnose Reizdarm am Ende eines langen Leidensweges, nachdem zuvor andere Darmerkrankungen ausgeschlossen wurden.

Betroffene sollten bei einer solchen Diagnose die Ursache ihrer Krankheit angehen. Also bei chronischem Stress Entspannung und Ruhe finden. Dazu lohnt es sich auch, den Darm gezielt mit guten Lebensmitteln aufzubauen. Nutzen können wir z.B. Pfefferminzöl, fermentierte Lebensmittel wie Sauerkraut und Kimchi. Dazu auch Joghurt und Ballaststoffe in Form von Flohsamenschalen.

Als Hauptnahrungsmittel eignen sich Produkte wie Buchweizen, Hafer, Gemüse in Form von Auberginen, Fenchel, grünen Bohnen, Gurken, Kohlrabi, Kürbis, Mangold, Rettich, Spinat, Zucchini oder Pastinaken, gute Fette in Form von z.B. Olivenöl, Raps- und Leinöl, dazu in Maßen tierische Produkte in Form von Eiern, laktosefreier Milch, Joghurt, Quark, Hüttenkäse, altem Gouda, Parmesan, Geflügel und magerem Lamm, Rind von Weidetieren und Wildfleisch. Dazu je nach Verträglichkeit Samen und Nüsse.

Vermeiden sollten Betroffene hingegen sogenannte FODMAPs (englische Abkürzung für Fermented Oligosaccharide, Disaccharide, Monosaccharide and Polyole) in Form von Alkohol, Fruktose, Laktose, Galaktane, Süßstoffen und Fructane.

Generell empfehle ich Menschen mit dem Verdacht auf Unverträglichkeiten immer, einen Arzt aufzusuchen, um hier Gewissheit zu erlangen. Ein testweiser Verzicht auf die oben genannten FODMAPs kann dem behandelnden Arzt aber bereits bei seiner Diagnose helfen.

Evtl. kann zudem auch eine Pulsmessung helfen, Unverträglichkeiten aufzuspüren. 1958 fand der Immunologe Dr. Arthur Coca heraus, dass unser Puls auf Lebensmittel reagiert, die er nicht verträgt. Evtl. lohnt es sich, vor und ca. 30 Minuten nach dem Essen bestimmter Lebensmittel unseren Puls zu kontrollieren und somit bestimmte Unverträglichkeiten einzugrenzen. Ich möchte an dieser Stelle auch betroffenen Menschen Mut zusprechen. Denn wenn Essen jahrelang mit Leiden verbunden war und es zum Normalzustand geworden ist, dass einen starke Bauchschmerzen nach fast jeder Mahlzeit begleiten, dann ist es jetzt an der Zeit, dieses Leiden zu beenden. Nutzen können diese Menschen dazu das Wissen aus diesem Buch. Lernen wir Essen zusammen neu kennen und lieben.

Sollte eine Unverträglichkeit vorliegen, sollten diese auslösenden Nahrungsmittel (z.B. die FODMAPs) strikt für einen Zeitraum von 4 bis 6 Wochen vermieden werden. Zusätzlich kann eine darmaufbauende Diät gehalten werden. Danach werden die unter Verdacht stehenden Nahrungsmittel wieder Schritt für Schritt integriert. Bei dieser Herangehensweise sollte in dem Ernährungsjournal genau notiert werden, welche Mengen und welche Lebensmittel ohne größere Probleme konsumiert werden konnten. Diese Werte können jetzt als Maximalwerte für unsere zukünftige Ernährung genutzt werden. An die für uns verträglichen Werte sollten wir uns aber mit Bedacht herantasten. Probieren Sie z.B. nach der 4- bis 6-wöchigen Diät für einen Tag 200 ml Milch und achten darauf, wie der Körper reagiert. Beginnt er zu grummeln, sollte ein Tag Pause eingelegt werden und nach zwei Tagen noch mal 100 ml Milch ausprobiert werden. Wenn die Beschwerden nicht nachlassen, können wir uns nach einer Alternative zur Milch umschauen. Gerade bei Milch gibt es viele tolle pflanzliche Möglichkeiten.

Viele Fruktose-, Fructane- oder Laktose-intolerante Menschen können aber gewisse Mengen ohne Einschränkungen vertragen. Haben wir einen genaueren Überblick, welche Mengen wir ohne Probleme vertragen können, gibt uns die Liste Sicherheit. Denn wir wissen nun, dass wir in einem Sterne-Restaurant beispielsweise 1 Kugel Eis als Dessert ohne Probleme essen können.

***

Kommen wir neben der Nahrungsaufnahme im Darm nun noch zu einem anderen wichtigen Punkt: unserem Nervensystem. Unser Gehirn kennt jeder und weiß es auch in kritischen Phasen zu pflegen und zu unterstützen. Was viele nicht wissen, ist, dass der Darm ebenfalls aus einem eigenen Nervensystem besteht, welches dem Gehirn in nichts nachsteht. Es gibt sogar eine direkte Verbindung vom Darm zum Gehirn über den Vagus-Nerv, welcher den Darm mit unserem Unterbewusstsein verbindet.

Deswegen sind auch gewisse Dinge, wie unser Bauchgefühl, aller Voraussicht nach auf unseren Darm zurückzuführen. Er weiß am besten, wie die Lage in unserem Körper tatsächlich aussieht, welche Nährstoffe vorhanden sind und mit welchen Krankheiten wir uns plagen.

Es wird vermutet, dass auch Entzündungen in unserem Körper für starkes Übergewicht verantwortlich sind. Hineinspielen kann hier z.B. das Hormon Adrenalin, welches durch Stress vermehrt ausgeschüttet wird und eventuell sogar durch tierische Nahrung in Form von günstigem Fleisch gestresster Tiere mit in unseren Nährstoffkreislauf geraten ist. Auch hier spielt wieder die Darmkommunikation mit unserem Gehirn eine Rolle.

Und manche Studien gehen sogar noch weiter und vermuten wahrscheinlich einen Austausch unseres Unterbewusstseins mit unserem Mikrobiom. So sollen z.B. unsere Darmbakterien uns auch dahingehend beeinflussen, zu welchen Essen wir greifen. Haben wir z.B. kohlenhydratliebende Darmbakterienstämme im Überfluss, können auch diese dafür verantwortlich sein, warum wir zuckerhaltige Nahrungsmittel bevorzugen. Zum Glück können wir unsere Darmbakterien aber beeinflussen, indem wir einige Wochen auf bestimmte Nahrungsmittel verzichten und sich unsere Darmbakterienstämme dahingehend zu anderen, „gesünderen“ Lebensmitteln verschieben.

Dazu gibt es auch bereits Forschungsansätze, die erklären können, warum manche Menschen unter einem schlechteren Sättigungsgefühl leiden. So konnten Wissenschaftler in Versuchen mit Mäusen bereits herausfinden, dass die Verpflanzung von Darmbakterien fettleibige Mäuse wieder in die Bahn von normalgewichtigen lenken konnten. Der Darm und sein Biom sind ein sehr faszinierendes und umfangreiches Thema, auf das ich hier leider nicht komplett eingehen kann, da dies den Umfang dieses Buches sprengen würde. Ich kann nur jedem empfehlen, sich hierzu weitere Informationen einzuholen, da viele Bereiche in unserem Leben mit einem gesunden Darm zusammenhängen. So soll sogar unsere psychische Belastung und Stimmung auf den Bakterienaufbau im Darm zurückzuführen sein.

Ableiten können wir daraus für unsere Ernährung Folgendes: Eine gute Darmflora bringt uns Gesundheit in Form von weniger Entzündungen und anderen Problemen wie einem gestörten Sättigungsgefühl.

Deswegen ist es wichtig,

a. unsere Darmflora mit Ballaststoffen zu versorgen – den sogenannten Präbiotika. Sie dienen „guten“ Darmbakterien als Nahrung und unterstützen so den Erhalt dieser Bakterienstämme in unserem Darm.

b. unsere Darmflora mit für sie günstigen Bakterienstämmen zu versorgen (z.B. durch Probiotika in Pulver- oder Kapselform sowie fermentierte Lebensmittel wie z.B. Sauerkraut und Kefir).

c. unsere Darmflora auch anderweitig zu unterstützen, z.B. durch Stressvermeidung und Nahrungspausen. Denn läuft unser Verdauungssystem stets „auf Hochtouren“ und wird zudem durch äußere Faktoren gestresst, besteht kaum die Chance auf gesundheitsfördernde Regenerationsprozesse und die eigene, wichtige Selbstreinigung.

Aus diesen Erkenntnissen können wir nun ableiten, warum Antibiotika neben den gewünschten Heilaspekten gegenüber bakteriellen Krankheiten auch Schaden an unserem Mikrobiom verursachen können. Denn sie bekämpfen nicht nur krankmachende Bakterien, sondern gehen leider auch den für uns nützlichen Bakterienstämmen an den Kragen.

Natürlich sind Antibiotika bei vielen akuten Infektionsgeschehen eine lebensrettende und unverzichtbare Maßnahme. Deswegen ist es umso wichtiger, Antibiotika nur gegen solche echten bakteriellen Krankheiten und über den kürzest möglichen Zeitraum einzunehmen. Der Darm sollte nach oder auch bereits während der Therapie wieder mit Probiotika und Präbiotika aufgebaut werden. Falls Sie sich eine Kur mit bestimmten Bakterienstämmen aus der Apotheke holen möchten, achten Sie darauf, dass die Kapseln magensaftresistent sind, damit die Bakterien auch unversehrt im Darm ankommen. Sind die Bakterien erst mal wieder im Darm angesiedelt, vergessen Sie auf keinen Fall, diese auch zu füttern. Ein wichtiger Oberbegriff ist in dem Fall, ausreichend Ballaststoffe zu essen.

Zusammenfassung des Kapitels

- Unser Darm verdaut unsere Nahrungsmittel.
- Proteine und Zuckermoleküle gehen über die Blutbahn in die Leber und werden dort gefiltert.
- Fette gehen über das Lymphsystem direkt in unseren Herzkreislauf.
- Gibt es Störungen im Verdauungstrakt, kann es zu Allergien, Unverträglichkeiten und Intoleranzen kommen.
- Der Darm hat eine direkte Verbindung mit unserem Gehirn.
- Wer sich gesund ernährt, erhält eine gesunde Darmflora.

Meine Selbstreflexion

Habe ich auffällige Anzeichen auf eine Nahrungsmittelunverträglichkeit? Wenn ja, welche?

....

....

....

....

....

....

....

....

....

....

....

Meine Notizen

8. GESETZ
LERNE, MIT ANGST UMZUGEHEN

„Angst haben wir alle. Der Unterschied liegt in der Frage wovor."

(Frank Thiess – deutscher Schriftsteller)

***

Es waren einmal zwei Frösche, diese lebten in einem kleinen Teich. Als es einen Sommer so heiß wurde und der Teich austrocknete, beschlossen die beiden Frösche umzuziehen. Sie kamen an einen Brunnen, der noch voll mit Wasser war. „Hier können wir leben und hineinspringen", freute sich der eine der Frösche. „Und was passiert, wenn die Hitze anhält und auch der Brunnen austrocknet – wie sollen wir dann hier jemals wieder herauskommen?", erwiderte der andere.

***

Diese Geschichte lehrt uns, dass es sich auf der einen Seite lohnt, etwas weitsichtig zu denken, denn unser Leben kann sich jederzeit ändern und wie wir bereits festgestellt haben, machen wir Menschen uns manchmal kaum Sorgen um das Verhalten von heute, wenn die Folgen daraus nicht klar erkennbar sind.

Die Geschichte kann uns aber auch etwas anderes lehren, und zwar, dass wir im Leben auch sehr oft darauf gepolt sind, uns bereits auszumalen, was morgen eventuell Schlimmes eintreten könnte.

Da Ängste und Zweifel auch unser Essverhalten beeinflussen können, möchte ich Ihnen in diesem Kapitel etwas über Ängste und deren Bewältigung erzählen.

Im Kapitel „Baue dir ein Fundament“ haben wir bereits gelernt, dass unser Unterbewusstsein in erster Linie emotional Freude oder Schmerz empfinden kann. Da unser Unterbewusstsein für unseren Körper in der Regel nur gutes im Sinn hat, ist ihm vor allem der Punkt „Schmerzvermeidung“ sehr wichtig.

Ängste sind hauptsächlich in die Zukunft gerichtet. Im Grunde ist Angst nicht zu wissen, was im nächsten Moment passieren könnte. Dieser Gedanke kann uns bildlich gesprochen sogar lähmen. Genau aus diesem Grund haben wir mit der Worst-Case-Übung unserem Unterbewusstsein gezeigt, welchen Schmerz es in Zukunft zu vermeiden gilt.

Die Macht dieses Prinzips können wir aber nicht nur „positiv“ nutzen. Leider gibt es auch „negative“ Beispiele und so nutzen z.B. auch Versicherungen oder die Werbung die Kraft der Ängste, indem sie uns mit dem konfrontieren, was im schlimmsten Fall eintreten könnte.

Aufgrund des Schmerzvermeidungsprinzips sichern wir uns gegen bestimmte Umstände mit einer Police ab oder nehmen eventuell bestimmte unnötige Nahrungsergänzungsmittel oder glauben wissenschaftlichen Studien, die gezielt von der Nahrungsmittelindustrie gesponsert wurden.

Deswegen sind auch viele Menschen erst zu tiefgreifenden Veränderungen bereit, wenn sie große Angst empfinden. Diese Menschen ändern z.B. ihre Ernährung erst dann, wenn sie die Diagnose einer schweren Krankheit bekommen. So lange sollten wir aber nicht warten und deshalb ist es mir auch wichtig, auf diese Punkte einzugehen.

Zuallererst sollten wir klarstellen, dass jeder Mensch auf irgendeine Art Ängste empfindet. Wichtig ist, dass wir diese Angst annehmen und nicht versuchen zu bekämpfen. Finden wir Verständnis für unsere Ängste, werden wir diese gegebenenfalls auch aus anderen Blickwinkeln sehen können. Manchmal dürfen wir Menschen durch unsere „Schreckenskammer“ hindurchgehen, um Heilung unserer Ängste zu erfahren. Wenn wir uns unseren Ängsten stellen, werden wir auch damit belohnt werden, beim nächsten Mal weniger Angst zu empfinden.

Und um Ängste zu verstehen, sollten wir auch „Mut“ verstehen. Denn auch mutige Menschen verspüren Angst. Sie bleiben jedoch nicht in der Schockstarre, die durch Angst in der Regel ausgelöst wird, sondern bewegen sich, um die Angst zu überwinden. Mut ist, kurz gesagt, wenn wir Angst empfinden und die Dinge trotzdem tun.

Generell ist Angst ein in unseren Gedanken ausgemachtes Bild, wie ein gewisser Zustand NICHT sein soll. Und da uns dieses Bild nicht gefällt, verstärken wir mit unseren Gedanken dieses Bild, indem wir wiederholt darüber nachdenken. Das geht so lange, bis uns die Angst wörtlich lähmt.

Deswegen ist es wichtig, bei dem aufkommenden Gefühl von Angst an etwas anderes zu denken. Da unsere Gedanken immer nur eine Sache zur Zeit denken können (Multitasking gibt es dabei nicht), haben wir so die Möglichkeit, uns diesem Schmerz zu entziehen.

Wenn Sie z.B. mit der Kunst der Meditation vertraut sind, wissen Sie nun, was ich meine. Auch bei der Meditation wird gezielt darauf hingearbeitet, die eigenen Gedanken zu kontrollieren und unsere innere Stimme auszuschalten oder durch das ewige Wiederholen eines Klangwortes in eine Art Leerlauf zu stellen. Deswegen können wir, wenn wir Angst empfinden, gezielt z.B. an etwas Freudiges denken. Z.B. an einen Punkt in unserem Leben, bei dem wir etwas besonders gut gemacht haben oder unseren Partner kennengelernt haben etc.

Wenn wir mit etwas Übung lernen, unsere Gedanken zu verstehen und zu steuern, können wir unsere Gedanken immer dann in die richtige Richtung lenken, wenn es uns nicht gut geht. Wir würden feststellen, dass, egal wovor wir Angst haben, zu 96% dieses Ereignis gar nicht eintreten wird. Und wenn es dann doch eintreten sollte, sind die Dinge in der Regel gar nicht so schlimm, wie wir sie uns vorher ausgemalt haben. Und auch wenn wir manchmal gar keinen bestimmten Gedanken im Kopf haben, der uns Angst macht, sondern es sich ab und an einfach nur um ein allgemeines Gefühl handelt, was vielleicht aus einer negativen Grundstimmung heraus kommt, so helfen uns dabei ebenfalls positive Gedanken, um dieses negative Gefühl zu überstehen.

Der Theologe Dietrich Bonhoeffer sagte einmal: „Den größten Fehler, den man im Leben machen kann, ist, immer Angst zu haben, einen Fehler zu machen.“

Und ja, es wird auch immer Situationen geben, die viele Menschen nicht selbst beeinflussen können. Wenn es im Zimmer dunkel ist, dann ist es dunkel. Wir haben aber die Möglichkeit, das Licht einzuschalten.

Ich gab Ihnen im vorherigen Kapitel den Tipp, in Ihr Ernährungsjournal auch Dinge hineinzuschreiben, die Sie besonders gut gemacht haben. Lesen Sie diese Dinge, wenn Sie Angst empfinden. Nutzen Sie die wiederaufkommende Freude der Erinnerung als Lichtschalter.

Nutzen wir die Kraft Ängste zu überwinden auch im Umgang mit Menschen. Werden wir z.B. aufgrund einer „neuen“ Ernährungsweise von anderen kritisiert, lassen wir diesen Punkt an uns abprallen. Richten wir unsere Gedanken auf unser Ziel und unsere Gründe.

Und sicherlich gibt es leider in der Welt auch Menschen, die Freude empfinden, wenn sie andere Menschen niedermachen. In der Regel möchten diese Menschen durch die Verlagerung ihres Fokus von ihren eigenen Problemen ablenken. Gerade durch Social Media sehen wir das Ausmaß sehr genau. Nutzen wir diese Erkenntnis für ein Lächeln in unserem Gesicht und lassen uns nicht auf Provokationen ein. Konzentrieren wir uns in diesem Moment besser wieder auf Freude.

Besonders schlimm wird es, wenn uns nahestehende Personen kritisieren. Seien wir uns aber bitte auch hier sicher, dass nicht jeder Mensch uns etwas Böses will. Manchmal wissen es diese Menschen nicht besser.

Eine Mutter, die ihr Kind mit Süßigkeiten belohnt, weil sie selbst von ihren Eltern so belohnt wurde, erkennt nicht immer direkt, warum es falsch ist.

Und auch wenn wir mit unserem Körpergewicht und unserem Essverhalten aktuell nicht zufrieden sind, lassen wir nicht andere Menschen darüber entscheiden, wer wir im Inneren sein sollen und welche Ziele wir zu verfolgen haben. Nutzen wir deswegen meine Ratschläge, um unser eigenes Inneres zu stärken und zu verstehen.

Lösen Sie sich von Ängsten und nutzen Sie diese als treibende Kraft. Natürlich sollten wir dabei auch vorausschauend vorgehen, denn das liegt ganz im Sinne einer gesunden, eigenverantwortlichen Lebensweise. Es wäre aber

Energieverschwendung, diese Probleme bereits im Kopf zu erleben, bevor sie wirklich eingetreten sind. Wir sollten auch nie vergessen, dass selbst Katastrophen in unserem Leben dazu dienen können, um Kraft und Weisheit zu gewinnen und uns die Chance für einen Neuanfang bieten, selbst wenn dies nicht immer auf den ersten Blick ersichtlich scheint. Jedes Erlebnis in unserem Leben formt unseren Charakter und es obliegt uns selbst, das Beste aus dieser erlebten Situation zu ziehen.

Zusammenfassung des Kapitels

- Ängste können positiv oder negativ eingesetzt werden.
- Lösen Sie sich von Ängsten, indem Sie an Freude denken.
- Wenn es dunkel ist, schalten Sie das Licht an.
- Nutzen Sie Ängste als treibende Kraft.
- Stärken Sie Ihr eigenes Inneres auch im Umgang mit anderen Menschen.

Meine Selbstreflexion

Wovor habe ich Angst? Wie stelle ich mich meiner Angst?

....

....

....

....

....

Meine Notizen:

....

....

....

....

....

....

....

9. Gesetz
Löse dich von Essstörungen

„Löse dich von dem, was dir nicht gut tut."

(Redewendung)

***

Es war einmal ein hungriger Hahn, der scharrte in einem Misthaufen und fand einen kostbaren Stein. Er begutachtete den Stein von allen Seiten aufmerksam. Dann sprach er: „Was soll mir dieser Edelstein nützen? Er hat sicherlich für einen Menschen einen hohen Wert, aber mir wäre ein Weizenkorn lieber."

***

Diese Fabel von Äsop zeigt, dass wir das Nützliche dem Schönen vorziehen sollten, vor allem wenn der Wert des Schönen rein materiell ist.

Leider halten es manche Menschen andersherum und diese folgen z.B. einem Schönheitsideal, welches von äußeren Umständen bestimmt und festgelegt wurde. Und leider folgen diese Menschen diesem Ideal, egal ob sie sich selbst dabei schaden würden.

In erster Linie zeigt sich diese Problematik in Form von Essstörungen. Essstörungen beschreiben ein krankhaftes Verhalten im Umgang mit Nahrung. Es gibt verschiedene Formen und Ausprägungen, die manchmal auch kombiniert auftreten können. Ich möchte das Thema nicht zu sehr vertiefen, doch ich denke, dass sich ein grober Überblick lohnt, um für destruktive Muster im eigenen Ernährungsverhalten sensibilisiert zu sein.

Eine der größten Vorstufen von Essstörungen kann ein krankhaftes Diätstreben sein. Wer mit 12 Jahren anfängt, sich an Zeitschriften und Social Media zu orientieren, kann leider in einen Strudel des „Diätwahns" gelangen, bei dem einen ein „dünner" Körper als Schönheitsideal in unseren Köpfen einzementiert wird. Gerade in Kombination mit dem Streben nach „Liebe" und „Anerkennung" in der Pubertät können hier bestimmte Formen von Essstörungen entstehen. Oft verlieren Betroffene den Kontakt zu ihrem Hunger- und Sättigungsgefühl in Kombination mit ihren Geschmacksvorlieben.

Eine der bekanntesten Essstörungen ist z.B. die Magersucht, auch Anorexia nervosa genannt, bei der Menschen krankhaft denken, dass sie einem besonderen Schönheitsideal des „Dünnseins" folgen sollten. Die Körperwahrnehmung ist dabei häufig so verzerrt, dass selbst ein bereits sehr dünner Körper noch als „zu dick" bzw. „unförmig" empfunden wird. Das magere Idealbild wird auf verschiedenen Wegen angestrebt, z.B. durch krankhaftes Diäthalten, übermäßigen Sport oder durch die stark kontrollierte Form der Nahrungsaufnahme. Manchmal wird eine Magersucht durch erzwungenes Erbrechen begleitet. In der Folge verlieren Betroffene an Gewicht, mit teilweise dramatischen Folgen für die Gesundheit. Einige von ihnen hungern sich sogar buchstäblich zu Tode.

Eine weitere Essstörung ist das sogenannte Binge Eating. Hier handelt es sich im Prinzip um das Gegenteil der Magersucht. Die Betroffenen leiden unter einem nahezu unkontrollierbaren Zwang, essen zu müssen. Dieser äußert sich in heftigen Essanfällen, bei denen in kurzer Zeit massenweise und meist sehr kalorienhaltige Lebensmittel in sich hineingeschaufelt werden. Infolge der übermäßigen Kalorienaufnahme kann es z.B. zu Übergewicht sowie diversen Begleiterscheinungen kommen, die aus der fett- und zuckerreichen Ernährung resultieren. Für Betroffene bedeutet eine Binge-Eating-Störung eine enorme Belastung, die oft von Scham- und Schuldgefühlen begleitet wird.

Dann gibt es auch noch die Kombination aus Essattacken und zwanghaftem Abnehmen, welche Bulimie genannt wird. Bei dieser Form kommt es ebenfalls zu zwanghaften, unkontrollierten Essanfällen, welche jedoch durch gezielt herbeigeführtes Erbrechen kompensiert werden. Oft resultieren die Essanfälle aus einer zuvor sehr restriktiven Diät. Aus Angst, an Gewicht zuzunehmen, erbrechen sich die Betroffenen – je nach Häufigkeit der Anfälle mehrmals wöchentlich oder sogar täglich.

Die Ursachen von Essstörungen können sehr vielfältig sein. So erkennen wir heute beispielsweise immer mehr die Zusammenhänge zwischen einem über Social Media oder die Werbung vermittelten, allgegenwärtigen Schönheitsideal besonders dünner Körper und dem Wunsch vieler junger Menschen, genau diesem zu entsprechen. Doch auch psychische Belastungen können dazu führen, Probleme bei der Nahrungsaufnahme zu entwickeln.

Ebenso kann eine Kombination aus psychischen Faktoren, der allgegenwärtigen Verfügbarkeit ungesunder Lebensmittel und falschen Gewohnheiten einem gestörten Essverhalten zugrunde liegen. Viele Menschen lernen bereits in frühen Jahren, negative Emotionen wie Kummer, Frust oder auch Stress mit Essen zu kompensieren und finden darin kurzfristig Trost und Erleichterung. Haben wir uns z.B. fest angewöhnt, täglich eine Tafel Schokolade zu essen, dann haben wir den Flow im Schokoladenessen entwickelt, der mit einem Dopaminschub einhergeht.

In besonders belastenden Lebensphasen kann sich dies bis zu dem Punkt steigern, dass Essanfälle gewissermaßen zu einer „Flucht" aus dem Alltag werden, die das eigentliche Problem jedoch nicht lösen können.

Ein typisches Merkmal, das alle Essstörungen eint, ist, dass Betroffene oft selbst gar nicht wahrnehmen, dass ihr Verhalten krankhaft ist und sie immer tiefer in die Essstörung hineinrutschen. Daher ist eine professionelle Begleitung, z.B. durch Ärzte und Therapeuten, so wichtig, um einen gesunden Weg aus der Essstörung zu finden. Präventiv kann es sehr sinnvoll sein, seine eigenen Essgewohnheiten regelmäßig zu hinterfragen und möglicherweise Destruktives aufzuspüren, um rechtzeitig gegenzusteuern und zu verhindern, dass sich eine Essstörung manifestiert.

Am Beispiel der Magersucht sehen wir sehr gut, dass es sich wieder um ein schleichendes Problem handelt, welches der betroffenen Person nicht immer sofort klar erkenntlich ist.

Erinnern Sie sich noch an das Beispiel mit den 10 kg zunehmen über 5 Jahre? Würden wir morgen die 10 kg an einem Tag auf den Hüften haben, würden wir das Problem besser erkennen und angehen.

Diese Rechnung können wir auch in die andere Richtung aufmachen. Verlieren wir monatlich 250 g Körpergewicht, so sind das in einem Jahr 3 kg und in 5 Jahren bereits 15 kg.

Deswegen habe ich Ihnen im Kapitel „Baue dir ein Fundament“ auch den Grundumsatz nähergebracht. Daran erkennen wir auch die Probleme des „Dünnwerdens“, wenn wir uns aktuell eigentlich in unserem Idealgewicht bewegen.

Unser Idealgewicht können wir beispielsweise anhand des BMI ableiten. Ab einem BMI von 18,5 bis 25,0 haben wir Ideal- oder Normalgewicht. Werte darunter oder darüber zeugen von Unter- oder Übergewicht.

Berechnen können wir den BMI ganz einfach:
BMI = Körpergewicht in kg / (Körpergröße in m)^2

z.B. hat ein 86 kg schwerer und 1,86 m großer Mensch einen BMI von 24,86.

Sicherlich hat der BMI als Richtwert auch die ein oder andere Schwäche. So gibt es im Internet auch einige Rechner, die noch das Alter und das Geschlecht mit in die Gewichtung des Wertes nehmen. Und auch andere Punkte wie der Unterschied zwischen Fett- und Muskelmasse fehlen in der Berechnung, denn ein Bodybuilder mit schweren Muskeln ist nach dieser Berechnung fettleibig.

Nichtsdestotrotz ist der BMI eine Möglichkeit, sich einen ersten Überblick zu verschaffen. Eventuell nutzen wir aber auch das neuere Taille-Größe-Verhältnis oder auch „Waist-to-Height-Ratio“ (kurz WHtR). Hierbei wird nicht das Gewicht ins Verhältnis zur Körpergröße gestellt, sondern der Bauchumfang.

Berechnen können wir den Waist-to-Height-Ratio folgendermaßen:
WHtR = Bauchumfang (Taillenumfang) in cm / Körpergröße in cm

Ideal wäre hier ein Wert von unter 0,5, ein Wert unter 0,4 wäre Untergewicht.

Nutzen können wir das Taille-Größen-Verhältnis nun als eine Kennzahl, die uns aufzeigt, ob wir uns in gesunden Bereichen mit unserem Körpergewicht bewegen oder ob wir ein Unter- bzw. Übergewicht haben.

Zur frühzeitigen Erkennung einer möglichen Essstörung kann unser Ernährungsjournal dienen. Mit der Übung „Zur Stärkung unseres Bewusstseins für unser Hunger- und Sättigungsgefühl" haben wir ein gutes Werkzeug an der Hand, um mögliche Essstörungen zu erkennen und diese bewusst zu lösen.

Im Falle von Binge Eating kann ein wichtiger Schritt z.B. darin bestehen, sich der negativen Emotionen hinter den Ernährungsgewohnheiten bewusst zu werden und diese anzunehmen, bevor wir zum Schokoriegel greifen. Wir können dann versuchen, diese Emotion zum Gegenteil in unseren Gedanken zu wandeln. Im letzten Kapitel haben wir dieses bereits bei den Ängsten kennengelernt.

Wir können so beispielsweise die Emotion Zweifel in Neugierde wandeln. Denken Sie dabei einfach noch einmal an das Gefühl, als Sie dieses Buch für sich entdeckt haben. In gesundem Maße Zweifel zu hegen, ist keine schlechte Eigenschaft. Dinge hinterfragen und nicht einfach alles direkt für bare Münze nehmen, kann uns öfter als zunächst vermutet Probleme oder sogar Kummer ersparen. Wenn jedoch Kummer und Angst eintreten, ganz gleich aus welchem Grund, so können wir an Freude denken, bei Verzweiflung an Hoffnung sowie Zuversicht und bei aufkommender Wut hilft es dem einen oder anderen, an etwas Lustiges oder herzergreifend Positives zu denken.

Denken sollten wir außerdem daran, dass die Verankerung neuer Gewohnheiten uns helfen wird, unsere Essstörung zu überwinden. Wir brauchen dazu Disziplin, Mut und Gründe, die uns vorantreiben, etwas zu verändern. Also alles, was wir in diesem Buch bereits besprochen haben. Nutzen sollten wir bitte aber auch ärztliche Unterstützung. Ich bin selbst weder Arzt noch Psychotherapeut und manchmal liegen die Ursachen der Probleme an ganz anderer Stelle versteckt.

Lernen könnten wir bei dem Thema Essstörung aus psychologischer Sicht auch den Umstand, auf unser „inneres erwachsenes Ich" zu hören. Oft können bestimmte Störungen auch in unserem „unterbewussten kindlichen Ich" versteckt sein. Ein gutes Buch zur Auffindung und Behebung dieser „Schattenkind"- und „Sonnenkind"-Beziehung finden wir in dem Buch „Das Kind in dir muss Heimat finden" von Stefanie Stahl.

Gerade auch bei „psychologischen Essstörungen" kann es sehr schwierig werden, diese zu überwinden, denn es kann vorkommen, dass wir dadurch denken, einen „inneren Halt“ zu verlieren. Oft löst im Grunde auch der Wunsch nach Geborgenheit und Sicherheit Essstörungen aus.

Hierbei kann sich z.B. der Versuch lohnen, diese mit Sport als „Gegenpol“ zu lösen. Wichtig an dieser Stelle kann zudem auch die Überwindung von Ängsten sein. Auf dieses Thema sind wir im vorherigen Kapitel „Lerne, mit Angst umzugehen“ bereits eingegangen. Versuchen wir uns an dieser Stelle klarzumachen, was wir unserem Körper eigentlich mit dieser „Essstörung“ antun und wie stolz und glücklich wir sein werden, wenn wir den Ausstieg aus unserer eventuellen „Sucht“ geschafft haben.

Lösen dürfen wir uns in diesem Zusammenhang auch von Schuld- und Schamgefühlen jeglicher Art. Denn wer sich bei einer Essstörung Nahrungsmittel verbietet, die er eigentlich liebt (z.B. Schokolade), bei dem kann es gerade bei Untergewicht zu Problemen kommen. Nehmen wir an dieser Stelle unseren Körper an, lösen uns von Zwängen und Verboten, um wieder genussvoll am Leben teilzunehmen.

Ansonsten sollte bei einer Esssucht zudem Folgendes beachtet werden: Eine Esssucht löst ein tiefes unbewusstes Bedürfnis aus, welches genährt werden möchte. Im Grunde hat sie auf uns eine beruhigende und tröstliche Wirkung.

Um sie zu lösen, sollten wir das Problem zuallererst wieder annehmen. Das Problem könnte z.B. daraus resultieren, dass wir aus Ablenkung essen, oder dass Essen eine beruhigende, tröstende Wirkung auf uns hat. Dazu gibt es auch Menschen, die Essen als Eigenbestrafung verwenden, welche eine Folge von starken Selbstvorwürfen sein kann.

Zuerst fragen wir uns vielleicht selbst, warum wir diese Sucht haben und was der tiefere Grund ist, dass wir sie scheinbar benötigen. Wir versuchen dann eventuell, ein neues und besseres Lebensgefühl im Kopf zu entwickeln, was uns bei der Bewältigung der negativen Gefühle hilfreich sein wird.

Vielleicht stellen wir uns vor, wie wir in Spanien auf den Kanarischen Inseln leben würden. Wir gehen dort regelmäßig auf die Märkte und essen sehr viel frisches regionales Obst in allen Farben, knackiges, aromatisches Gemüse und fangfrischen Fisch. Schmecken Sie bereits die mediterrane Kost? Riechen Sie schon den Duft des Meeres? Versuchen wir außerdem zu spüren, wie sich das Leben dort in der Wärme und dem schönen Wetter anfühlen würde. Die warmen Sonnenstrahlen auf unserer Haut, eine milde Brise in der Luft, das leise Rauschen der Wellen ... Versuchen wir nun, diesen schönen Zustand, das positive Gefühl von Harmonie und Erholung für uns abzuspeichern und immer dann abzurufen, wenn unser Verlangen nach „schlechtem Essen" zu groß wird.

Durch das Ändern unseres Lebens, die Anpassung unseres Alltags sowie die Fokussierung auf uns selbst, können wir auch eine „Sucht" beenden. Das kann ein neuer Job, eine neue Liebe, ein neuer Wohnort oder auch eine neue „Ernährungsform" sein. Vieles und für jeden von uns eventuell etwas anderes, kann der Schlüssel, der erste Schritt zum Positiven sein.

Und wir sollten immer bedenken: Es ist menschlich, Stärken sowie Schwächen zu haben. Wenn wir uns unserer Stärken und Schwächen bewusst sind und beide Eigenschaften annehmen, so können wir besser und gezielt an unsere Probleme herangehen, um sie zu bewältigen.

Es ist ebenfalls menschlich und nichts Ungewöhnliches, auch mal Hilfe in Anspruch zu nehmen, selbst wenn wir ansonsten versuchen, unsere Probleme erst einmal selbst zu bewältigen. Hilfe aus dem Familien- und Freundeskreis oder durch ärztliche Hilfe anzunehmen, ist absolut in Ordnung.

Eine wichtige Sache sollten wir bei Essstörungen noch verinnerlichen. Stellen Sie sich auch die Frage: **Wie kann mir meine Ernährung im Leben helfen?**

Viele Menschen mit einer Essstörung haben eine negative Grundeinstellung gegenüber Essen. Diese Einstellung können wir mit der Beantwortung dieser Frage brechen. So übernehmen wir wieder die Kontrolle über unsere Grundeinstellung. Schreiben Sie hier vielleicht folgende Punkte für sich auf: Essen gibt mir täglich Energie, schmeckt mir und schenkt mir Lebenskraft und Gesundheit.

Evtl. lohnt sich an dieser Stelle auch ein Blick auf Essmeditationen, die uns dabei helfen können das Essen wieder positiver und mit mehr Dankbarkeit zu empfinden.

Und Folgendes ist bei allen Essstörungen auch noch wichtig zu erwähnen: Sollten wir rapide an Gewicht verlieren und durch unser Ernährungsjournal keinen triftigen Grund ausmachen können, dann sollten wir unbedingt einen Arzt aufsuchen, denn auch versteckte Krankheiten können mit einer Essstörung verwechselt werden!

***

Ich möchte in diesem Kapitel auch noch etwas tiefer auf das Thema „Untergewicht" eingehen. Oft sind Bücher über Ernährung auf den Fall der Gewichtsreduktion ausgelegt, weil Menschen mit diesem Problem öfter zu kämpfen haben. Auch ich gehe in diesem Buch später auf den Fall der Gewichtsreduktion ein.

Nichtsdestotrotz gibt es aber auch Menschen, die es schwer haben, an Gewicht zuzunehmen. Und da dieses Buch Ernährung ganzheitlich betrachten soll, möchte ich auch diesen Punkt nicht vernachlässigen. Abgesehen davon ist die Problematik in Richtung der Gewichtszunahme keineswegs zu unterschätzen. Unter dieser Tatsache können Betroffene genauso sehr leiden wie diejenigen, die abnehmen möchten. Zusätzlich ist noch einmal zu erwähnen, dass Extreme nie gesund sind. Egal in welche Richtung diese gehen. Zu viel aber auch zu wenig Gewicht im großem Ausmaße sind dauerhaft schlecht für die Gesundheit.

Auch für diese betroffenen Menschen können unsere bereits beschriebenen Übungen zur „Stärkung unseres Bewusstseins für unser Hunger- und Sättigungsgefühl" sowie die „Worst-Case"- / „Best-Case"-Übung helfen, Probleme und Gründe zu identifizieren und unser Unterbewusstsein in ein **„Warum"** und in ein „ich werde es schaffen" zu stärken.

Gründe für „Untergewicht" können z.B. Störungen im Magen-Darm-Trakt, Unverträglichkeiten, hormonelle Störungen, Krankheiten oder auch Medikamente sein. Bei älteren Menschen kann zudem der Verlust des Geschmackssinnes und die dadurch einhergehende schwindende Freude am Essen oder auch Probleme mit den Zähnen zum Gewichtsverlust beitragen.

Dazu können auch bestimmte andere ernährungstechnische Probleme zu einem „Untergewicht" führen.

Probleme können z.B. dadurch auftreten, dass betroffene Menschen ihr Hungergefühl nicht richtig wahrnehmen können. Eventuell lohnt sich für diese Menschen eine etwas ungewöhnlich aussehende Übung in Form von kurzzeitigem Scheinfasten, auf die wir im Kapitel „Lerne die Kunst des Fastens und Verzichts" noch näher eingehen werden. Durch eine solche gegenteilige Übung können wir unser Hungergefühl besser kennenlernen und anfangen, es zu verstehen.

Ein anderes Problem kann aber auch ein unbewusster hoher Energieverbrauch sein. Womöglich bewegen sich betroffene Menschen häufiger unbewusst. Stehen wir z.B. häufig auf und laufen umher oder bewegen öfter unsere Füße und Hände – auch solche Bewegungen verbrauchen Energie. Und durch diesen erhöhten Grundumsatz wird eine höhere Anzahl an Kalorien benötigt.

„Unterernährung" kann auch die Folge von Stress sein und so kann folglich unser Stresslevel uns ebenfalls auf den „Magen schlagen" oder aber wir nehmen uns einfach keine Zeit zum Essen. Im Kapitel „Gehe richtig mit Stress um" gehe ich auf das Thema noch etwas genauer ein.

Folgende Tipps können wir anwenden, um Gewicht zuzunehmen:

- Die Kalorien-Anzahl um ca. 500 kcal am Tag erhöhen.
- Zwischenmahlzeiten wie Energy Balls oder Nüsse in den Tag integrieren.
- Gute Fette als Geschmacksträger verwenden.
- Wer seinen Geschmackssinn besser kennenlernt, hat (wieder) mehr Spaß am Essen. Mehr dazu verrate ich Ihnen im Kapitel „Lerne deinen Geschmackssinn kennen".
- Bitterstoffe beim Essen lieber vermeiden und diese besser nach dem Essen in Form von z.B. Mariendisteltropfen nutzen.
- Kilokalorien können auch getrunken werden in Form von Shakes und Smoothies. In Kombination mit gesunden Fetten wie Nussbutter, Avocados, Kakaobutter und Obst wie Bananen sowie Proteinpulver sind sie ein Genuss.

Bei Untergewicht könnte zudem auch eine therapeutische Unterstützung gezielt Veränderungen im Alltag erzeugen.

Für eine gesunde Gewichtszunahme und zur Kräftigung unseres Körpers sollten wir die Kalorien gezielt erhöhen und dabei vermehrt auf Proteine, gesunde Fette – insbesondere Omega-3 –, komplexe Kohlenhydrate und eine gute Vitamin- und Mineralienversorgung setzen.

Sport sollte – vorausgesetzt, es spricht aus gesundheitlicher Sicht nichts dagegen – unbedingt beibehalten werden, auch wenn es auf den ersten Blick so aussieht, dass dieser den Abnehmvorgang verstärkt. Anstelle von Ausdauertraining sollte daher lieber Krafttraining mit Schwerpunkt Muskelaufbau betrieben werden. Dabei sollte unbedingt auf Regenerationsphasen geachtet werden, denn die Muskeln wachsen, wenn sie sich regenerieren.

Kombiniert mit einer ausgewogenen Ernährung, die für den Zeitraum der Gewichtszunahme einen Kalorienüberschuss enthalten soll, lässt sich das Körpergefühl auf eine positive Weise verbessern.

Nutzen wir bei „Untergewicht“ auch einige Tipps aus diesem Buch andersherum, besonders wenn sie mit Gewichtsreduktion einhergehen und interpretieren wir diese immer unserer Situation entsprechend.

Zusammenfassung des Kapitels

- Es gibt 3 Hauptformen von Essstörungen a) Magersucht b) Binge Eating und c) Bulimie.
- Nutzten Sie die BMI- und die WHtR-Formel, um ihr Körpergewicht einschätzen zu können.
- Lösen Sie Essstörungen, indem Sie diese erkennen und angehen.
- Nutzen Sie außerdem therapeutische Hilfe.
- Um Gewicht zuzunehmen, sollten Sie jeden Tag ca. 500 kcal zusätzlich zu sich nehmen.

Meine Selbstreflexion

Welchen BMI/WHtR habe ich?

....

Meine persönlichen Worte zum Thema „Essstörungen“:

....

....

....

....

....

Wie kann mir meine Ernährung im Leben helfen?

....

....

....

....

Meine Notizen:

10. GESETZ
LÖSE DICH VON FALSCHEN GLAUBENSSÄTZEN

„Der schlimmste aller Fehler ist, sich keines solchen bewusst zu sein."
(Thomas Carlyle – schottischer Historiker)

***

Es war einmal vor 100 Jahren eine Mutter, die hatte fünf Töchter, die in fünf unterschiedliche Länder zogen, um dort ihre Männer zu heiraten. Sie erlernten von ihren neuen Schwiegermüttern die Kochkünste der neuen Länder kennen, damit sie ihren Männern gute Speisen kochen konnten und servierten ihnen dennoch die Gerichte ihres eigenen früheren Zuhause.

***

Wahrscheinlich hat diese kleine Geschichte auch heute noch viel Wahrheit in sich. Der Mensch ist ein Gewohnheitstier und viele unserer persönlichen Ernährungsweisheiten haben wir uns gar nicht selbst angeeignet, sondern diese ungeprüft von uns nahestehenden Personen übernommen und verinnerlicht.

Deswegen ist auch das Thema Glaubenssätze im Zusammenhang mit Ernährung ein sehr wichtiges Thema. Teilweise könnten diese sogar die Ursachen für eine mögliche Essstörung sein.

Zuallererst gucken wir uns an, was Glaube eigentlich ist. Der Glaube ist die feste Überzeugung, dass jeder Gedanke, mit dem wir uns emotional zu 100% identifizieren, auch tatsächlich wahr ist. Mit anderen Worten ist unser Glaube unsere Realität. Deswegen sind Glaubenssätze die Sätze, die unsere eigene emotionale Realität widerspiegeln.

Im Grunde sind unsere Glaubenssätze die Brille, die unsere Wirklichkeit ausmacht, sozusagen unser psychisches Betriebssystem.

Oft haben wir diese von den Eltern, Großeltern und anderen nahestehenden Personen vorgelebt bekommen oder irgendwann für uns selbst übernommen. Im Grunde ist kein Kind auf dieser Welt mit Glaubenssätzen geboren worden.

Je nachdem, welches emotionale Erleben mit diesen Glaubenssätzen verbunden ist, können sie sich konstruktiv oder destruktiv auf unser Leben auswirken. Leider sind nicht alle Glaubenssätze positiv behaftet und so geistern oft unbewusst negative davon in unseren Köpfen umher, die in uns auch bestimmte Projektionen hinsichtlich unseres Verhaltens auslösen können.

Gängige Beispiele in Bezug auf Ernährung sind z.B. folgende Sätze:

- Iss deinen Teller leer, damit morgen die Sonne wieder scheint.
- Essen darf niemals weggeworfen werden.
- Nur wenn ich schlank bin, werde ich geliebt.
- Wenn ich mein Essverhalten ändere, muss ich leiden.
- Von kleinen Portionen werde ich niemals satt.
- Das ist alles genetisch bedingt, da kann ich leider nichts ändern.
- Gesundes Essen schmeckt nicht.
- Um sich gesund zu ernähren, muss man kochen können.
  Ich kann es aber nicht.
- Ich habe keine Zeit zum Kochen.
- Wer fett isst, wird fett.

Achten können wir bei der Suche nach Glaubenssätzen auch auf Sätze, die mit „Ich bin ...“, „Ich muss ...“ oder „Ich kann nicht ...“ beginnen. Verwechseln dürfen wir die Sätze nicht mit Gefühlen. „Ich bin traurig ...“ ist ein Gefühl, welches z.B. durch eine bestimmte Situation oder auch einen Glaubenssatz wie „Ich bin es nicht wert ...“ ausgelöst werden kann.

Prinzipiell mag an den Sätzen nicht alles zu 100% negativ sein. Da wir aber teilweise tief an diese Sätze glauben, sitzen sie in unserem Unterbewusstsein fest verankert. Sie sind unsere persönliche Realität geworden und wir streben nun danach, sie zu erfüllen – auch, wenn diese uns meist ganz offensichtlich nicht guttun.

Aber warum ist das so? Wie wir bereits gelernt haben, vermeidet unser Unterbewusstsein eher Schmerz und empfindet stattdessen lieber Freude. Wenn wir diese Sätze also *nicht* erfüllen, denkt unser Unterbewusstsein, dass wir Schmerz erleiden werden. Deswegen führen wir diese Sätze automatisch unterbewusst aus.

Und das ist leider auch der Grund für so manche Essstörung. Denn wenn wir bereits vollgefuttert sind und trotzdem immer noch mehr essen, weil der Teller beispielsweise noch nicht leer ist, so ist das keineswegs gut für uns. Und das alles nur aus Sorge, weil die Sonne am nächsten Tag nicht scheinen könnte ... Für unsere Gesundheit geht diese Rechnung jedenfalls nicht auf.

Buddha sagte einmal: „Alles was wir sind, ist das Resultat dessen, was wir gedacht haben." Aus diesem Grund ist es für uns wichtig, Bewusstheit über unsere Glaubenssätze zu erlangen und uns darüber im Klaren zu sein, dass sie nur ein Teil unseres Unterbewusstseins sind.

Sie sehen nun vielleicht auch die Gefahr von falschen Glaubenssätzen. Dennoch können wir diese auch als Chance betrachten. Denn Glaubenssätze können wir drehen, wenn wir uns über ihren wahren Inhalt bewusst werden.

In unserem Beispiel können wir unsere negativen Glaubenssätze z.B. in diese hier umwandeln:

Besser sind Sätze wie:

- Ich esse bewusst und achtsam.
- Ich höre auf meinen Körper, wenn er satt ist.
- Für mich ist Essen ein Genuss.
- Ich bestreite mein Leben in Gesundheit.
- Ich werde geliebt, genau so, wie ich bin.

Achten sollten wir an dieser Stelle nur darauf, dass wir bei den neuen Glaubenssätze Wörter wie „nicht" vermeiden, denn unser Kopf kann in manchen Situationen das Wort „nicht" eben nicht richtig wahrnehmen. Wir sollten an dieser Stelle deswegen folgenden neuen Glaubenssatz vermeiden: „Das ist nicht alles genetisch bedingt." Besser sind hier Sätze wie: „Meine Genetik hat keinen Einfluss auf mein Essverhalten."

Verinnerlichen können wir nun diese neuen Sätze ähnlich wie bei der Übung mit den „Ich bin …" oder auch extern mit z.B. Hypnose.

Neben unseren Glaubenssätzen gibt es außerdem noch eine weitere Form, die unser Essverhalten oder auch Leben insgesamt beeinflusst. Und zwar unser unterbewusster „Selbstschutz", der immer dann entsteht, wenn wir bestimmte Glaubenssätze in Kombination mit einer Verletzung unserer vier psychologischen Grundbedürfnisse haben.

Die vier psychologischen Grundbedürfnisse lauten:

- Das Bedürfnis, uns zu binden
- Das Bedürfnis nach Anerkennung und Selbstverwirklichung
- Das Bedürfnis nach Sicherheit und Eigenständigkeit
- Das Bedürfnis nach Befriedigung von Lust

Im Grunde dient uns unser Selbstschutz dazu, unsere Wahrnehmung etwas zu verzerren, damit uns unser Leben angenehmer vorkommt und wir uns selbst eine Erklärung für bestimmte Verhaltensweisen liefern können. Ein Beispiel von Selbstschutz kann z.B. „Realitätsverdrängung" sein oder das anhaltende Verlangen, es „jedem recht" machen zu wollen.

Gerade das letzte Bedürfnis nach „Befriedigung von Lust" kann einen sehr großen Einfluss, neben „sexuellen Dingen", auf unser „Essverhalten" haben. Im Grunde strebt ein Mensch danach, „Unlust" zu vermeiden, um sich glücklich zu fühlen (also wieder unser Schmerz-vermeiden-Prinzip). Dieses „Vermeiden von Unlust" entsteht z.B. dann, wenn aufgrund von „Essen im richtigen Kohlenhydrat-Fett-Verhältnis" Dopamin in unserem Körper ausgeschüttet wird, oder wir uns z.B. durch „Essen" von Trauer und anderen negativen Gefühlen befreien wollen.

Der Selbstschutz nach der „Befriedigung von Lust" kann z.B. dann entstehen, wenn in uns bestimmte negative Glaubenssätze verankert sind. Diese könnten z.B. „Ich bin es nicht wert …" oder „Ich darf das Leben nicht genießen …" oder auch „Ich bin nicht liebenswert" oder „Ich bin hässlich" lauten.

Um nun Schutzmechanismen in uns zu entdecken, lohnt sich eine tiefe Selbstreflexion über die eigenen inneren „negativen" Glaubenssätze und unsere eigenen Verhaltensweisen, wenn wir bestimmte Dinge immer und immer wieder tun.

Erkennen können wir sie, z.B. indem wir uns zwei, drei Dinge in Bezug auf unser „Essverhalten" vorstellen, bei dem wir uns unwohl gefühlt haben und dann gucken, wie wir darauf reagiert haben.

Um uns nun von solchen Schutzmechanismen zu lösen, sollten wir verstehen, dass wir mittlerweile erwachsen geworden sind. Oft stecken die Sätze noch in „Kindheitserfahrungen" von uns drin. Wir dürfen verinnerlichen, dass wir „liebenswert…", „wunderschön…" und „wertvoll…" sind, egal was uns früher oder auch heute noch andere Personen versuchen einzureden. Jeder Mensch hat die Wahl und das Recht, sein Leben so zu gestalten, dass es für ihn persönlich wunderschön ist.

Eine solche Übung ist allerdings nicht für jeden von uns einfach durchzuführen. Gerade wenn wir hohe Schutzmechanismen haben und an unsere Gefühle und Glaubenssätze nicht einfach herankommen, lohnt sich gegebenenfalls ein Gang zu einer für uns geeigneten Form von professioneller Hilfe, ob nun Arzt oder Therapeut.

Im vorherigen Kapitel gab ich bereits den Buchtipp „Das Kind in dir muss Heimat finden" von Stefanie Stahl. Ich möchte es an dieser Stelle noch einmal erwähnen, denn es kann hier Betroffenen eine erste Hilfe in Form eines Buches sein.

Neben negativen Glaubenssätzen gibt es auch noch weitere äußere Einflussfaktoren, die sich negativ auf unsere Ernährung auswirken. Und zwar kann z.B. eine Bezugsperson in unserem Umfeld in früheren Jahren unser Essverhalten kommentiert und ihre Vorlieben und Abneigungen auf uns projiziert haben. Vielleicht mögen wir die Butter auf dem Brötchen heute nicht, weil unser Bruder davor einen Ekel hatte und uns dieses am Familientisch auch gerne mitteilte? Hinterfragen wir also in diesem Moment alles, was wir nicht mögen – das kann sehr aufschlussreich sein.

Des Weiteren lohnt sich auch ein Blick auf unsere Essrituale. Auch diese bekamen wir von unseren Eltern, Großeltern und der Gesellschaft mit auf unseren Weg. Rituale sind z.B. in der Weihnachtszeit Plätzchen zu backen,

Heiligabend Kartoffelsalat mit Würstchen zu essen, Silvester mit Raclette zu verbringen oder an Feiertagen „Braten" zu essen. Selbst immer das gleiche Essen beim Lieblingsitaliener zu bestellen oder immer das Kino mit einer Portion Popcorn oder Nacho-Chips mit Käsesauce zu verbringen, kann bereits eine eigene Form eines Essrituals darstellen.

Rituale haben teilweise einen sehr viel größeren Einfluss auf unser Ernährungsverhalten, als wir manchmal denken. Wir können bei der Umsetzung verschiedenster Essrituale darauf achten, dass wir diese bei ungesunder Nahrung nur selten und in Maßen umsetzen oder eben gesunde Lebensmittel in solche Gewohnheiten integrieren.

Dennoch, solche oft auch bereits seit Jahrzehnten umgesetzten Rituale sind in der Regel positiv, da sie familiären Zusammenhalt darstellen und dabei soziale Kontakte fördern. Und eben diese alten Gewohnheiten in modernisierter und gesundheitlich angepasster Form können uns somit in mehrerer Hinsicht guttun und gleichzeitig auch Spaß bringen.

Und eine wichtige Sache möchte ich Ihnen noch mit auf den Weg geben. Lehnen Sie bitte nicht pauschal alle Glaubenssätze Ihrer Eltern und Großeltern ab. Es gibt darunter sicher auch sinnvolle ältere Glaubenssätze, die wir sehr gut beibehalten können. Ein Beispiel dazu ist: „Jeder Gang macht schlank."

Zusammenfassung des Kapitels

- Der Glaube ist die feste Überzeugung, dass jeder Gedanke, mit dem wir uns emotional identifizieren, auch in der Realität wahr ist.
- Finden und drehen Sie schlechte Glaubenssätze ins Positive.
- Finden Sie Schutzmechanismen in Bezug auf Ihr Essverhalten.
- Hinterfragen Sie alles, was Sie nicht essen mögen.
- Reflektieren Sie Ihre Essrituale.
- Behalten Sie gute Glaubenssätze bei.

Meine Selbstreflexion

Meine persönlichen Glaubenssätze:

....

....

....

....

....

Meine neuen Glaubenssätze:

....

....

....

....

....

....

....

Meine Notizen:

11. GESETZ
GEHE RICHTIG MIT STRESS UM

„Wenn der Mensch zur Ruhe gekommen ist, dann wirkt er."

(Elizabeth Barrett Browning – englische Dichterin)

***

Es war einmal ein Schreiner, der schaffte es an einem Tag, 20 Tische mit seiner Säge herzustellen. Um seinem Arbeitgeber zu gefallen, entschloss er sich, am nächsten Tag noch mehr Tische zu sägen, doch er schaffte nur 18. Am darauffolgenden Tag wollte er unbedingt mehr schaffen, doch kam nur noch auf 12. Das ging so weiter, dass er irgendwann kaum einen zweiten Tisch mehr sägen konnten. Er ging zu seinem Arbeitgeber und gestand betrübt sein Versagen ein. Dieser fragte ihn nur: „Und wann hast du das letzte Mal deine Säge geschärft?"

***

Diese Geschichte erklärt uns sinnbildlich, was uns im Leben sehr oft widerfährt. Aufgrund von Schnelllebigkeit und Stress sehen wir manchmal den Wald vor lauter Bäumen nicht mehr.

Sinnbildlich wirkt sich beides auch auf unsere Ernährung aus. Fertiggerichte und zwischendurch schnell etwas essen sind die Folgen, anstelle von bewusstem oder achtsamem Umgang mit unserem Körper. Essen dient einzig und allein der Schmerzvermeidung, weil unser Körper sonst irgendwann anfängt, uns Schmerzgefühle in Form von Hunger zu senden.

Ich selbst war in meinen 20er-Jahren einmal an einem Punkt, wo ich nach meiner regulären Arbeit noch einer selbstständigen Tätigkeit nachging. 100 Stunden wöchentliche Arbeit waren also keine Seltenheit. Schlaf, so dachte ich, ist unnötig und raubt mir nur Zeit. Ernährt habe ich mich damals hauptsächlich von TK-Pizza während der Arbeit.

Gesund war dieses Leben nicht. Einige Jahre später bekam ich Erschöpfungserscheinungen und entwickelte Asthma als Krankheit. Es brauchte über zehn Jahre des Leidens, um mich aus dieser Lage zu befreien. Es war ein hoher Preis, den ich bezahlen musste. Heute weiß ich es besser und kann Ihnen diese Geschichte als Warnung erzählen, was Stress und falsche Ernährung mit uns anrichten können.

Die Folgen dieser Schnelllebigkeit sehen wir aber nicht nur bei mir. Achten wir z.B. einmal gezielt darauf, wie fremdbestimmt unser Leben oft ist. Gerade bei jungen Menschen können wir diesen Umstand sehr gut sehen. Viele Kinder und Jugendliche kennen es heute nicht mehr, in Ruhe mit Freunden zu „spielen". Lange Schulzeiten, Hausaufgaben und zahlreiche gut gemeinte Hobbyaktivitäten stressen unsere Kinder schon von frühen Jahren an. In Kombination mit schnellem, unausgeglichenem Essen und sehr viel Zucker entwickeln viele von ihnen bereits frühzeitig Allergien, als junge Erwachsene schon Burn-out-Symptome und sind anfällig für viele Arten von Krankheiten.

Stress, also der Zustand körperlicher und / oder seelischer Anspannung und Belastung, wirkt sich maßgeblich auf unsere Gesundheit aus. So kann chronischer Dauerstress weitreichende negative Folgen für unsere Gesundheit haben und z.B. zu Migräne, Verdauungsbeschwerden, Bluthochdruck, frühzeitiger Alterung oder Burn-out führen. Wie wichtig Stressvermeidung insbesondere für unseren Darm ist, habe ich Ihnen bereits im Kapitel „Lerne unser Verdauungsorgan kennen" vorgestellt. Aus diesem Grund ist mir auch dieser Punkt für den bewussten und gesunden Umgang mit unserer Ernährung ganzheitlich wichtig.

Zuallererst sollten wir uns darüber klar werden, wie hoch unser Stresslevel und unsere Stressresistenz sind. Stellen Sie sich die Frage: **„Wann bin ich besonders stressanfällig und wie reagiere ich auf diesen Umstand?"**

Reflektieren Sie die Frage am besten wieder schriftlich. Seien Sie wieder ehrlich zu sich selbst und gehen Sie Ihre gesamten Lebensbereiche durch. Achten Sie hier z.B. auf Ihre Gesundheit, Berufsleben, Partnerschaft, Finanzen, Familie, persönliche Entwicklung, Freundeskreis und allgemeine Lebenssituation.

Durch das Bewusstsein unserer Stressanfälligkeit und ebenso unserer Resistenz können wir auch hier Gegenmaßnahmen bei stressigen Umgebungen oder in unangenehmen Momenten konstruieren. Wir werden mit einer solchen Übung auch feststellen, dass wir unterschiedlich auf Stress reagieren. Manche Menschen sind sofort gestresst, wenn teilweise banale Dinge nicht funktionieren, und andere springen aus Flugzeugen und fühlen dabei in erster Linie Freude.

Auswirken kann sich Stress auch auf unser Ernährungsverhalten, und zwar in zwei Richtungen. Manchen Menschen neigen unter Stress zum „mehr essen" und andere zum „weniger essen".

Um unsere Resistenz gegen Stress zu erhöhen, können wir z.B. lernen, richtig zu atmen, denn unser Atem bringt uns wie eine Art „Anker" wieder zurück in den gegenwärtigen Moment, wenn wir uns in der Hektik des Alltags und unserer Gedanken verlieren. Kleine Rituale in Form von Tiefenatmungsübungen können dabei helfen, Stress effektiv entgegenzuwirken. Schließen wir z.B. in einer stressigen Situation kurz die Augen, atmen tief ein und aus und lächeln dabei. Wer diese Übung einige Male wiederholt, wird merken, dass sich eine innere Ruhe einstellt.

Nichtsdestotrotz möchte ich Sie im Zusammenhang mit Stress auch mit folgendem Satz konfrontieren:

Stress macht nicht nur krank, sondern ist in Wirklichkeit gesund.

Das hört sich erst mal nach dem Gegenteil dessen an, was ich Ihnen gerade geschildert habe. Doch wer weiß, warum Stress überhaupt entsteht, wird schnell feststellen, dass Stress nicht nur krank macht. Er übernimmt sogar eine sehr sinnvolle Funktion, denn eigentlich dient er dem Körper dazu, die innere Balance wiederherzustellen, wenn diese aus den Fugen geraten ist. Die tatsächliche Menge und die Kontrolle über unser Stresslevel sind hierbei die entscheidenden Faktoren. So kann ein Fluss reißerisch und unkontrolliert sein oder durch eine Talsperre und Wasserkraftwerk kontrolliert abgeleitet werden und sogar produktiv sein.

Auch eine größere Arbeitsmenge von 100 Stunden die Woche muss für uns nicht nur zwangsläufig negativ sein. Kontrollieren wir dabei unser Stresslevel, indem wir z.B. regelmäßige Pausen machen und unsere Gedanken kontrollieren, so werden wir auch diese Zeit effektiv für uns nutzen können. Gerade wenn wir dabei Dinge tun, die uns wirklich Spaß machen, können uns solche Phasen auch in einen Zustand des Flows versetzen.

Im Grunde wird ein leichter Anstieg unseres Stresslevels unsere Gehirnleistung ansteigen lassen. Wir werden dadurch wacher, aufmerksamer und treffen klare und konsequente Entscheidungen.

Ein Zuwenig an Stress kann sogar zu einer Unterforderung unseres Gehirns führen. Dieses Gegenstück zum „Burn-Out" wird „Bore-Out" genannt.

Zusammenfassend könnten wir sagen, dass es nicht unbedingt darum geht, Stress gänzlich zu vermeiden, sondern einen konstruktiven Umgang im Sinne einer gesunden Stressbewältigung zu finden.

Das können Sie gegen zu viel Stress tun:

1. Versuchen Sie effektiv zu arbeiten und gönnen Sie sich regelmäßige Pausen – evtl. einfach mal für 10 Minuten nichts tun.

2. Nutzen Sie die Macht der Meditation, indem Sie Ihre Gedanken kontrollieren und beruhigen können.

3. Nutzen Sie außerdem die Macht der Atmung. Lernen Sie bewusst zu atmen. Auch über unsere Atmung können wir uns vor Stresshormonen schützen.

4. Tun Sie niemals zwei Dinge zur selben Zeit. Essen Sie z.B. nicht, wenn Sie Fernsehen gucken oder arbeiten, sondern konzentrieren Sie sich jeweils auf einzelne Aufgaben. Multitasking ist heutzutage zwar fast normal geworden, in Wirklichkeit aber selten zielführend und kann uns durchaus stressen, ohne dass wir es direkt bemerken.

5. Nehmen Sie sich nicht zu viel vor. Arbeiten Sie an einem großen Projekt, unterteilen Sie dieses in kleinere Etappenziele und arbeiten Sie sich Schritt für Schritt vorwärts.

6. Schotten Sie sich von Zeit zu Zeit bewusst ab. Wer immer wieder aus seinem Fokus gerissen wird, kann nicht effektiv arbeiten. Konzentrieren Sie sich auf eine Sache und schalten Sie Störfaktoren wie Benachrichtigungstöne an dem Handy aus.

7. Hüten Sie sich vor Perfektionismus. Solange wir nicht als Chirurg arbeiten, dürfen wir Fehler machen. Im Grunde sind diese sogar gut, denn wir können daraus lernen.

8. Machen Sie sich keine Sorgen, denn das Leben besteht aus guten und schlechten Tagen. Erkennen wir, dass nach jedem Regen die Sonne wieder scheinen wird und lassen wir den Anspruch fallen, dass immer alles „eitel Sonnenschein" sein müsste.

9. Genießen Sie das Leben mit allen Sinnen. Gönnen Sie sich Freizeitaktivitäten, Urlaub und auch Restaurantbesuche und fühlen Sie bewusst die Freude, die dabei in Ihnen entsteht.

10. Schlafen Sie ausreichend.

11. Bewegen Sie sich viel, treiben Sie Sport und nutzen Sie auch Musik, indem Sie diese hören oder laut mitsingen, um zu entspannen.

12. Vermeiden Sie Menschen in Ihrer Umgebung, die Ihnen Ihre Energie rauben, statt zu geben.

13. Entwickeln Sie Gewohnheiten und Routinen. Durch den Zustand des Flows laufen wir im Autopiloten, was wiederum Energie spart.

14. Nutzen Sie Dankbarkeit als Anti-Stressmittel. Durch das bewusste Kultivieren und Empfinden von Dankbarkeit entspannen wir uns und fühlen uns wohl. Wir können uns täglich vor Augen führen, wofür wir aus tiefstem Herzen dankbar sind – sei es für unseren Körper, für unsere Familie, unseren Beruf, ein Dach über dem Kopf…

15. Entspannen Sie Ihre Muskulatur. Achten Sie z.B. auf Ihre Kieferknochen und Schultern und lassen Sie diese locker.

16. Hilfreich könnte auch eine Aromatherapie sein. Öle von Lavendel, Orange, Bergamotte oder Rosen können unser Stresslevel entspannen. Lassen Sie doch mal einen Diffuser mit Aromaöl und Wasser in Ihrem Schlafzimmer laufen.

17. Achten Sie bei Ihrer Ernährung auch auf bestimmte Nährstoffe. Aus der Aminosäure Tyrosin, Eisen und Vitamin B6 stellt der Körper Dopamin her. Aus Dopamin kann der Köper wiederum zusammen mit Vitamin C, Kupfer und Magnesium Noradrenalin herstellen. Aus dem Noradrenalin kann er unter Mitwirkung von Folsäure und Vitamin B12 Adrenalin herstellen. Dopamin, Noradrenalin und Adrenalin ermöglichen es dem Gehirn, besser auf Stress zu reagieren.

Zusammenfassend basieren viele dieser Tipps auf der Stimulierung unseres Vagusnervs. Unser Vagusnerv ist die Nervenverbindung zwischen unserem Darm und vielen lebenswichtigen Organen wie Herz, Leber, Lunge und unserem Gehirn. Er hat einen beruhigenden und ausgleichenden Einfluss auf verschiedene Körperfunktionen und unser seelisches Befinden. Stimulieren können wir ihn mit gezielten Massagen, Dehnübungen, Sport, Atmung, Meditation, Yoga, Summen und kaltem Duschen.

Genutzt wird die Stimulation auch sehr oft von Osteopathen, die dadurch unseren „Lebenssaft“ bei Blockaden wieder „lösen“ und „fließen“ lassen.

Eine der wichtigsten Strategien im Umgang mit Stress sind zudem unsere „Kraftquellen“. Diese können wir als Gegenpol zu unserem stressigen Alltag nutzen. Kraftquellen können z.B. ein Hobby, etwas Gutes für sich selbst tun, Sport oder gute Menschen im näheren Umfeld sein.

Führen wir außerdem mit diesen Beispielen gegebenenfalls ein aktives Stressmanagement in unser Leben ein. Wer seinen Stress versteht und aktiv lernt, damit umzugehen, hat einen wichtigen Schritt für die Gesundheit seines Körpers unternommen.

Eventuell nutzen wir an dieser Stelle auch Wenn-dann-Pläne, die uns in Stresssituationen einen Ausweg zeigen. Z.B. können wir immer, wenn wir in Stress geraten, die Augen schließen, tief ein- und ausatmen und mit einem Lächeln kurz innehalten und dann unsere Probleme angehen. Dieses

Verhalten können wir durch sogenanntes „Kohärenztraining" in unseren Lebensalltag integrieren.

Eine wichtige Sache möchte ich Ihnen an dieser Stelle unbedingt mitteilen: Unsere Leistungsfähigkeit ist nur so gut wie unsere Regenerationsfähigkeit. Auch wenn es immer Menschen geben wird, die permanent über ihre Grenze gehen, wird dieser Punkt ihnen irgendwann vor die Füße fallen.

Der römische Dichter Ovid sagte einmal: „Nimm dir Zeit. Ein Acker, der ausruhen konnte, liefert prächtige Ernte." Gönnen wir deswegen auch unserem Körper, unserem Geist und unserer Seele Zeit, sich zu regenerieren. Guter Schlaf und so manche Meditation können hier sehr hilfreich sein.

Gerade guter Schlaf ist eine der effektivsten Methoden gegen Stress und essenziell für einen gesunden Körper, weswegen wir auf unsere Schlafgesundheit sehr achten sollten. Positiv beeinflussen lässt sich diese z.B. durch ausreichend Sauerstoff vor und während der Nachtruhe, eine gute Matratze und ein leichtes Abendessen, das wir nicht zu spät am Abend einnehmen sollten, da schwer verdauliche Kost (wie z.B. Rohkost) einen entspannten Schlaf stören kann. Und auch die Investition in z.B. einen Lichtwecker kann sich lohnen, um seinen Tag stressfrei zu beginnen.

Außerdem darf auch unsere Schlafdauer am besten so ausgeglichen wie möglich sein. Ausgeschlafen gehen wir am effektivsten durchs Leben.

Um einen wohltuenden Schlaf zu haben, kann sich eventuell auch ein Blick in die Energielehren lohnen, auch wenn diese nicht immer wissenschaftlich nachweisbar sind. So gibt es unter anderem unentdeckte Wasseradern und selbst die Ayurveda-Lehre sagt uns, dass wir auf der Nordhalbkugel mit dem Kopf besser in Richtung Süden / Süd-West schlafen sollten, da unser Eisen im Blut durch die magnetischen Energiefelder so nicht direkt in den Kopf angezogen werden, was ansonsten zu Schlafproblemen führen könnte.

Und selbst, wenn jetzt mancher sagt, dass er einfach aus anderen Gründen nicht schlafen kann, kann vielleicht die Kenntnis der Aminosäure Tryptophan helfen. Tryptophan ist die Aminosäure, aus der unser Körper Serotonin (Glückshormon) und auch Melatonin (Schlafhormon) herstellt. Zusammen mit seinen Co-Faktoren Zink, Magnesium, Vitamin B6, Vitamin D und

Folsäure kann es uns eventuell helfen, besser zu schlafen und glücklicher durchs Leben zu gehen.

Tryptophanhaltige Lebensmittel sind Käse, Fleisch, Linsen, Erdnüsse, Hafer, Cashewkerne, Eier und Soja.

Ansonsten können auch Eisen- oder Magnesiummangel Grund für ein schlechtes Schlafverhalten sein. Kontrollieren Sie hier bestenfalls mal bei einem Arzt die Blutwerte, um darüber Klarheit zu erlangen. Vermeiden sollten wir auf jeden Fall Schlafhilfsmittel wie Schlaftabletten.

Wenn wir einmal in der Nacht nicht in den Schlaf finden, können wir ggf. in uns hineinhorchen, ob nicht zu viele Gedanken in unserem Kopf dafür verantwortlich sind. Von diesen sich oft auch wiederholenden Gedanken können wir uns nun mit der sogenannten „Braindump-Methode" lösen, indem wir uns die Gedanken mit einem Zettel und Stift aufschreiben (diese sollten wir bereits am Bett liegen haben). Im Grunde können wir nicht schlafen, weil wir bestimmte Einfälle oder Gedanken nicht vergessen möchten. Durch das Aufschreiben geben wir unserem Körper die Sicherheit, dass wir diese Gedanken nicht mehr vergessen werden und können uns somit davon lösen und entspannt einschlafen.

Dazu könnten wir auch versuchen, mithilfe unserer Atmung einzuschlafen. Dabei sollten wir versuchen, unsere Gedanken zu beruhigen und z.B. mit dem linken Nasenloch einzuatmen und mit dem rechten auszuatmen und danach wiederum mit dem rechten Nasenloch einzuatmen und mit dem linken Nasenloch auszuatmen. Diese Atemübung sollten wir dann einige Minuten fortführen und im besten Fall in den Schlaf sinken.

Als letzte Mittel bei Schlafstörungen können ansonsten Akupunktur am Ohr, Lavendelöl im Diffuser oder auch Schlafmeditationen helfen. Versuchen wir dazu im Bett, noch einmal in Gedanken den Tag Revue passieren zu lassen und versuchen danach, vom Fuß zum Kopf aufwärts in verschiedene Körperbereiche zu fühlen und dann unsere Gedanken verstummen zu lassen, indem wir z.B. an nichts oder nur ein Klangwort denken.

Letztendlich sollten wir generell in Bezug auf Stress auf unseren Hormonhaushalt achten. Beispielsweise reguliert unsere Schilddrüse den Energieverbrauch und die Stresshormone Adrenalin und Cortisol haben direkten Einfluss auf unseren Stoffwechsel. So kann eine dauerhaft erhöhte Ausschüttung von Cortisol z.B. den Fettabbau hemmen, was wiederum eine Gewichtsabnahme erschwert. Gönnen wir deswegen unserem Körper auch immer Entspannungsphasen, um unsere Hormone zu regulieren.

Nutzen wir diese Erkenntnis für eine ernährungstechnische Entspannung von innen. Nehmen wir besser auch einmal öfter den Fuß von unserem Lebensgas.

Zusammenfassung des Kapitels

- Stress macht nicht nur krank, sondern besitzt kontrolliert auch positive Effekte.
- Ändern Sie Ihre Wahrnehmung und Ihre Toleranz im Umgang mit Stress.
- Nutzen Sie verschiedene Techniken im Umgang mit Stress.
- Führen Sie ein aktives Stressmanagement in Ihr Leben ein.
- Nutzen Sie Tryptophan oder Eisen bzw. Magnesium für einen besseren Schlaf und entdecken Sie die gesundheitsfördernde Wirkung einer bewussten Atmung.

Meine Selbstreflexion

Wann bin ich besonders stressanfällig und wie reagiere ich auf diesen Umstand?

....

....

....

....

....

Was kann ich persönlich tun, um mein Stresslevel zu senken?

....

....

....

....

....

Was kann ich persönlich tun, um mein Schlafverhalten zu verbessern?

....

....

....

....

....

....

Meine Notizen:

....

....

....

....

....

....

....

....

....

....

....

12. GESETZ FINDE ACHTSAMKEIT FÜR DEINEN KÖRPER

„Achtsamkeit bedeutet, dass wir ganz bei unserem Tun verweilen, ohne uns ablenken zu lassen."
(Dalai Lama)

***

Es war einmal ein weiser Häuptling, der saß mit seinem Enkel an einem Lagerfeuer und erzählte ihm eine Geschichte.

„In unserem Geist haben wir zwei Bären in uns. Der eine Bär steht für Angst, Misstrauen und Dunkelheit und der andere Bär steht für Freude, Liebe und das Gute im Leben. Beide Bären umgarnen uns Tag und Nacht. Sie kämpfen auch miteinander bis aufs Blut." Dann schwieg der alte Häuptling.

Der Enkel war nun von der Geschichte so eingenommen und fragte: „Wer hat denn nun den Kampf gewonnen?"

Der weise Häuptling antwortete: „Der, den wir am meisten gefüttert haben. Deswegen lebe achtsam und lerne beide Bären kennen und überlege stets gut, welchen von beiden du heute füttern möchtest."

***

Achtsamkeit ist ein bewusster Umgang des aktuellen Momentes mit uns selbst. Im Grunde ist es die Kunst, eine bessere Wahrnehmung unseres Selbst zu erlangen. Deswegen ist auch der achtsame Umgang mit unserem Körper etwas, was wir erlernen und anwenden sollten, um beispielsweise unseren Geschmacksinn intensiver wahrzunehmen oder zu spüren, wann wir hungrig und wann wir satt sind.

Deswegen können wir z.B. folgende Achtsamkeitsübung im Zusammenhang mit unserem Essverhalten in unser Leben integrieren:

- Planen Sie genügend Zeit zum Essen und Trinken ein.
- Vermeiden Sie Multitasking beim Essen. Essen Sie nicht vor dem Fernseher oder Computer.
- Vermeiden Sie Essen, wenn Sie emotional angespannt sind.
- Kochen Sie frisch und mit hochwertigen Zutaten.
- Versuchen Sie, zu regelmäßigen Zeiten zu essen.
- Kauen Sie mindestens 15- bis 20-mal je Kauvorgang – die Nahrung sollte am besten einem dünnflüssigen „Brei“ gleichen, ehe Sie hinunterschlucken.
- Nehmen Sie das Essen bewusst wahr und spüren Sie, was Ihnen daran schmeckt.
- Essen Sie in einer angenehmen Atmosphäre.
- Achten Sie auf Ihr Sättigungsgefühl. Wenn Sie satt sind, legen Sie am besten Messer und Gabel auf den Teller und schieben diesen zur Seite.
- Achten Sie auf das Mundgefühl und Ihre Sinneswahrnehmung auf der Zunge und achten Sie ebenso auf Ihren Hör- und Tastsinn.
- Reflektieren Sie eventuell schriftlich, wie Sie das Essen wahrgenommen haben.

Neben dem Akt des eigentlichen Essens sind auch Kombinationsregeln beim Essen nicht zu unterschätzen. Diese besagen u.a., dass wir leicht Verdauliches vor schwerer Verdaulichem essen sollten, also z.B. nur eine Obstmahlzeit stets vor Rohkost oder gekochtem Essen.

Und Achtsamkeit heißt auch, bewusster und überlegter durch den Tag zu gehen. Dabei geht es auch darum z.B. auf die Anzahl der Mahlzeiten, die wir zu uns nehmen, zu achten. Für Kinder kann ein Snack zwischendurch okay sein, denn diese haben kleinere Mägen und verspüren so öfter Hunger, aber Erwachsene sollten sich im Allgemeinen das ständige „Snacken“ besser abgewöhnen. Denn immer, wenn wir zwischendurch zu einem Snack greifen, fängt unser Verdauungssystem an zu arbeiten. Dadurch läuft die Bauchspeicheldrüse gewissermaßen in Dauerbetrieb. Dazu hemmt das „Snacken“ auch unser persönliches Zell-Recyclingsystem, welches nur in Ruhephasen des Körpers aktiv sein kann. Was und wie dieses Recyclingsystem genau arbeitet, erkläre ich Ihnen im Kapitel „Lerne die Kunst des Fastens und Verzichts“.

Falls es uns schwerfällt, auf einen Snack zwischendurch zu verzichten, können wir zunächst versuchen, auf gesündere Snacks in Form von Nüssen, zuckerarmem Obst und Gemüse umzustellen, ehe wir sie uns dann nach und nach abgewöhnen.

Auch Alkohol ist eher Gift als ein Genussmittel für den Körper. Zwar gibt es auch die ein oder andere Studie, die darauf hinweist, dass ein Glas Rotwein am Abend theoretisch nicht unbedingt schädlich sein sollte. Dies ändert jedoch nichts daran, dass sich Alkohol nerven- und zellschädigend auf unseren Organismus auswirkt. Es gibt genügend Studien, die uns klar zeigen, dass bereits 1 Liter Wein die Woche unser Leben statistisch verkürzt.

Achtsame Menschen sollten also bewusst entscheiden, wie viel Alkohol sie in der Woche trinken möchten. Zwei Tage Abstinenz die Woche sollten wir aber mindestens einplanen.

Zudem sollten Extreme gemieden werden – über Diäten und Ernährungsformen wurden bereits viele Bücher geschrieben. Was für den einen gut ist, ist eventuell für jemand anderen nicht empfehlenswert. Oft sind wir uns über die möglichen Folgen bestimmter Diäten und Ernährungsformen nicht im Klaren, weswegen ein achtsames Leben besser als ein Leben voller Verbote und Einschränkungen ist.

Wichtig ist dabei vor allen Dingen, dass wir uns ausgewogen, maßvoll und von den richtigen Lebensmitteln ernähren. Gerade die Menschen der westlichen Welt neigen dazu, zu viel von den falschen Dingen zu essen. Denken wir an die älteren Bewohner von Okinawa, die nur 80% ihres Magens bei einer Mahlzeit füllen und sich dabei auf naturbelassene, vollwertige Lebensmittel besinnen. Zu fühlen, wann wir satt sind, bedeutet auch Achtsamkeit.

Der amerikanische Philosoph Ralph Waldo Emerson sagte einst: „Die wahre Lebensweisheit besteht darin, im Alltäglichen das Wunderbare zu sehen." Solch ein achtsamer Umgang lohnt sich nicht nur in Bezug auf unsere Ernährung, sondern ist ebenfalls ein Gewinn in anderen Bereichen unseres Lebens. So ist ein achtsamer Umgang mit Wellness und Körperpflege ebenfalls etwas, was unserem Geist guttut und uns vor Stress schützt.

Nutzen können wir neben Achtsamkeit auch Optimismus. Diesen können wir z.B. dahingehend trainieren, indem wir uns immer vor dem Schlafengehen zehn Dinge aufsagen, für die wir dankbar sind oder generell unsere Gedanken positiv in die Zukunft richten.

Denken wir beim achtsamen Umgang mit uns auch immer an die langfristigen Folgen und Auswirkungen. Es ist okay, auch einmal viel zu arbeiten oder etwas mehr zu essen, es ist aber nicht okay, das jeden Tag zu tun. Achten Sie auf Ihre Gesundheit, sie ist Ihr höchstes Gut.

Zusammenfassung des Kapitels

- Achtsamkeit ist ein bewusster Umgang des aktuellen Momentes mit sich selbst.
- Trainieren Sie Achtsamkeit bei Ihrem Essverhalten.
- Meiden Sie Extreme.
- Lernen Sie den achtsamen Umgang mit sich selbst.

Meine Notizen

....

....

....

....

....

....

....

....

....

....

....

....

....

....

13. GESETZ
LERNE UNTERSCHIEDLICHE ERNÄHRUNGSARTEN KENNEN

„Alle Wege führen nach Rom."

(Sprichwort)

***

Im Jahre 20 vor Christus ließ Kaiser Augustus auf dem Forum Romanum eine vergoldete Säule aufstellen. Sie enthielt all die Namen der Hauptstädte der römischen Provinzen mit der Entfernung zu Rom.

Betrachtete nun jemand die Säule, muss er gedacht haben, dass alle Wege nach Rom führen würden.

***

Auf Basis dieser Geschichte, so sagt man, entstand aller Voraussicht nach das Sprichwort „Alle Wege führen nach Rom". Es wird heute vor allen Dingen dann verwendet, wenn es mehrere Möglichkeiten für die Lösung eines Problems gibt.

Auch in unserer Ernährung finden wir diese Metapher meiner Meinung nach wieder. So gibt es unzählige Ernährungsarten und Formen und Gründe, sich der einen oder der anderen Seite anzuschließen.

Welche Ernährungsart nun die richtige für Sie persönlich ist, kann ich Ihnen nicht sagen. Denn nicht jeder Mensch ist gleich: Der eine mag sich von seinen persönlichen Werten leiten lassen. Der andere probiert einfach unterschiedliche Diät-Arten aus und entscheidet sich letztendlich für die, mit der er sich am besten fühlt. Wieder andere führt eine Erkrankung zu einer bestimmten Ernährungsweise und andere mögen sich überhaupt keinem Zwang unterordnen.

Ich denke, dass auch hier unterschiedliche Wege nach Rom führen. Letztendlich sollten wir nur immer das Ziel einer nachhaltigen und gesunden Ernährung im Auge behalten.

Nichtsdestotrotz möchte ich Ihnen ein paar gängige Ernährungsarten vorstellen. Sehen Sie mir es bitte nach, wenn ich an dieser Stelle bestimmte und vor allem neue Trends noch nicht erwähne. Gefühlt gibt es hier jedes Jahr neue Ideen und Möglichkeiten.

Egal zu welcher Ernährungsform wir uns hingezogen fühlen und selbst wenn wir auch ein verbitterter Gegner einer anderen Form sind. Eine wichtige Sache gibt es vorab zu wissen:

Wirklich alle Ernährungsarten und Formen haben eine Sache gemein. Alle brauchen die richtige Menge an Proteinen, Mineralien und Vitaminen und zumindest eine Energiequelle in Form von Kilokalorien. Denn z.B. ohne Protein (egal ob pflanzlich oder tierisch), Mineralien und Vitamine kann der Mensch nicht leben.

Mit meiner Übersicht möchte ich Ihnen die aktuell gängigen Formen kurz näherbringen, ohne dass ich dabei zu sehr in die Tiefe gehe:

Clean Eating

Beim „Clean Eating" werden industriell verarbeitete Lebensmittel bewusst gemieden. Die Ernährung soll so „clean" wie möglich sein, d.h. weitgehend frei von Zusatzstoffen, Fertigprodukten, Zucker etc. Somit liegt der Fokus auf naturbelassenen Lebensmitteln wie Obst, Gemüse und Vollkornprodukten, sowie wenig behandelte Milchprodukte, Fleisch und Fisch. Theoretisch ist diese Art auch mit anderen Ernährungsformen kombinierbar.

Paleo

Die Paleo-Ernährung ist auch als „Steinzeitkost" bekannt: Gegessen wird, was bereits unsere steinzeitlichen Vorfahren jagten, pflückten, sammelten und verzehrten, z.B. Fleisch von grasgefütterten Tieren, Wild, Fisch, Beeren, Gemüse, Obst und Nüsse. Verzichtet wird bei dieser Ernährungsart auf industrielle Nahrung, Getreide, Hülsenfrüchte, Zucker, Milch und Milchprodukte.

Mittelmeerkost

Die Mittelmeerkost ist die klassische Ernährung in vielen Mittelmeerländern. Sie besteht in der Regel aus einer Mischkost von Fisch, Obst, Gemüse, etwas Fleisch, Milchprodukten, nativem Olivenöl und Hülsenfrüchten. Sie enthält typischerweise mehr Fett als Kohlenhydrate und hat auch einen relativ hohen Proteinanteil.

Low-Fat

Die Low-Fat-Ernährung folgt der Idee, möglichst auf Fett in der Nahrung zu verzichten. Die Kilokalorien dieser Ernährungsart stammen demnach fast ausschließlich aus Kohlenhydraten wie Vollkornprodukten, Obst und stärkehaltigen Gemüsesorten. Dass selbst diese Ernährungsform auch gesund sein kann, zeigt uns die traditionelle Okinawa- oder auch Tsimané-Ernährung, allerdings verzichtet diese komplett auf industriell hergestellte Lebensmittel.

Low-Carb / Ketogene Ernährung

Bei den Low-Carb-Freunden wird wiederum auf kohlenhydratarme Ernährung gesetzt und dem Körper die Kilokalorien in erster Linie durch Fette zur Verfügung gestellt. Getreideprodukte und Zuckerhaltiges werden demnach weitgehend vom Speiseplan gestrichen. Während bei einer Low-Carb-Ernährung meist noch kleine Mengen kohlenhydrathaltiger Lebensmittel wie Kartoffeln, Obst und Hülsenfrüchte verzehrt werden, wird bei einer ketogenen Ernährungsweise konsequent darauf verzichtet. Dadurch schaltet der Körper in die sogenannte „Ketose“ um, einen Stoffwechselzustand, bei dem Fett aus der Nahrung in Ketonkörper umgewandelt wird, die zur Energiegewinnung genutzt werden.

GAPS

Eine neuere Ernährungsform, bei der die Verdauung und auch die psychische Gesundheit durch die Einnahme verdauungsfördernder Lebensmittel im Fokus stehen. Sie ähnelt etwas Paleo und der Low-Carb-Ernährung und vermeidet im Großteil verarbeitete Lebensmittel sowie Zucker und Getreide und setzt ihren Fokus auf pflanzliche und tierische Fette in Kombination mit langkettigen Kohlenhydraten wie Hülsenfrüchten. Dazu nutzt sie auch bestimmte Zubereitungsarten wie Fermentation und langes Garen.

Vegetarier

Die vegetarische Ernährung ist sicherlich eine der ältesten Ernährungsweisen. Verzichtet wird auf jegliche Form von Fleisch, Fisch und Meeresfrüchten, tierische Produkte wie Milch, Käse oder Eier stehen jedoch weiter auf dem Speiseplan. Der Fokus richtet sich auf die gesamte Palette pflanzlicher Lebensmittel, von Obst und Gemüse über Getreide bis hin zu Hülsenfrüchten.

Veganer

Die vegane Ernährungsweise konzentriert sich auf pflanzliche Lebensmittel. Vegan lebende Menschen essen demnach ähnlich wie Vegetarier keine tierischen Produkte wie Fleisch, Fisch oder Meeresfrüchte. Zudem lehnen sie auch jegliche Nebenprodukte von Tieren, wie Milchprodukte, Eier und Honig ab. Selbst der Einsatz tierischer Hilfsmittel in pflanzlichen Produkten wie z.B. der Einsatz tierischer Blasen zur Klärung von Wein sind tabu. Neben gesundheitlichen Beweggründen stehen bei vegan lebenden Menschen vor allem die tierethischen Motive im Vordergrund.

Pescetarier

Die pescetarische Ernährung fußt auf der vegetarischen Ernährungsweise: Auf Fleisch wird bewusst verzichtet, jedoch werden auch Fisch und Meeresfrüchte verzehrt.

Flexitarier

Die Flexitarier verzichten nicht wie die Vegetarier vollkommen auf Fleisch, Fisch und Meeresfrüchte. Sie essen aber bewusst weniger Fleisch und wenn, dann nur in einer guten Qualität wie Wild- und Weidefleisch. Ansonsten leben sie ähnlich wie die Vegetarier hauptsächlich von pflanzlichen Nahrungsmitteln.

Egal welchen Ernährungsarten wir bereits folgen oder nun folgen möchten. Und selbst, wenn wir uns jetzt sagen: „Verzicht und Zwang möchte ich in meinem Leben nicht haben und deswegen folge ich überhaupt keiner Ernährungsform", sollten wir dennoch eine Sache verstehen:

Machen wir unsere Sache richtig. Für welche Ernährungsweise wir uns auch immer entscheiden – bei allen Ernährungsarten können wir schnell in Fallen tappen. Ein Low-Fat-Freund, der sich nur von Cola und „Light"-Produkten aus der Industrie ernährt, tut sich ebenso keinen Gefallen wie ein Low-Carb-Freund, der sich nur von rotem Fleisch und Transfetten ernährt. Und selbst ein Paleo-Freund oder Veganer, der sich über den Tag ausschließlich von süßem Obst ernährt, wird sicherlich ebenso Probleme bekommen wie ein Pescetarier, der sich ausschließlich von mit Schwermetall kontaminierten Lachs und Thunfisch ernährt. Nicht umsonst gibt es Begriffe wie z.B. „Pudding-Vegetarier", die diesen Sachverhalt zugespitzt verdeutlichen.

Deswegen gilt auch bei allen Ernährungsarten und Formen der Grundsatz: Essen sollte immer ausgewogen und abwechslungsreich sein. Achten Sie auf eine gute Versorgung mit allen lebenswichtigen, essenziellen Nährstoffen und vergessen Sie niemals den Proteinanteil!

Und hören wir bitte auch in uns hinein. Wir alle sind individuell und daher bekommt nicht jedem jede Speise gleich gut. Jemand, dem Fett generell schwerer im Magen liegt, muss nicht unbedingt die Mittelmeerkost oder Low-Carb für sich entdecken. Folgen wir besser unserem eigenen Instinkt.

Zusammenfassung des Kapitels

- Viele Wege führen nach Rom.
- Wenn Sie sich einer Ernährungsart anschließen, machen Sie Ihre Sache richtig und essen Sie ausgewogen und abwechslungsreich.
- Vergessen Sie niemals Ihren Proteinanteil.
- Folgen Sie Ihrem eigenen Instinkt, welche Ernährungsweise für Sie am besten ist.

Meine Selbstreflexion

Meine favorisierte Ernährungsart:

....

....

....

....

Meine Notizen

....

....

....

....

....

....

....

....

14. GESETZ
LERNE DEINEN GESCHMACKSSINN KENNEN

„Bündnis macht die Schwachen stark."

(Deutsches Sprichwort)

***

Ein Vater hatte zwei Söhne, die immer wieder miteinander stritten und haderten. Der Vater versuchte immer und immer wieder, die beiden zu einer Einheit zu bewegen. Kurz bevor er aufgeben wollte, kam ihm ein Einfall ins Gedächtnis und er bat beide darum, ihm einige Äste zu bringen. Als die Söhne ihm die Äste brachten, band er die Äste zu einem Bündel zusammen und bat die Brüder, das Bündel zu zerbrechen. Natürlich mühten sich beide vergebens. Dann öffnete der Vater das Bündel wieder und gab beiden einen Ast, den sie beide mit Leichtigkeit zerbrachen. Der Vater sagte nun seinen beiden Söhnen: Anhand dieses Beispiels seht ihr, was eine Einheit aus euch beiden machen könnte. Verharrt ihr aber als Individuen, seid ihr für Gegner leichte Beute.

***

Selbstverständlich brauchen wir nun an dieser Stelle keinen Bruder, Schwester oder besten Freund, um uns mit dem Thema gesunde Ernährung auseinanderzusetzen. Es ist aber dennoch nicht verkehrt, sich einen Verbündeten zu suchen, mit dem wir zusammen eine echte Einheit der gesunden Ernährung werden können.

Das Schöne an dieser Geschichte ist, dass unser stärkster Verbündeter bereits in uns steckt, oft jedoch leider nicht wirklich zu 100% wahrgenommen wird.

Es handelt sich dabei um unseren Geschmackssinn. Geschmack ist tatsächlich etwas, das wir erlernen können. In meinem Buch „Geschmacksexplosion – Der Weg zum Genuss- und Geschmacksexperten“ gehe ich auf dieses Thema sehr detailliert ein. An dieser Stelle möchte ich Ihnen unseren Geschmackssinn etwas verkürzt vorstellen und Ihnen zeigen, wie wir ihn für uns als Verbündeten einsetzen können.

Die wichtigste Lektion dabei ist, dass jeder Mensch „Genuss“ als etwas Gutes und Positives annehmen darf. Gerade Menschen mit dem Glaubenssatz „Ich darf nicht genießen“ dürfen an dieser Stelle lernen, dass Genuss etwas Wunderschönes und auch Persönliches ist. Genuss ist eine der wenigen Dinge, die wir selbst in der Hand haben, um das Fühlen richtig zu leben oder auch wieder zu erlernen.

Sie erinnern sich eventuell noch an den Glaubenssatz: „Gesundes Essen schmeckt nicht.“ Und tatsächlich steckt in diesem Satz auch ein bisschen Wahrheit. Denn meist schmeckt uns „gesundes Essen“ nicht so lecker wie etwas im optimalen Kohlenhydrat- / Fettverhältnis. Das liegt aber nicht unbedingt an dem „gesunden Essen“ an sich, sondern einfach an der falschen Zubereitung und der mangelnden Bewusstheit über unseren Geschmackssinn.

Der französische Schriftsteller Jean-Jacques Rousseau sagte einst: „Geschmack ist die Kunst, sich auf Kleinigkeiten zu verstehen.“ Und deswegen gucken wir uns unseren Geschmackssinn etwas genauer an:

Als Geschmack wird im Allgemeinen ein hochkomplexer Sinneseindruck verstanden, der bei der Aufnahme von Nahrung entsteht. Es handelt sich dabei um das vielschichtige Zusammenspiel von Geschmacks-, Geruchs-, Hör-, Seh- und Tastsinn sowie Temperatur und Schmerzempfinden.

Die fünf Hauptgeschmackssinne auf der Zunge sind süß, salzig, sauer, bitter und umami (was einen fleischigen, würzigen und herzhaften Geschmack in Kombination mit Proteinen darstellt).

Dazu spielt auch unser Geruchssinn zu 80% in unserem Geschmacksempfinden eine entscheidende Rolle. Hier fallen a) der Geruch des Essens vor uns und b) die Aromadüfte, welche durch den Kauvorgang entstehen, in unser Geschmacksempfinden hinein.

Dazu ist der Geruchssinn der Sinn, der den direktesten Zugang zum Gehirn hat. Demnach hat auch unser Geschmacksempfinden diesen direkten Zugang zum Gehirn, was uns die Macht unseres neuen Verbündeten offenbart.

Außerdem spielen auch das Aussehen der Speisen, die Geräusche beim Kauvorgang sowie die Temperatur und Konsistenz des Essens eine Rolle.

Und auch andere Faktoren wie unsere Gene, Gewohnheiten und Erfahrungen spiegeln sich im Geschmackssinn wider. Selbst unser Darm beinhaltet Geschmacksrezeptoren und unser Darmbiom kann unser Ernährungsverhalten beeinflussen, denn der Darm steht im stetigen Austausch mit unserem Gehirn. Und wenn unsere Darmbakterien aktuell Hunger auf Kohlenhydrate haben, dann wird auch unser Gehirn Kohlenhydrate als besonders schmackhaft empfinden und einfordern.

Hier können wir z.B. wieder mit Disziplin und neuen Gewohnheiten unser Darmbiom beeinflussen. Essen wir 6 Wochen keine Nudeln, Reis, Kartoffeln oder Brot, so werden wir nach 6 Wochen auch keinen großen Jieper mehr nach diesen Produkten empfinden. Denn die kohlenhydratliebenden großen Bakterienstämme haben sich zu denen der neuen Nahrungsmittel verschoben.

Auch können wir unseren Geschmackssinn trainieren, unser Essen, das wir eventuell heute noch ablehnen würden, morgen zu mögen. Kein mexikanisches Kind auf dieser Erde ist mit dem Verlangen auf scharfes Essen auf die Welt gekommen. Erst der regelmäßige Konsum von scharfem Essen hat den Geschmackssinn darauf gepolt.

Wenn wir uns bestimmte genetische Faktoren in Bezug auf den Geschmackssinn genauer ansehen, würden wir verstehen, warum manche Menschen kaum Freude beim Essen verspüren und deswegen gerne zu „Süßem“ greifen. So können wir Menschen durch ein bestimmtes Gen „Bitteres“ vermehrt und anders wahrnehmen. Für diese betroffenen Menschen schmeckt dann z.B. Koriander wie Seife.

Dann gibt es auch noch den Unterschied, wie intensiv Menschen ihren Geschmackssinn wahrnehmen. Menschen mit einem intensiven Geschmacksempfinden (also z.B. Mangold bitterer, Salz salziger, Zucker süßer und Gurken sauer), werden als so genannte „Supertaster“ bezeichnet. Immerhin 25% der Menschen gehören dazu. Neben den Supertastern gibt es noch die „Normalschmecker“ (50%) und die „Unterempfindlichen“ mit ebenfalls 25%.

Das erklärt, warum es Menschen gibt, die keinen Wein mögen. Denn wenn wir überempfindlich auf Bitterkeit und Säure reagieren, kann ein facettenreicher Wein einfach zu viel für uns sein. Mit Bitterem verbindet der Körper aus der Steinzeit in erster Linie Gifte, weswegen eine Empfindlichkeit von „Bitterem“ unseren Körper eigentlich schützen soll.

Haben wir nun Bewusstheit über all diese verschiedenen Dinge erlangt, können wir anfangen, unser Essen bewusster und achtsamer zuzubereiten.

Selbst wenn wir zu den Supertastern gehören, können wir leichter würzen und durch Disziplin und neue Gewohnheiten unseren Geschmackssinn auf andere Dinge als süß umstellen. Natürlich nur unter der Voraussetzung, dass wir uns dafür öffnen möchten, diese Gewohnheiten zu verändern. Der französische Schriftsteller Jean Anthelme Brillat-Savarin sagte einst: „Die Entdeckung einer neuen Speise fördert das Glück der Menschheit mehr als die Entdeckung eines neuen Sterns.“

Auch die Zubereitung spielt für den Geschmack eine wichtige Rolle. So ist es ein großer Unterschied, ob wir das Gemüse fade im Backofen rösten oder ob es mit einem Spritzer Essig, etwas Salz, Zitrone und Gewürzen und einer Olivenölmarinade zubereitet wurde. Für ein vollkommen ausgewogenes Geschmackserlebnis ist auch die Kombination mit umamireichen Lebensmitteln wie Fleisch, Käse, Pilzen, Hülsenfrüchten, Nüssen oder Bohnen von Vorteil.

Der französische Koch Paul Bocuse sagte einst: „Viele Menschen haben das Essen verlernt. Sie können nur noch schlucken.“ Und genau deswegen ist das Verständnis unseres Geschmacksinns für viele Menschen ein sehr guter Verbündeter, um Essen gesünder und abwechslungsreicher wahrzunehmen. Denn wenn der Körper sich erst mal an gutes, leckeres Essen gewöhnt hat, dann wird er dieses auch in der Zukunft von uns verlangen. Der Mensch ist ein Gewohnheitstier – auch in puncto Geschmackserlebnisse.

Machen wir es wie die Franzosen, nehmen wir Essen als etwas Verehrenswertes, Gutes und Genussvolles wahr. Nehmen Sie sich zudem auch mehr Zeit zum Essen. Denn so werden Sie auch weniger essen.

Lernen wir deswegen unseren Geschmackssinn kennen und nutzen wir ihn als Verbündeten für eine gesunde Ernährung mit allen Sinnen.

Hier noch ein wichtiger Rat, den ich Ihnen geben möchte: Wenn Sie im Restaurant mit Ihrem Essen nicht zufrieden sind, dann essen Sie es auch nicht. Wir sind nicht verpflichtet, das Essen aufzuessen. Bestellen Sie sich einfach etwas anderes.

Zusammenfassung des Kapitels

- Unser Geschmacksinn ist ein Zusammenspiel von Geschmacks-, Geruchs-, Hör-, Seh- und Tastsinn sowie Temperatur und Schmerzempfinden.
- Auf unserer Zunge schmecken wir in erster Linie süß, salzig, sauer, bitter und umami.
- Neben dem Schmecken auf der Zunge spielt auch der Geruchssinn zu 80% eine Rolle bei unserem Geschmackssinn.
- Auch der Darm hat Einfluss auf unsere Ernährungsvorlieben.
- Mit Disziplin und neuen Gewohnheiten können wir lernen, neue Dinge zu mögen.
- Egal ob Sie ein Supertaster oder ein „unterempfindlicher" Schmecker sind, es liegt an Ihnen, wie Sie Ihren Geschmackssinn wahrnehmen.
- Nutzen Sie Ihren Geschmackssinn als Verbündeten.

Meine Selbstreflexion

Was für ein Geschmacksempfinden habe ich – bin ich ein Supertaster?

....

....

....

Meine Notizen:

....

....

....

....

....

15. GESETZ
ERFINDE DEINE KOCHKÜNSTE NEU

„Das Kochen ist ein wenig wie Kino. Was zählt, ist das Gefühl."

(Anne-Sophie Pic – französische Meisterköchin)

***

Es war einmal ein junger Fuchs, der klagte einem alten Fuchs, dass er zu einer falschen Stunde geboren wurde und ihm deswegen keine Taktik für die Jagd gelingen würde. Der alte Fuchs fragte den jungen Fuchs, wann er sich denn immer auf die Jagd begebe. Der Jüngere antwortete: „Immer, wenn ich Hunger verspüre." „Da haben wir es", meinte der Ältere, „Hunger und Überlegungen passen nie zusammen. Mache die Überlegungen künftig, wenn du satt bist. Denn dann werden sie besser ausfallen."

***

In dieser Fabel von Lessing steckt viel Wahrheit. Wir alle sind dieser Geschichte sicherlich schon einmal über den Weg gelaufen. Erinnern wir uns vielleicht einmal daran, wie wir uns gefühlt haben, als wir mit leerem Magen im Supermarkt einkaufen gewesen sind.

Und genau aus diesem Grund sollten wir uns um unsere gesunde Ernährung nicht erst kümmern, wenn wir bereits Hunger verspüren und dann hastig nach etwas Essbarem suchen, sondern vorausschauend planen und uns organisieren, auch wenn unsere Zeit in der Woche teilweise limitiert ist. Denn wer eine gesunde Ernährung anstrebt, sollte die Kunst des Kochens zumindest verstehen und auch in den Grundzügen anwenden können.

Selbstverständlich ist auch die Industrie bereits auf den Zug aufgesprungen und bietet uns „gesündere" Fertiggerichte, z.B. in tiefgekühlter Form als

Gemüsepfannen & Co an. Diese Entwicklung ist sicherlich begrüßenswert und die ein oder andere Firma ist auch, was die Zutaten angeht, bereits sehr transparent und gut. Doch leider gibt es eben auch noch viele andere Firmen, denen es an dieser Stelle zuallererst um Profit geht. Abgepackte Salate z.B. sind zwar optisch noch Salat, beinhalten aber kaum noch Nährstoffe in Form von Vitaminen, da diese durch Transportwege und Lagerung im Supermarkt mehr oder weniger verfliegen. Auch fehlt es, wie bereits am Anfang des Buches angesprochen, oft an einem ausgewogenen Nährstoffverhältnis.

Deswegen sollten wir die Kontrolle über unsere Nährstoffe zurückerlangen. Und das können wir am besten, indem wir selbst kochen.

Und selbst wenn jetzt der ein oder andere sagt, dass er dazu nur zwei linke Hände besitze: Durch Küchengeräte wie den Thermomix® oder Heißluft-Fritteusen ist heutzutage der technologische Fortschritt in unsere Küchen eingezogen. Über die Thermomix®-Rezeptwelt gibt es einen Zugang zu Tausenden Rezepten, die zum Teil ruckzuck zubereitet sind.

Denn nur wer selber kocht, kann über die Zutaten in den Gerichten entscheiden und sie jederzeit an die persönlichen Bedürfnisse anpassen.

Ferran Adriá beschreibt Kochen wie folgt: „Kochen ist eine Sprache, durch die man Harmonie, Kreativität, Glück, Schönheit, Poesie, Komplexität, Magie, Humor, Provokation und Kultur ausdrücken kann."

Deswegen ist für mich selber Kochen zur Gewohnheit und zur Freude geworden. Ich betrachte es eher wie eine Kunst, bei der ich als Künstler kreativ sein kann und am Ende meinem Körper eine Belohnung mit ausgewogenen und guten Nährstoffen bieten darf.

Im letzten Kapitel habe ich Ihnen bereits mehr über Ihren Geschmackssinn erzählt. Wer seinen Geschmackssinn für sich entdeckt hat, wird es zu schätzen wissen, welche Möglichkeiten uns bei der Zubereitung von Lebensmitteln offen stehen, das Leben jeden Tag abwechslungsreich und in vollen Zügen zu genießen. Denn ein häufiges Problem vieler Menschen ist es, dass sie sich zwar dazu ermutigen können, eine gesunde Ernährung in ihr Leben zu integrieren, sie aber letztendlich oft daran scheitern. Aufgrund von faden, langweiligen und sich oft wiederholenden Rezepten schwindet schnell das Durchhaltevermögen und wir fallen wieder in die vorherigen Essgewohnheiten zurück.

Die Gefahr dabei, wieder in alte Gewohnheiten zurückzufallen, ist umso größer, je mehr wir bisher auf industrielle Nahrung mit Geschmacksverstärkern und anderen Tricks der Nahrungsmittelindustrie gesetzt hatten. Denn leider ist z.B. für einige Menschen heute der Geschmack von künstlichem Vanillin in ihrer Einbildung der echte Geschmack von Vanille, obwohl natürliches Vanillin mit synthetischem Vanillin gar nichts mehr gemein hat.

Es gilt also, unseren Geschmackssinn wieder für unverfälschte Aromen zu schärfen und der Zubereitung unserer Speisen eine neue Bedeutung zu verleihen. Nicht umsonst ist ein sehr entscheidender Faktor für eine Ernährungsumstellung die Integration von mehr Spaß am Genuss und das können wir auch durch verbesserte und ganzheitliche Kochkünste erreichen.

Achten wir außerdem darauf, was wir mögen und was nicht. Stellen wir uns die Frage: **Was mag ich eigentlich essen?**

Eventuell kommen uns nun Sachen wie Süßes, Salziges, Saures, Bitteres oder Umami-Reiches in den Sinn. Wir können die Frage aber auch dahingehend beantworten, ob wir etwas Knuspriges, Herzhaftes, Weiches, Festes, Cremiges, Heißes, Warmes oder Kaltes möchten. Wenn wir unsere Essensvorlieben kennen, können wir unsere Kochkünste am besten perfektionieren.

Ich gebe Ihnen in meinem Buch „Geschmacksexplosion", neben der Entdeckung Ihrer Sinneswahrnehmung, deswegen auch sehr viele tiefgreifende Kochtipps und Rezepte an die Hand.

Auf ein paar Beispiele möchte ich an dieser Stelle auch eingehen:

- Kochen Sie so viel wie möglich frisch und vielfältig. Wenn Sie unterhalb der Woche keine Zeit haben, kochen Sie am Wochenende in größeren Mengen vor.
- Sprechen Sie möglichst alle Geschmackssinne an. Geben Sie deswegen immer eine Prise Salz, einen Spritzer Zitrone, etwas Essig, ein wenig Soja- oder Fischsauce zusammen mit etwas Pflanzenöl in Saucen, Marinaden oder Suppen.

- Wenn Sie Abwechslung beim Essen lieben, frieren Sie Essen ein. So haben Sie immer fertige Dinge parat.
- Kochen Sie richtig, d.h. möglichst nährstofferhaltend. Schonende Kochmethoden wie Dämpfen und Dünsten sind dabei besonders empfehlenswert. Lassen Sie Ihr Essen nicht verbrennen, denn so können schädliche Stoffe (allen voran PAKs und HAAs) entstehen, die als krebserregend gelten.
- Nutzen Sie Fonds (Gemüse- oder Knochenfonds) als Basis für Saucen. Diese schmecken besonders lecker, wenn sie selbstgemacht sind.
- Lernen Sie verschiedene Garmethoden kennen. Gedünstetes oder dampfgegartes Gemüse schmeckt ganz anders als gebratenes oder gebackenes.
- Nutzen Sie immer ein paar Kerne, Nüsse, Blüten und Kräuter, um Ihren Gerichten eine besondere Note und eine abwechslungsreiche Konsistenz zu verleihen.
- Beschäftigen Sie sich auch mit dem Geheimnis der Fermentation und dem langen Köcheln von Speisen.
- Vergessen Sie bei Ihren Essen nie die Proteine. Wer also einen Salat zum Frühstück essen möchte, sollte nicht auf eine hochwertige Proteinquelle wie z.B. Käse, Eier oder Hülsenfrüchte verzichten.

Um an dieser Stelle nicht in alte Verhaltensmuster zurückzufallen, können wir uns angewöhnen, vorab Wochenpläne zu schreiben.

Diese Wochenpläne erleichtern uns dann auch später den Einkauf um ein Vielfaches, denn sie liefern uns bestenfalls auch unsere Einkaufsliste.

Sie können einen solchen Wochenplan händisch erstellen. Inzwischen gibt es sogar in diesem Bereich bereits elektronische Hilfe in Form von Apps.

Nützlich sind die Wochenpläne auch gegen Stress. Richtig angewendet, rennen wir nun nicht mehr viermal die Woche in den Supermarkt, sondern gehen gezielt ein- bis zweimal einkaufen.

Und wenn wir dem industriellen Essen nicht ganz entsagen möchten, könnten „Halb-Halb-Lösungen" zumindest ein guter Kompromiss sein. Also lieber nur einen Pizzateig kaufen, statt komplett fertige Pizza und die Sauce und den Belag dazu einfach selber machen. Auf diese Weise können wir z.B. auf überflüssigen Zucker in fertigen Tomatensaucen verzichten und beim Belag auf eine großzügige Portion Gemüse, hochwertigen Käse und vielleicht ein paar frische Kräuter setzen. Und wenn wir es lieben, ins Restaurant zu gehen, wählen wir öfter solche, in denen mit guten Zutaten nach einem ganzheitlichen Ernährungsbewusstsein gekocht wird.

Zu guter Letzt möchte ich Ihnen auch noch ein paar Tipps zur Zubereitung geben. Besonders in Bezug auf die Temperatur sollten wir beim Kochen und Backen ein paar Regeln beachten:

1. Backen Sie höchstens bei 200 °C Ober- / Unterhitze oder 180 °C Umluft. Höhere Temperaturen können krebserregende Stoffe wie Acrylamid entstehen lassen.

2. Braten Sie mit dem richtigen Öl. Verwenden Sie z.B. Kokosöl oder Butterschmalz bei scharfem Anbraten und verwenden Sie zum sanften Braten normale Öle wie Olivenöl.

3. Nutzen Sie Heißluft-Fritteusen mit Höchsttemperaturen von 180 °C.

Und selbst wenn manche Menschen große Grillfans sind, heißt es nun nicht, dass wir unseren Grill in den Müll werfen sollten. Auch Grillen kann im Einklang mit einer gesunden Ernährung stehen. Wichtig ist hier nur, dass wir eben nicht nur Nackensteaks, Würstchen und gepökeltes Fleisch grillen, sondern dass wir auch viel Gemüse und Pilze mit auf den Grill legen. Auch können wir z.B. rotes Fleisch durch Geflügel ersetzen und uns bei Gelegenheit damit beschäftigen, von einem Kohlegrill auf einen Gasgrill zu wechseln. Bei Letzterem lässt sich die Temperatur des Grills besser steuern und wir vermeiden giftige Kohlenwasserstoffe, die entstehen können, wenn Fett auf die heißen Kohlen tropft.

Einen wichtigen Tipp möchte ich Ihnen noch geben: Machen Sie es sich leicht! Kochen Sie nicht zu komplex. Gerade, wenn wir das Kochen gewissermaßen neu erlernen, sollten wir erst einmal mit einfachen Rezepten beginnen. Sind die Rezepte zu komplex mit einer Vielzahl ausgefallener Zutaten, können wir Gefahr laufen, im stressigen Alltag schnell wieder in alte Muster zurückzufallen.

Zusammenfassung des Kapitels

- Kümmern Sie sich um Ihr Essen nicht erst, wenn Sie bereits Hunger haben.
- Lernen Sie Kochen oder nutzen Sie zumindest eine intelligente Küchenmaschine.
- Kochen Sie ganzheitlich und arbeiten Sie mit einem Wochenplan.
- Wenn Sie eine Ernährungsumstellung anstreben, sollte Ihnen Ihr neues Essen besser schmecken als bei Ihren vorherigen Essgewohnheiten.
- Beachten Sie die Temperaturhöchstwerte bei der Zubereitung.
- Kochen Sie (in der ersten Zeit) nicht zu komplex.

Meine Selbstreflexion:

Was mag ich eigentlich essen?

....

....

....

....

....

....

....

....

....

....

....

Wie kann ich mein Kochverhalten verbessern?

....

....

....

....

....

....

....

....

....

....

....

Meine Notizen:

....

....

....

....

....

16. GESETZ
FINDE DIE RICHTIGEN LEBENSMITTEL

„Lassen Sie es sich schmecken!"

(Deutsche Redewendung)

***

Eines Tages fragten die Bienen die Menschen, ob sie einen noch größeren Wohltäter als sie kennen würden.

„Jawohl!", antworteten die Menschen. Verdutzt fragten die Bienen: „Und wen, bitte?"

„Das Schaf! Denn seine Wolle benötigen wir zwingend im Winter, während euer Honig uns nur angenehm ist."

***

Diese Fabel von Lessing zeigt uns auch den Unterschied zwischen essenziellen Nahrungsmitteln und Genussmitteln. Essenzielle Nahrungsmittel benötigen wir am besten tagtäglich, während uns andere einfach nur angenehm sind.

Zu den Genussmitteln zählen somit alle Lebensmittel, die wir nicht unbedingt zum Leben benötigen, wie z.B. Alkohol. Es sind Produkte, die uns ohne großen Nährwert einfach nur so glücklich machen.

Es ist deswegen wichtig, für das richtige Verhältnis von essenziellen Nahrungsmitteln und Genussmitteln zu sorgen. Wir sollten gute, nahrhafte Lebensmittel für uns entdecken und dürfen sie als feste Basis in unsere Ernährung integrieren. Genussmittel wiederum sollten stets nur einen kleinen Teil unserer Ernährung ausmachen.

Beginnen wir den Tag mit einem Glas Wasser, welches hilft, unseren Organismus nach der Nachtruhe mit Flüssigkeit zu versorgen und wach zu werden.

Die DGE empfiehlt für eine ausgeglichene, nährstoffreiche Ernährung die sogenannte „5er-Regel". Diese besagt, dass wir mindestens 2 Portionen Obst und 3 Portionen Gemüse am Tag essen sollten. Eine Portion entspricht dabei der Menge, die in eine geöffnete Hand passt. Doch reicht diese Formel bereits aus?

Viele Ernährungswissenschaftler empfehlen daher für eine ausgewogene Ernährung pro Tag darüber hinaus:

- mindestens 300-400 g Gemüse
- wenige tierische Fette durch Fleisch (maximal 500 g rotes Fleisch in der Woche)
- maximal 200 g fetten Fisch
- maximal 200 g am besten zuckerarmes Obst
- maximal 25 g Zucker
- maximal 250 g Milchprodukte
- insgesamt weniger Kohlenhydrate (maximal 150 g Vollkorngetreide)
- Hülsenfrüchte (mindestens 150 g)
- Nüsse und Samen (zusammen 20 g)
- vorwiegend Wasser (statt Säfte) trinken

Unsere Grundnahrungsmittel sollen dabei bevorzugt aus Gemüse und Hülsenfrüchten bestehen und Fleisch / Fisch sollten eher als Beilage betrachtet werden – also genau andersherum, als es häufig gehandhabt wird.

Achten sollten wir auch darauf, dass wir Fertigprodukte meiden und jeden Tag Rohkost zu uns nehmen. Ich selbst esse z.B. zum Frühstück sehr oft einen gemischten Salat in Kombination mit Gemüse, Nüssen und Kernen. Dazu ein abwechslungsreiches Dressing z.B. aus Oliven- und / oder Leinöl, etwas Balsamico und Kräutern / Gewürzen. Abends setze ich dann eher auf gedünstetes Gemüse mit Hülsenfrüchten oder Suppen.

Diese Lebensmittel finden sich auch in unserem Säure-Basen-Haushalt wieder, denn Gemüse, Nüsse, Kerne, pflanzliche Proteinquellen und Öle wirken sich basisch auf unseren Säure-Basen-Haushalt aus. Unser Säure-Basen-

Haushalt bildet einen sehr komplexen Regelkreislauf im Körper. Unser pH-Wert im Blut sollte im Bereich zwischen 7,35 und 7,45 liegen. Befindet er sich darüber, liegt eine Übersäuerung vor, liegt er darunter, sprechen wir von einer Untersäuerung. Unser Organismus versucht unter allen Umständen, sich dieses Säure-Basen-Gleichgewicht zu bewahren. Hierfür stehen ihm – sehr vereinfacht ausgedrückt – äußerst clevere Puffersysteme zur Verfügung, an denen z.B. unsere Entgiftungsorgane wie Nieren, Lunge und Leber beteiligt sind. Durch diese Balance im Säure-Basen-Haushalt können wir z.B. Entzündungsreaktionen im Körper entgegenwirken.

In der Alternativmedizin wird die Hypothese diskutiert, dass eine zusätzliche Zufuhr von Säuren in Form säurelastiger Lebensmittel sich nachteilig auf den Säure-Basen-Haushalt auswirken kann. Hierzu zählen z.B. Zucker und Produkte aus Weißmehl, Softdrinks, tierisches Eiweiß und Alkohol. Gemüse und ein großer Teil anderer, naturbelassener Lebensmittel dagegen wirken aufgrund des höheren Mineralstoffgehalts vorwiegend basisch. Auch wenn diese Annahme nicht wissenschaftlich bestätigt ist, so sprechen doch viele andere, gute Gründe dafür, diese säurehaltigen Lebensmittel weitgehend zu meiden.

Darüber hinaus sollte auch auf eine salzarme Ernährung geachtet werden. Als Höchstmenge wird hier ein Richtwert von 6 g pro Tag angegeben. Da gerade viele Fertiggerichte sehr salzhaltig sind, gilt es auch hier die Kontrolle über unseren Salzkonsum zurückzuerlangen.

Als Salz sollten wir besser Natursalze wie Kristallsalz oder Kräutersalze anstelle von raffiniertem Kochsalz verwenden. Auch wenn die Mineralienmenge, die Kristallsalz in Bezug auf den täglichen Bedarf liefert, eher gering ist, denke ich dennoch, dass ein naturbelassenes Salz aufgrund seiner mineralischen Konsistenz möglichst im Gesamten betrachtet und genutzt werden sollte. Ähnlich wie wir es bei anderen naturbelassenen Lebensmitteln, z.B. einem Apfel oder einer Tomate, tun.

Und wie steht es um Bio-Lebensmittel – sind diese für eine gesunde Ernährung wirklich unverzichtbar? Hier möchte ich ein wenig ausholen: Oberflächlich betrachtet, mag zunächst kein Unterschied zwischen einer konventionell angebauten Tomate und einer aus Bioanbau bestehen.

Allerdings enthält eine Bio-Tomate höhere Werte an gesundheitsförderlichen sekundären Pflanzenstoffen, welche die Pflanze bildet, um sich gegen z.B. Fressfeinde verteidigen zu können. Konventionelle Tomaten benötigen diesen Schutz nicht mehr, denn sie werden stattdessen mit Spritzmitteln behandelt, die die Pflanzen zwar vor Schädlingen schützen, unserer Gesundheit aber möglicherweise nicht zuträglich sind. Dies lässt sich natürlich auch auf andere Lebensmittel übertragen.

Schmecken können wir diesen Unterschied tatsächlich auch, denn viele sekundären Pflanzenstoffe sind auch Lock- und Aromastoffe. Und in Kombination mit einem mineralhaltigen Boden schmeckt deswegen Bio-Obst und Bio-Gemüse häufig intensiver als konventionell angebautes.

Aus demselben Grund lohnt es sich z.B. auch, Wildkräuter und Bitterstoffe in die Ernährung zu integrieren, denn auch diese enthalten viele sekundäre Pflanzenstoffe.

Aber verteufeln Sie bitte nun nicht alle konventionellen Lebensmittel. Der Bioanbau folgt zwar strengeren Regeln, aber es gibt auf dieser Welt auch konventionelle Top-Produkte mit sehr guten Nährwerten, die einfach nur konventionell sind, weil die Farmer keine Lust haben, sich eine teure externe Bio-Zertifizierung einzuholen. Auch gibt es manche Länder, die aus politischer Sicht eine Zertifizierung erschweren. Ein Bioprodukt muss deswegen nicht automatisch immer besser sein als ein konventionelles Lebensmittel.

Ein Nachteil der biologischen Landwirtschaft sollte zudem nicht unerwähnt bleiben: Durch den verringerten Einsatz von Pflanzenschutzmitteln sind Bioprodukte wesentlich anfälliger für Schimmelsporen im Vergleich zu konventionellen Lebensmitteln. Auch bedarf es für den Bioanbau größerer Flächen gegenüber konventioneller Landwirtschaft. Dem Welthunger mit reinem Bioanbau von Gemüse zu begegnen, könnte hier zu Problemen führen. Deswegen gilt es auch hier wieder abzuwägen.

Ich persönlich z.B. bin ein Freund von regionalen Hofläden und Bio-Supermärkten. Wann immer es möglich ist, wähle ich Bioprodukte und bin auch gerne bereit, dafür etwas mehr Geld auszugeben. Grundsätzlich denke ich, dass wir mit einer bewussten Auswahl unserer Lebensmittel und der

Beschäftigung mit deren Herstellungsbedingungen immer bessere Kaufentscheidungen treffen.

Neben den gesundheitlichen Beweggründen wäre es sicher auch aus Umwelt- und Nachhaltigkeitsaspekten besser, auf regionale Obst- und Gemüsesorten zu setzen. Durch deutlich kürzere Transportwege lässt sich CO2 einsparen, die Lebensmittel sind frischer und auch die Nährstoffe bleiben besser erhalten. Deswegen sind auch bei uns heimische „Superfoods“ wie Rettich, Kohl, Senf, Beeren, Paprika, Tomaten, Auberginen, Zwiebeln, Lauch, Hafer, Soja, Leinsamen und Sonnenblumenkerne gute Alternativen zu exotischen Produkten.

Welches Gemüse / Obst / Salat / Wildkraut wann genau im Jahr bei uns Saison hat, finden Sie in den folgenden Übersichten:

SAMMELKALENDER FÜR WILDKRÄUTER

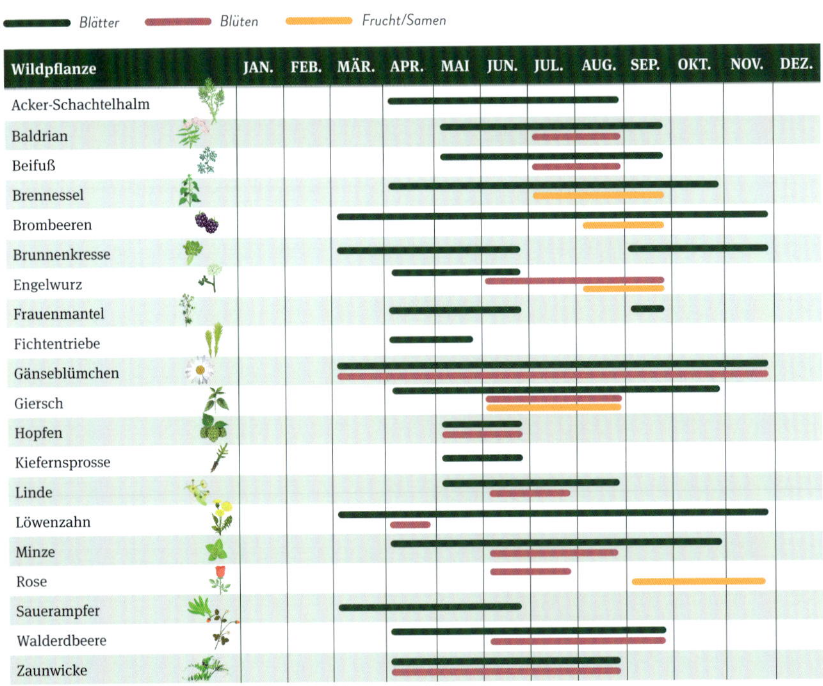

SAISONKALENDER FÜR OBST

Zutat / Obst	JAN.	FEB.	MÄR.	APR.	MAI	JUN.	JUL.	AUG.	SEP.	OKT.	NOV.	DEZ.
Apfel	○	○	○	○	○	—	—	●	●	●	●	○
Aprikose	—	—	—	—	—	—	●	●	—	—	—	—
Birne	—	—	—	—	—	—	—	●	●	●	○	○
Blaubeeren / Heidelbeeren	—	—	—	—	—	●	●	●	●	—	—	—
Brombeeren	—	—	—	—	—	—	●	●	●	—	—	—
Erdbeeren	—	—	—	—	●	●	●	—	—	—	—	—
Himbeeren	—	—	—	—	—	●	●	●	—	—	—	—
Holunderbeeren / Flieder	—	—	—	—	—	—	—	—	●	●	—	—
Johannisbeeren	—	—	—	—	—	●	●	●	—	—	—	—
Kirschen	—	—	—	—	—	●	●	●	—	—	—	—
Mirabellen	—	—	—	—	—	—	●	●	●	—	—	—
Pflaumen	—	—	—	—	—	—	●	●	●	—	—	—
Quitten	—	—	—	—	—	—	—	—	●	●	●	—
Rhabarber	—	—	—	●	●	●	—	—	—	—	—	—
Stachelbeeren	—	—	—	—	—	●	●	●	—	—	—	—
Wassermelonen	—	—	—	—	—	—	—	●	●	—	—	—
Weintrauben	—	—	—	—	—	—	—	—	●	●	—	—
Zwetschgen	—	—	—	—	—	—	●	●	●	●	—	—

● *Obst ist in diesem Monat frisch aus heimischem Anbau verfügbar.*
○ *Obst ist in diesem Monat als Lagerware regional verfügbar.*
— *Obst ist in diesem Monat nicht regional-saisonal verfügbar.*

SAISONKALENDER FÜR SALAT

Zutat / Salat	JAN.	FEB.	MÄR.	APR.	MAI	JUN.	JUL.	AUG.	SEP.	OKT.	NOV.	DEZ.
Batavia	—	—	—	—	●	●	●	●	●	—	—	—
Chicorée	●	●	●	●	—	—	—	—	—	●	●	●
Eichblattsalat	—	—	—	—	●	●	●	●	●	●	—	—
Eisbergsalat	—	—	—	—	—	●	●	●	●	●	—	—
Endiviensalat	—	—	—	—	●	●	●	●	●	●	●	●
Feldsalat	●	●	●	●	—	—	—	—	—	●	●	●
Kopfsalat	—	—	—	—	●	●	●	●	●	●	—	—
Lollo Rosso	—	—	—	—	●	●	●	●	●	●	—	—
Portulak	●	●	●	●	—	—	●	●	●	●	●	●
Radicchio	○	○	—	—	—	—	—	●	●	●	●	○
Rucola	—	—	—	●	●	●	●	●	●	—	—	—

● *Salat ist in diesem Monat frisch aus heimischem Anbau verfügbar.*
○ *Salat ist in diesem Monat als Lagerware regional verfügbar.*
— *Salat ist in diesem Monat nicht regional-saisonal verfügbar.*

SAISONKALENDER FÜR GEMÜSE

Zutat / Gemüse	JAN.	FEB.	MÄR.	APR.	MAI	JUN.	JUL.	AUG.	SEP.	OKT.	NOV.	DEZ.
Aubergine	—	—	—	—	—	—	●	●	●	●	—	—
Blumenkohl	—	—	—	—	●	●	●	●	●	●	—	—
Bohnen, grüne	—	—	—	—	—	—	●	●	●	●	—	—
Bohnen, dicke	—	—	—	—	—	●	●	●	—	—	—	—
Brokkoli	—	—	—	—	—	●	●	●	●	●	—	—
Butterrüben	○	○	○	○	—	—	—	●	●	●	●	●
Champignons	●	●	●	●	●	●	●	●	●	●	●	●
Erbsen	—	—	—	—	—	●	●	●	—	—	—	—
Fenchel	—	—	—	—	—	●	●	●	●	●	●	—
Grünkohl	●	●	—	—	—	—	—	—	—	—	●	●
Gurke / Salatgurke	—	—	—	—	—	●	●	●	●	●	—	—
Kartoffeln	○	○	○	○	○	●	●	●	●	●	○	○
Kohlrabi	—	—	—	—	●	●	●	●	●	●	—	—
Kürbis	○	○	—	—	—	—	—	●	●	●	●	○
Lauch / Porree	●	●	●	●	●	●	●	●	●	●	●	●
Lauch- / Frühlingszwiebeln	—	—	—	—	●	●	●	●	●	●	—	—
Mais	—	—	—	—	—	—	—	●	●	●	—	—
Mangold	—	—	—	—	●	●	●	●	●	—	—	—
Möhren / Karotten	○	○	○	○	○	●	●	●	●	●	○	○
Paprika	—	—	—	—	—	—	●	●	●	●	—	—
Pastinaken	●	●	●	○	—	—	—	—	●	●	●	●
Radieschen	—	—	—	—	●	●	●	●	●	●	—	—
Rosenkohl	●	●	●	—	—	—	—	—	—	●	●	●
Rote Bete	○	○	○	○	—	—	●	●	●	●	●	○
Rotkohl	○	○	○	○	○	●	●	●	●	●	●	○
Schwarzwurzeln	●	●	—	—	—	—	—	—	—	●	●	●
Spargel	—	—	—	●	●	●	—	—	—	—	—	—
Spinat	—	—	●	●	●	—	—	—	●	●	●	—
Spitzkohl	—	—	—	—	●	●	—	—	—	—	—	—
Staudensellerie	—	—	—	—	—	—	●	●	●	●	—	—
Steckrüben	○	○	○	—	—	—	—	—	●	●	●	●
Tomaten	—	—	—	—	—	—	●	●	●	●	—	—
Topinambur	●	●	●	—	—	—	—	—	—	●	●	●
Weißkohl	○	○	○	○	—	●	●	●	●	●	●	○
Wirsingkohl	●	●	○	—	●	●	●	●	●	●	●	●
Zucchini	—	—	—	—	—	●	●	●	●	●	—	—
Zuckerschoten	—	—	—	—	—	●	●	●	●	—	—	—
Zwiebeln	○	○	○	○	○	○	●	●	●	●	○	○

● *Das Gemüse ist in diesem Monat frisch aus heimischem Anbau verfügbar.*
○ *Das Gemüse ist in diesem Monat als Lagerware aus heimischem Anbau verfügbar.*
— *Das Gemüse ist in diesem Monat nicht regional-saisonal verfügbar.*

Auch beim Kauf von Fleisch und Tierprodukten lohnt es sich, genauer hinzusehen: So ist Fleisch von Wild- oder Weidetieren aus Biolandwirtschaft dem Fleisch von Tieren aus konventioneller Landwirtschaft vorzuziehen – nicht zuletzt, weil diese Tiere ihrer Art entsprechende Pflanzen zu sich nehmen. Werden Kühe z.B. mit Zuckermais gefüttert, wie es in der konventioneller Landwirtschaft üblich ist, essen wir letztendlich den Zucker durch das Fleisch und die Milch dieser Tiere mit.

Insbesondere im Zusammenhang mit der Massentierhaltung ist dieser Punkt einen genauen Blick wert: Wenn wir uns die Bedingungen ansehen, unter denen die Tiere leben und wie sie letztendlich verenden, kann das Fleisch solcher Tiere nicht mehr gesund sein. Vollgepumpt mit Antibiotika und anderen Medikamenten sowie einem hohen Level an Stresshormonen durch die nicht artgerechte Haltung, leiden die Tiere extreme Qualen, bis sie für unsere Teller geschlachtet werden. Und letztlich tun auch wir uns mit diesen Lebensmitteln ernährungstechnisch keinen wirklichen Gefallen. Nicht nur unser Darmbiom wird uns bei solch einem Verzicht danken.

Dies bedeutet nicht, dass wir alle zu Vegetariern oder Veganern werden müssen. Doch zumindest sollten wir Fleisch und auch andere Tierprodukte bewusster auswählen. Versuchen sollten wir zudem, besser weißes Fleisch (Geflügel) zu kaufen als rotes (Schwein, Rind oder Lamm). Und meiden sollten wir generell verarbeitetes Fleisch in Form von Wurstwaren oder Ähnlichem. Die Weltgesundheitsorganisation WHO stuft verarbeitetes Fleisch wie Wurst oder Speck bereits als „krebserregend“ ähnlich wie Zigaretten ein.

Bei all dem sollten wir nicht vergessen: Essen bedeutet auch Genuss und soll uns Freude machen! Daher sollten wir das Thema niemals verbissen angehen und uns nicht zu sehr einschränken. Es geht um die bereits angesprochene „Balance“. Wichtig ist daher meiner Meinung nach a) die Menge, die wir essen und b) was wir essen:

- Auch unsere Vorfahren konnten süße Erdbeeren genießen, allerdings nur zu einer bestimmten Jahreszeit – nämlich im Sommer. Ganzjährig im Supermarkt erhältliche Erdbeeren sind demnach evolutionstechnisch nicht vorgesehen.
- Wenn wir „snacken“ wollen, dann nutzen wir besser gesündere Snacks wie Nüsse oder selbstgemachte Energiebällchen.

- Wenn für uns eine fettreiche Ernährung am schmackhaftesten ist, nutzen wir besser gesündere Fette anstelle von ungesunden Fetten.
- Wenn wir auf unser Brot nicht verzichten wollen, nutzen wir langvergorene Sauerteigbrote und Vollkornprodukte. Eventuell lohnt es sich auch einfach, die Brotscheiben dünner zu schneiden und somit nur ein halbes Brot die Woche zu essen. Das macht nicht satt, meinen Sie? Belegen Sie das dünner geschnittene Brot einfach mit mehr gesundem Belag.

Zum Abschluss dieses Kapitels möchte ich noch etwas auf das Thema Geld eingehen. Gute „Bio"-Lebensmittel kosten aufgrund des aufwendigeren Anbaus und des geringeren Ertrages einiges mehr als „konventionelle" Lebensmittel.

Mir ist bewusst, dass gerade finanziell schwächere Familien große Anstrengen unternehmen müssen, um sich „gesund" zu ernähren. Diesen Menschen möchte ich dennoch Mut machen, dass gesunde Ernährung nicht unbedingt nur etwas für „reiche" Menschen ist.

Wir können z.B. zu den Endzeiten auf Wochenmärkte fahren. Oft bekommen wir gerade zum Ende gute Rabatte bei den Händlern. Oder wir gehen in asiatische/orientalische Supermärkte. Dazu lohnt es sich manchmal auch bei bestimmten Produkten, auf Großpackungen zu setzen. Diese können wir z.B. auch mit Freunden oder Familie teilen und dadurch Geld sparen.

Auch konventionelles Obst und Gemüse ist besser als gar kein Obst und Gemüse. Wichtig ist dann nur, dieses gut abzuwaschen. Das trifft auch auf Reis zu, der z.B. mit Arsen belastet sein kann. Dazu den Reis 2 x 2 Minuten in Wasser einlegen, gut abspülen und mit etwas mehr Kochwasser kochen.

Und wenn wir nun dem ein oder anderen Fastfood nicht ganz abschwören wollen, können wir z.B. Pommes selbst mit weniger Fett und ohne Zusatzstoffe herstellen, indem wir eine Heißluft-Fritteuse verwenden.

Zum Frühstück können wir günstig ggf. ein leckeres Porridge mit ein paar knackigen Kernen, Nüssen, Beeren und etwas Honig zubereiten.

Es lohnt sich auch das Einlesen in das Thema „Wildpflanzen, Kräuter und Beeren". Diese natürlich wachsenden Pflanzen, Beeren und Kräuter wie

Brombeeren, Löwenzahn, Giersch, Brennnessel, Bärlauch oder Spitzwegerich haben sehr gute Nährstoffprofile und stehen uns nahezu kostenlos zur Verfügung. In Europa gibt es ca. 1500 verschiedene Arten von essbaren Wildpflanzen und Kräutern. Wir dürfen einzig lernen, diese zu erkennen, zu suchen und zu ernten. Hierfür gibt es heute gute Apps und Bücher.

Im Frühling bzw. Sommer gibt es oft Möglichkeiten, Kulturobst, Beeren und Gemüse, falls wir sie nicht selbst im Garten anbauen, kostengünstiger auf Feldern selbst zu ernten. Ein Ausflug auf ein Erdbeerfeld im Juni ist nicht nur für Kinder ein besonderes Erlebnis. Einen Teil unserer Ernte können wir dann einkochen, einlegen oder einfrieren.

Auf „Billigfleisch" sollte immer verzichtet werden. Den Proteinanteil können wir besser mit Hülsenfrüchten und Nüssen ausgleichen. Auch viele unserer Großmütter kochten gerne Linseneintöpfe oder Erbsen- und Bohnensuppen, die in nachfolgenden Generationen leider immer mehr aus den Kochtöpfen verschwanden. Getrocknete Hülsenfrüchte lassen sich gut und lange lagern und sind auch in Bio-Qualität oft preiswert zu haben.

Ein Blick in die „Blue Zones" der Langlebigen zeigt, dass deren traditionelles Essen (sei es aus Okinawa oder auch die traditionelle mediterrane Kost) oft sehr einfach ist. Nutzen können wir dieses Wissen auch mit einem „schmalen" Geldbeutel. Gehen wir auf die Suche nach deren traditionellen Rezepten und Kost für uns. Besinnen wir uns damit wieder auf traditionelles „einfaches", aber „gesundes" Essen. Verzichten wir darauf, unnötig viel Geld für überteuerte Superfoods auszugeben, wenn wir regionale und gesunde Lebensmittel quasi vor der Tür haben.

Geschmacklich aufwerten können wir traditionelle Gerichte z.B. durch Gewürze und längeres Kochen. Viele Ideen dazu finden Sie, wie bereits erwähnt, in meinem Buch „Geschmacksexplosion – Der Weg zum Genuss- und Geschmacksexperten".

Und noch einmal in Bezug auf das vorherige Kapitel „Erfinde deine Kochkünste neu". Egal ob „ärmer" oder „reicher", es gibt einen wichtigen Punkt, den jeder beherzigen sollte: Kochen und Backen Sie am besten immer selbst! So haben Sie die beste Kontrolle über die Zutaten und damit die Nahrungsmittel, die Sie essen.

Zusammenfassung des Kapitels

- Unterscheiden Sie Nahrungsmittel von Genussmitteln.
- Essen Sie ausgewogen und halten Sie sich an die Richtlinien von Ernährungswissenschaftlern.
- Setzen Sie besser auf Bio-Lebensmittel als auf konventionelle.
- Nutzen Sie regionale Lebensmittel.
- Achten Sie darauf, was Sie essen und wie viel Sie essen.
- Kochen Sie am besten selbst.

Meine Selbstreflexion

Wie finde ich die richtigen Lebensmittel für mich?

....

....

....

....

....

....

....

....

....

....

....

....

....

Meine Notizen:

17. GESETZ ERKENNE DAS GEHEIMNIS DER GEWÜRZE UND KRÄUTER

„In der Kürze liegt die Würze."

(William Shakespeare - englischer Dramatiker und Schauspieler)

***

Es war einmal ein alter Bauer, der merkte, dass sein Tod nahe war. An seinem Totenbett rief er seine Söhne herbei und sagte: „Meine geliebten Söhne! Ich werde sterben! Alles, was ich erworben habe, werdet ihr in meinem Weinberg finden."

Die Söhne dachten an einen verborgenen Schatz und gruben nach dem Tod des Bauern den ganzen Weinberg um.

Einen verborgenen Schatz fanden sie dabei nicht, aber der gut bestellte Weinberg trug im darauffolgenden Jahr reiche Ernte ein.

***

Bei Schätzen sollten wir nicht immer nur an Wertgegenstände denken. Auch in der Natur und unserer Ernährung gibt es geheime Schätze zu entdecken, die uns zwar keinen Wohlstand, aber einen Beitrag für ein gesundes, ausgeglichenes Leben schenken können. Zu dieser Kategorie können wir sicherlich einige Nahrungsmittel zählen, wie die sogenannten Superfoods. Diese Lebensmittel zeichnen sich durch ein besonders herausragendes Nährstoffprofil aus und sind dadurch Geschenke der Natur. Die mystischsten und geheimnisvollsten Schätze der Natur gibt es aber bereits seit vielen Tausenden Jahren in Form von Gewürzen und Kräutern. Wie wertvoll diese sind, zeigt uns ein Blick in die Geschichte, denn um Gewürze und Kräuter wurden sogar viele Kriege geführt.

Gucken wir uns deswegen erst einmal an, was Gewürze und Kräuter eigentlich sind.

Gewürze und Kräuter sind getrocknete Pflanzenteile oder auch ganze Pflanzen an sich. Hergestellt werden sie z.B. aus Blättern, Blüten, Rinde, Wurzeln oder Samen und Früchten. Die Abgrenzung von Gewürzen zu Kräutern ist botanisch nicht ganz klar. Per Definition handelt es sich bei Kräutern um Pflanzenteile oder ganze Pflanzen, die oberirdisch wachsen.

Gewürze und Kräuter haben ein sehr intensives Aroma, was hauptsächlich an den ätherischen Ölen, sekundären Pflanzenstoffen und der Konzentration der Aromen durch Trocknung liegt. Deswegen brauchen wir zum Kochen und Würzen nur sehr wenig.

Außerdem haben sie die wunderbare Eigenschaft, ein ansonsten vielleicht doch eher fades Essen mit sehr geringer Dosierung in eine „Geschmacksexplosion" zu verwandeln. Wie wichtig dieser Zusammenhang für unseren Geschmackssinn ist, habe ich Ihnen bereits im Kapitel „Lerne deinen Geschmackssinn kennen" erklärt.

Verwenden können wir Gewürze nicht nur zum Kochen. Wir können daraus auch sehr gut Tees und Gewürzöle herstellen.

Gewürze können aber noch weitaus mehr. Bevor die Schulmedizin in der westlichen Welt Einzug hielt, gab es vor allem die Naturmedizin, die uns bei Krankheiten zur Seite stand. Einige dieser traditionellen Anwendungen sind bereits Tausende von Jahren alt und gelten auch heute noch als Alternative zur westlichen Schulmedizin.

Die Basis der indischen Ayurveda-Medizin oder auch der Traditionellen Chinesischen Medizin (kurz TCM) bildeten sehr oft natürliche Quellen, wobei auch viele Gewürze eine große Rolle spielen, z.B. bei der Hemmung von Entzündungen, einem besseren Erinnerungsvermögen oder auch zum Abfangen von Stressreaktionen.

Neben „heilenden" und „lindernden" Eigenschaften haben Gewürze außerdem auch „verstärkende" Eigenschaften, durch die sie bestimmte positive Nahrungseffekte verstärken und verbessern.

Im Kapitel „Lerne unser Verdauungsorgan kennen" haben wir bereits eine kleine Einführung in die Verdauung bekommen. Die positive Wirkung von Gewürzen und Kräutern auf unseren Körper hat viel mit Verdauung zu tun. Nutzen wir z.B. Kümmel als Beigabe zu Kohl, dann bieten wir unserem Darm eine Entspannungstherapie in Form von wichtigen Ballaststoffen und ätherischen Ölen für die schwierige Verdauung des Kohls an.

Außerdem haben Gewürze einen sehr großen Vorteil im therapeutischen Sinne. Denn sie vermitteln, im Gegensatz zu vielen Nahrungsergänzungsmitteln oder Medikamenten, eher den wohligen Genuss, auch wenn sie zu medizinischen Zwecken verwendet werden.

Ich möchte Ihnen deswegen einige Gewürze mit ihren vermuteten Wirkungsweisen vorstellen, die in größten Teilen heute auch schon Ziel wissenschaftlicher Untersuchungen waren und sind:

Anis gilt als pilztötend, antibakteriell, schmerzstillend und beruhigend. Außerdem soll er krampflösend, magenstärkend und leicht harntreibend sein.

Bockshornklee gilt als Nervennahrung, ihm wird zudem die Verbesserung der Lernfähigkeit und Eigenschaften zur Verbesserung von Angstzuständen und Depressionen nachgesagt.

Chili fördert die Durchblutung und soll schmerzlindernd sein. Außerdem werden ihm nervenzellschützende Eigenschaften gegen Stress und Alzheimer nachgesagt.

Fenchel gilt als anregend, antibiotisch und krampflösend. Er wirkt zusätzlich bei Darmbeschwerden und soll verdauungsfördernd, appetitanregend und harntreibend sein.

Gewürznelken gelten als pilztötend, appetitanregend und sollen eine aphrodisierende und euphorische Wirkung haben. Außerdem werden ihnen infektionshemmende, schmerzstillende und verdauungsfördernde Wirkungen nachgesagt.

Ingwer wird eine entzündungshemmende Wirkung und ein starker Nervenzellschutz nachgesagt. Außerdem gilt er Herz-Kreislauf-unterstützend, schmerzlindernd und hilft bei Übelkeit und ist verdauungsfördernd.

Kardamom soll bei Verdauungsstörungen helfen. Außerdem soll er den Magen beruhigen und gegen Blähungen wirken.

Knoblauch werden schützende Wirkungen für unsere Nerven und anregende Wirkungen für unser Lern- und Gedächtniszentrum nachgesagt. Dazu soll er blutdrucksenkend, verdauungsfördernd und antioxidativ wirken.

Koriander wirkt anregend und zugleich beruhigend. Ihm werden zudem angstlindernde Wirkungen nachgesagt. Außerdem wird er als allergielindernd, verdauungsfördernd und vorbeugend gegen Verstopfung beschrieben.

Kreuzkümmel werden gedächtnisfördernde und stress- und nervenschützende Wirkungen nachgesagt. Außerdem wird er als Heilmittel bei Magen-Darmbeschwerden eingesetzt.

Kümmel gilt als kopfschmerzlindernd, desinfizierend und verdauungsfördernd. Ihm werden zudem anregende, stärkende, krampfstillende, blähungswidrige und appetitanregende Wirkungen nachgesagt.

Kurkuma dient zur Anregung der Magensaftproduktion und es wird ihm krebshemmende, antioxidative und entzündungshemmende Wirkung nachgesagt.

Lorbeer soll anregend, antibakteriell, kräftigend und schleimlösend wirken.

Majoran werden folgende Wirkungen zugeschrieben: antibakteriell, anregend und schleimlösend, außerdem harmonisierende und krampflösende Wirkungen.

Muskatnuss soll aphrodisierend und verdauungsfördernd wirken, außerdem lindert sie Muskel- und Gelenkschmerzen. Zusätzlich gilt sie als stimmungsaufhellend.

Oregano gilt als antibiotisch und beruhigend. Außerdem wird ihm schmerzlindernde Wirkung nachgesagt.

Paprika wirkt in Form von Verdauungsanregung und Wohlbefinden. Außerdem sind ihm die Wirkungen bei Migräne und Schwächeanfällen zugeordnet worden.

Pfeffer soll stoffwechselanregend, antibakteriell, gegen Blähungen, Sodbrennen sowie bei Magen- und Darmkrämpfen wirken. Außerdem wird er auch in fernöstlichen Kulturen als Schmerzmittel eingesetzt.

Piment gilt als appetitanregend, antioxidativ und verdauungsfördernd.

Rosmarin werden schmerzlindernde, kreislaufunterstützende und zyklusregulierende Wirkungen nachgesagt. Außerdem werden ihm entspannende, schmerzlindernde und wundheilende Wirkungen zugeordnet. Er soll zudem auch antiseptisch und krampflösend wirken.

Safran gilt als krebshemmend, aphrodisierend, beruhigend und ihm werden auch Wirkungen gegen Asthma oder Husten nachgesagt. Außerdem gilt er verdauungsfördernd und wirkt bei Menstruationsbeschwerden.

Thymian soll schleimlösend, entzündungshemmend und krampflösend wirken. Außerdem soll er Verdauungsprobleme lindern und beruhigend wirken sowie bei der Wundheilung helfen.

Vanille soll aphrodisierend, stimmungsaufhellend, entzündungshemmend und pilztötend wirken. Sie dient in manch einer Studie auch zur Krebsvorbeugung.

Zimt soll sich positiv auf den Kreislauf auswirken (kreislaufstabilisierend). Außerdem sind ihm entzündungshemmende und durchblutungsfördernde Wirkungsweisen nachgesagt.

Therapeutisch sind Gewürze meist fast frei von Nebenwirkungen, wenn wir sie überlegt anwenden. Doch wie bei anderen sekundären Pflanzenstoffen macht auch bei Gewürzen die Dosis das Gift. Deswegen sollten wir Gewürze nicht überdosieren, indem wir z.B. 50 g Zimt auf einmal konsumieren, sondern auch hier auf unseren gesunden Menschenverstand und ggf. angegebene Höchstmengen vertrauen.

Unser Körper würde uns außerdem zu einer hohen Wahrscheinlichkeit warnen und sich beispielsweise durch Brechreaktionen versuchen zu schützen, wenn wir manche Gewürze überdosiert einnehmen würden. Verwenden sollten wir sie zu therapeutischen Zwecken, aber dennoch nur in Absprache mit Medizinern oder Heilpraktikern. Gerade den Wechselwirkungen zu Medikamenten und bereits vorhandenen Krankheiten sollten wir nicht unwissentlich begegnen.

Wenn es nicht nur um den Geschmack, sondern auch um die Wirkung geht, verwende ich Gewürze am liebsten als Reingewürze. Damit meine ich Gewürze in ihrer ganzen Form, die noch nicht fein gemahlen wurden. Sollten wir diese also selbst frisch mörsern und zermahlen, werden wir ein Vielfaches an Intensität und ätherischen Ölen wahrnehmen können. Denn Gewürze sind sehr luft- und lichtempfindliche Produkte, deren Aromen verfliegen könnten. Deswegen ist es generell besser, sie in einer aromadichten Tüte, als in einem Glas aufzubewahren. In einem Glas z.B. befindet sich immer eine Luftmenge, die die Qualität beeinträchtigen könnte.

Gewürze werden daher am besten an dunklen und kühlen Orten gelagert.

Gewürze können relativ einfach in die Ernährung integriert werden, um dieser mehr geschmackliche Vielfalt und Attraktivität zu verleihen. Viele Gewürze lassen sich auch wunderbar kombinieren.

Dazu lohnt es sich, Gewürze und Kräuter nicht nur als Nahrungsmittel zu sehen. Sie eignen sich außerdem auch hervorragend für selbstgemachte Öle, Salben, Cremes, Wickel und Tinkturen. Benutzen wir den Schatz der Natur, wie unsere Vorfahren es schon Tausende von Jahren machten.

Bei Gewürz- und Kräutermischungen sollte unbedingt auf hochwertige Reinzutaten geachtet werden. Denn Gewürzmischungen sind häufig mit Geschmacksverstärkern sowie Zusatzstoffen versetzt und der Kräuter- und Gewürzanteile ist dabei eher gering.

Nutzen wir die Kraft der Natur für eine gesunde Ernährung, die schmeckt.

Zusammenfassung des Kapitels

- Gewürze können den Geschmack unseres Essens aufwerten.
- Gewürze haben in der Naturmedizin viele heilende Wirkungen.
- Gewürze können sich positiv auf unsere Darmflora auswirken.
- Lagern Sie Gewürze dunkel und kühl und am besten nicht in Gläsern.

Meine Notizen

18. GESETZ
NIMM EFFIZIENT AB

„Ein leerer Magen ist ein schlechter Ratgeber."

(Albert Einstein – deutscher Physiker)

***

Es war einmal ein Mann, dem begegnete an einem dunklen Waldrand ein alter Wagen. Er trug die Aufschrift „Wahrsagerin". Der Mann wollte sich einen kleinen Scherz erlauben und betrat den Wagen. Darin saß eine alte Dame, die ihn fragte, was sie für ihn tun könne. Der Mann lächelte etwas verschmitzt und fragte die Dame, ob er von ihr die Wahrheit der Welt erfahren könnte, denn an dem Wagen stand ja „Wahrsagerin" geschrieben. Die Frau lächelte und sagte: „Selbstverständlich kann ich Ihnen die ganze Wahrheit der Welt erzählen. Doch sind Sie auch bereit, den Preis dafür zu bezahlen?" Der Mann guckte etwas perplex und fragte, wie hoch denn der Preis sei. Die Frau antwortete: „Der Preis ist, dass Sie nie wieder in Frieden leben werden." Der Mann verließ eingeschüchtert den Wagen …

***

Der deutsche Aphoristiker und Lyriker Ernst Reinhold Hauschka sagte: „Wer die Wahrheit hören will, den sollte man vorher fragen, ob er sie ertragen kann." Genau aus diesem Grund wollen manche Menschen die Wahrheit, wie in dieser von Anthony de Mello´s inspirierten Geschichte, oft lieber nicht hören.

Nun gibt es – sehr zum Bedauern einer ganzen Diät-Industrie – auch bei dem Thema Diäten und Ernährung eine solche Wahrheit zu erfahren:

Wer abnehmen möchte, muss weniger Kalorien am Tag essen, als er verbraucht. Fertig!

Daraus abgeleitet können wir a) weniger Kalorien zuführen oder b) uns mehr bewegen und somit mehr Energie verbrauchen. Natürlich können wir auch beide Strategien kombinieren und dadurch den Effekt der Gewichtsabnahme noch steigern.

Im Kapitel „Baue dir ein Fundament“ haben wir bereits über das Thema Grundumsatz gesprochen. Würden wir diesen für uns ausrechnen und dazu Dinge wie körperliche Arbeit, Sport und Bewegung im Allgemeinen (z.B. Treppensteigen etc.) mit als Faktor berücksichtigen, dann würden wir die eine wichtige Zahl in der oben genannten Rechnung erhalten.

Als zweite Zahl bräuchten wir dann noch die tatsächliche Kalorien-Zuführung am Tag. Hierfür gibt es bereits hilfreiche Apps, die uns auch bei dieser Zahl helfen könnten.

Doch wollen wir das eigentlich und gibt es in der oben genannten Rechnung nicht auch Fehler?

Gucken wir uns mögliche Fehler in der Berechnung an:

Wie viele Kalorien benötigen wir

Meiner Meinung nach steht die Zahl des Grundumsatzes bereits auf sehr wackeligen Beinen, denn es gibt Menschen, die einfach aufgrund einer hohen Muskelmasse einen wesentlich höheren Grundumsatz haben. Denn Muskeln arbeiten, auch wenn wir nichts tun und verbrennen Energie. Dann spielt auch die Denkleistung eine wichtige Rolle. Selbst wenn wir im Bett liegen und uns nicht bewegen, kann unser Gehirn geistige Höchstleistungen vollbringen. Denn auch beim Lösen von schweren mathematischen Formeln steigt unser Grundumsatz. Und auch wenn wir schwer verdauliche Kost zu uns nehmen, wird unser Darm mit der Verdauung länger beschäftigt sein und indirekt dadurch mehr Kalorien beim Verdauungsvorgang verbrauchen.

Deswegen dürfen wir solche Faktoren mitberücksichtigen, ähnlich wie bei der Taille-Größe-Verhältnis-Berechnung, welche uns einen zusätzlichen Richtwert in Bezug auf mögliches Übergewicht gibt (siehe Kapitel „Löse dich von Essstörungen").

Wie viele Kalorien wir tatsächlich essen

Hier gab ich Ihnen im Kapitel „Baue dir ein Fundament" bereits das Beispiel, dass 100 g Walnüsse viel mehr Kalorien haben als z.B. 100 g Toastbrot. Doch die Nährwerte und Ballaststoffe wurden in dieser Rechnung nicht berücksichtig. So hat ein gestrichener Teelöffel (3 g) Flohsamenschalen gerade mal 6 kcal, aber er ist für unser Darmbiom im Dickdarm aufgrund der vielen Ballaststoffe ein wahres Festessen. Außerdem besitzen Flohsamenschalen quellende Eigenschaften und sind somit sättigend und kalorienarm zugleich. Hinweis: Wer Flohsamenschalen verzehrt, sollte stets auf eine ausreichende Wasserzufuhr achten! Aufgrund der hohen Ballaststoffe können Flohsamenschalen sehr viel Flüssigkeit binden. Von daher kann es zu Verstopfungen kommen, sofern man nicht ausreichend Wasser trinkt. Wiederum kann man Flohsamenschalen auch optimal bei Durchfall zu sich nehmen.

Deswegen sollten wir die Berechnung unseres Kalorienbedarfs und auch das Zählen von Kalorien an sich nicht zu sehr oder sogar als einzige Lösung unserer Gewichtsreduktion ansehen. Nichtsdestotrotz liefern uns die Zahlen zumindest Richtwerte und durch unser Ernährungsjournal können wir diese Richtwerte bereits sehr gut ableiten.

Auf der anderen Seite sollten wir den Punkt Nährstoffdichte evtl. auch noch aus einem anderen Blickwinkel betrachten:

Wenn wir es gewohnt sind, immer eine bestimmte Menge Essen zu uns zu nehmen, bis sich unsere Mechanorezeptoren im Magen melden, dass genug Nahrung im Magen vorhanden ist, dann können wir anstelle von Nudeln mit Käse-Sahne-Sauce auch zu Nudeln mit Tomaten-Karotten-Sellerie-Sauce greifen. Bei gleicher Menge Nahrung können wir so weniger Kalorien zu uns nehmen und den Grundstein für eine reduzierte Kalorienanzahl legen, ohne weniger zu essen. Im Kapitel „Verstehe unsere Nährstoffe" habe ich Ihnen den Wert „Glykämische-Last" für einige Lebensmittel aufgelistet, der diesen Sachverhalt erklärt. Wer anstelle von 50 g Haferkeksen zu 50 g Äpfeln greift, wird aufgrund der mehr enthaltenen Luft, Wasser und Ballaststoffe im Apfel am Ende weniger essen und länger satt sein.

Deswegen kann es ggf. auch helfen, unsere Flüssigkeitszufuhr auf ungesüßten Tee oder Wasser zu ändern. Allein durch diesen Effekt können wir täglich viele Kalorien aus zuckerhaltigen Limonaden oder Säften einsparen.

Das Thema Diäten und effizientes Abnehmen ist zudem in meinen Augen noch etwas weitläufiger zu betrachten, als die simple Gleichung „Iss weniger Kalorien, als du verbrauchst". Denn wenn die Sache so einfach wäre, warum sind dann so viele Menschen übergewichtig und warum haben wir teilweise so große Probleme, das Körpergewicht vor allem langfristig in den Griff zu bekommen? An Disziplin mangelt es bei den meisten von uns zumindest in der Anfangszeit nicht – wir sollten es daher ganzheitlicher betrachten.

In diesem Buch habe ich Ihnen bereits einige mögliche Ursachen vorgestellt. Eventuell haben wir falsche Glaubenssätze in uns getragen. Vielleicht haben wir eine Essstörung oder unser Sättigungsgefühl ist durch unseren Darm falsch beeinflusst worden…?

Wichtig bei unseren Überlegungen ist auch, zu reflektieren, ob wir bereits in einem chronischen Diätverhalten feststecken, bei dem wir evtl. von einer Diät zur nächsten springen. Ständiges Diäthalten kann eine Vorstufe einer Essstörung sein und Menschen in ihrem kompletten Essverhalten beeinflussen. Auch diesen Punkt sollten wir an dieser Stelle hinterfragen und versuchen aufzulösen.

Es ist zudem nicht verwunderlich, dass wir oft in einen sogenannten „JoJo-Effekt" rutschen. Nach dem Ende einer Hungerphase zieht es den Körper immer zu Nahrung hin. Das ist wieder ein steinzeitliches Muster, das früher unser Überleben sicherte. Unser Körper weiß nicht, dass unsere Hungerphase künstlich herbeigeführt wurde. Deswegen ist „kurzfristiges" Hungern keine langfristige Lösung für eine Gewichtsreduktion.

Insgesamt sind meiner Meinung nach die Ursachenermittlung, Erkennung und der Wille, diese Dinge zu ändern, die wichtigsten Punkte im Umgang mit effizientem Abnehmen.

Ich gab Ihnen auch bereits im Kapitel „Lerne deinen Geschmackssinn kennen“ eine mögliche Lösung für positiv verlaufende Diäten an die Hand. Denn wer mit gesunden Lebensmitteln geschmacklich besser kocht und einen höheren Proteinanteil in seine Ernährung integriert, ist bereits auf einem guten Weg.

Im Grunde vermitteln eigentlich alle Diäten eine höhere Aufnahme von Proteinen. Sei es bei Paleo durch mehr Naturkost oder bei „Low Fat“- / „Low Carb“-Diäten mit der geringeren Menge an Fett oder Kohlenhydraten und der daraus resultierenden prozentual höheren Aufnahme von Proteinen.

Der französische Schriftsteller Jean-Jacques Rousseau sagte einst: „Die Freiheit des Menschen liegt nicht darin, dass er tun kann, was er will, sondern dass er nicht tun muss, was er nicht will.“

Am besten vermeiden wir jegliche Formen von Diäten! Ich bin kein Freund von Zwängen und Einschränkungen, welche uns viele Ernährungsarten oder Diäten auferlegen wollen. Einzig bei stark übergewichtigen Menschen könnte eine Ernährung in Richtung „Low Carb“, evtl. auch in Kombination mit einer Stoffwechsel- / Darmsanierungskur, aus meiner Sicht sinnvoll sein. Hier kenne ich einige Beispiele aus meinem Umfeld, wo diese „Diät-Formen“ den Menschen sehr geholfen haben.

Ansonsten hilft uns an dieser Stelle eventuell das Einrichten eines „Wenn-dann-Planes“. Also eines Plans, der alle möglichen kommenden Situationen beschreibt und Lösungen parat hält. Wenn wir es z.B. gewohnt waren, uns bei Kummer mit Schokolade zu trösten, gilt es mit dieser Gewohnheit zu brechen: Der Schlüssel liegt darin, den Automatismus zwischen Reiz („Ich fühle mich traurig“) und Reaktion („Ich greife zur Schokolade“) zu stoppen. Wenn wir uns das nächste Mal traurig fühlen, schließen wir die Augen und atmen tief ein und aus und greifen bewusst nicht zur Schokolade. Denn sie wird unser eigentliches Problem nicht lösen.

Und wenn uns der direkte Verzicht auf ungesündere Nahrung zu schwerfällt, so können wir uns beispielsweise einen Rooibos-Tee mit etwas Vanille machen. Diese alternative Handlung ist hilfreich, damit unser inneres „Ich“ nicht plötzlich ohne psychische Stütze dasteht. Der Tee löscht in dem Moment nicht nur den Durst, sondern wärmt Herz und Seele.

Oder wenn wir die nächste Heißhungerattacke verspüren, denken wir erst einmal an eine Situation, in der wir uns lebendig und voller Energie fühlten oder erinnern uns an unsere körperlichen und gesundheitlichen Ziele, die wir anstreben und die damit verbundenen positiven Gefühle. Danach hinterfragen wir gegebenenfalls uns selbst, warum wir diese Heißhungerattacke fühlen und ob es jetzt richtig ist, dieser Attacke zu folgen. Oder ob nicht eine andere Möglichkeit zur Erfüllung dieses Bedürfnisses besteht, z.B. sich mehr Ruhe zu gönnen oder eine große Runde spazieren zu gehen, um den Kopf frei zu bekommen.

Gerade auch unsere innere Stimme in Form von „Schuldgefühlen" oder „Ermahnungen", nicht zu bestimmten Dingen zu greifen, sollten wir versuchen mit Bewusstheit und Klarheit über „gute" Lebensmittel zu überstimmen und ruhig zu stellen.

Lernen wir außerdem, uns wieder selbst anzunehmen. Seien wir dabei schonungslos ehrlich mit uns und versuchen wir, uns selbst und auch anderen Menschen (denen wir Schuld an unserem Essverhalten geben) zu verzeihen. Dadurch können versteckte innere Blockaden endlich gelöst werden. Denn sobald wir diese Opferrolle von uns abstreifen, können wir wieder Urvertrauen in uns selbst aufbauen.

Unsere Ernährungswahl sollte möglichst frei sein – lösen sollten wir uns deswegen auch von generellen Verboten. Selbst ein Verbot von „gesundheitlich" bedenklicher Nahrung kann unser unterbewusstes kleines Kind wieder dazu bringen, mit uns irgendwann zu spielen. Verbote sind leider immer etwas „Reizvolles". Geben wir uns keine Verbote vor, verliert dieser Reiz an Wirkung. Allerdings brauchen wir eine ausgeglichene Art von Intuition, Denken und Fühlen, um durch diese Freiheit nicht auf falsche Wege zu geraten.

Denken wir auch nicht mehr so viel ans Essen. Wer sich permanent Gedanken darüber macht, was er wann, wie viel, weswegen essen möchte, der kann auch hierüber Probleme mit seinem Essverhalten bekommen. Gerade „Schuld- und Schamgefühle", wenn wir eine Diätregel gebrochen haben sollten, sind mehr als kontraproduktiv und verleiten in bestimmten Momenten dazu, sich zu überessen. Im Kapitel „Ändere deinen Fokus und steuere deine Emotionen" werden wir auf das Thema noch detailliert eingehen.

Viele Dinge im Umgang mit Diäten haben mit Selbstwahrnehmung und Selbstkontrolle zu tun. Wenn wir die Gründe für ein positives „Ernährungsverhalten“ aus dem Kapitel „Baue dir ein Fundament“ verinnerlicht haben, dann werden uns diese Gründe in schweren Situationen helfen. Wir brauchen ein starkes „**Warum**“, um unsere Ziele langfristig zu verfolgen und um Hürden und Hindernisse auf diesem Weg zu überwinden. Holen wir deswegen in diesen Situationen unser Ernährungsjournal hervor und lesen noch einmal, warum wir uns gesund ernähren wollen und was wir schon alles Gutes im Leben vollbracht haben.

Wer dieses Buch mit Bewusstheit liest (vielleicht auch ein zweites und drittes Mal), wird für sich erkennen können, was für ihn persönlich am besten ist. Deswegen braucht jeder Mensch eine an sich angepasste individuelle Diät, die auch Unverträglichkeiten, geschmackliche Vorlieben und Denkmuster in Form von persönlichem Ansporn und Motivation berücksichtigt.

Nur wenn wir unsere Richtwerte mit diesen Dingen abgleichen, werden wir die für uns richtige Lösung in Bezug auf effizientes Abnehmen finden. Aus demselben Grund gab ich Ihnen in meinem Vorwort bereits den Hinweis, aus diesem Buch Ihre eigenen „Gesetze Ihrer gesunden Ernährung“ abzuleiten.

Kombinieren wir diese Gesetze mit den oben genannten Richtwerten und dem ein oder anderen gegebenen Tipp, dann werden wir alle effizient und gut abnehmen können, wenn wir es denn auch wollen.

Um unsere eigene individuelle Form unserer persönlichen Diät erfolgreich im Alltag zu integrieren, gibt es noch eine wichtige Sache:

Wir sollten lernen, mit Ablehnung umzugehen. Denn egal was wir machen, es wird immer Menschen geben, die unsere persönlichen Lösungen nicht verstehen werden oder verstehen wollen.

In der Regel durchlaufen wir, egal was wir tun, drei Phasen:

- In der ersten Phase ernten wir oft Spott und es wird Menschen geben, die sich lustig über uns machen werden. Wir bekommen z.B. Sätze zu hören wie: „Du willst Diät machen? Das hat doch schon die letzten 10 Jahre nicht funktioniert.“

- In der zweiten Phase erreichen wir oft bereits erste Ergebnisse, werden nun aber auch vielfach kritisiert. Wir bekommen nun z.B. Sätze zu hören wie: „Das ist sicherlich nicht gesund, was du da tust, sei bitte vorsichtig."
- In der dritten Phase erhalten wir dann Anerkennung. Denn wer sich treu bleibt und seiner Linie folgt, wird erfolgreich sein und so dreht sich die Kritik in Anerkennung. Eventuell können in diesem Bereich aber auch Punkte wie Neid und falsche Kritik auftreten.

Wir dürfen nun lernen, an dieser Kritik nicht zu zerbrechen. Das können wir z.B. tun, indem wir lernen zu verstehen, dass nicht alle Menschen böswillig mit uns sind. Der mexikanische Filmemacher Luis Buñuel sagte einst: „Mancher lehnt eine gute Idee bloß deshalb ab, weil sie nicht von ihm ist."

Und manchmal ist es auch so, dass Menschen in unserem Leben es nicht besser wissen. Teilweise wollen diese uns sogar beschützen. So möchte z.B. eine Mutter eigentlich fast immer das Beste für ihr Kind, allerdings ist ihr eigener Horizont eventuell durch eigene Glaubenssätze und Werte ihrer Eltern bestimmt. Nehmen wir deswegen besser nur Ratschläge von Menschen an, die bereits das geschafft haben, was wir auch erreichen wollen. Sehen wir uns ihre Strategien an und nehmen uns davon etwas für unsere eigene Weiterentwicklung mit.

Auch Kritik sollte immer hinterfragt werden, ob diese überhaupt gerechtfertigt ist. Doch Kritik, die von Menschen kommt, die im Denken weiter sind als wir und sich diese Autorität verdienen, sollte angehört werden. Nutzen Sie diese Kritik konstruktiv, um daran zu wachsen.

Wer den Umgang mit Ablehnung einmal bewusst selbst erleben und kennenlernen möchte, der kann sich einmal für 1 Stunde im Urlaub in Ägypten ins älteste Café von Kairo setzen. Glauben Sie mir, dass jeder, der dort 1 Stunde lang von Straßenverkäufern jeglicher Art bedrängt wurde, danach genau weiß, was ein „Nein" und „Ablehnung" bedeutet.

Es lohnt sich, einen gesunden Egoismus zu entwickeln. Hierbei geht es nicht eigentlich um Egoismus im klassischen Sinn, sondern vielmehr um eine Form der gesunden und liebevollen Selbstfürsorge. Abgrenzung spielt hier eine wichtige Rolle. Wer sich eine „dickere Haut" zulegt, kann in Zukunft selbst entscheiden, wer einen beeinflussen darf und wer nicht.

Zudem wird es immer Menschen geben, die uns nicht verstehen werden und verstehen wollen. Meist möchten diese Menschen von ihren eigenen Problemen ablenken oder fühlen sich durch unser Verhalten sogar indirekt angegriffen.

Deswegen sollte unser Ziel einer erfolgreichen Diät auch immer nur unser persönliches Wohlfühlgewicht darstellen. Ob es nun am unteren oder oberen Ende eines perfekten Taille-Größe-Verhältnis liegt, ist einzig und allein uns selbst überlassen. Unser Ziel dient auch dazu, unseren eigenen Körper so anzunehmen, wie wir ihn persönlich als schön und liebenswert empfinden.

Wichtig an dieser Stelle ist es, sich von Selbsthass jeglicher Art gegenüber unserem Körper oder Körperbau zu lösen. Auch sich mit anderen zu vergleichen, macht uns nicht glücklich.

Wir alle sind wunderschön, so wie wir sind.

Es ist deswegen auch so wichtig, sich selbst neue, positive Essgewohnheiten anzueignen. Die Königsdisziplin dessen ist, wenn wir uns selbst neue Werte schaffen. Werte sind personenabhängige Leitvorstellungen darüber, was richtig und erstrebenswert ist. Ein solcher Wert kann z.B. Freiheit oder Wohltätigkeit sein.

Anders gesagt sind unsere Werte unsere persönlichen Gesetze, nach denen wir unser Leben aufgebaut haben. Sie dienen uns gewissermaßen als „Kompass", indem sie unsere Entscheidungen und unser Verhalten beeinflussen und leiten.

Wir können eigene Werte sehr gut dazu nutzen, um effizient abzunehmen:

Stellen Sie sich zuallererst die Frage: **„Was möchte ich eigentlich essen?"** Die Antwort auf diese Frage wird Ihnen helfen, Ihre eigenen „Ernährungswerte" zu verstehen.

Z.B. kommen Ihnen nun Antworten wie: vegan, gesund oder einfach nur genussvoll und leidenschaftlich?

Nun können Sie diese Werte z.B. mit dem Inhalt dieses Buches abgleichen und schauen, ob Sie die Werte so weiterführen wollen oder ob Sie diese vielleicht auch verändern möchten.

Fragen Sie sich dazu: **„Was möchte ich in Zukunft essen?“**

***

Kommen wir nun zu dem Punkt und fragen uns, warum so viele Diäten scheitern.

In erster Linie liegt es an unserer Willenskraft. Diese steht uns leider nicht unendlich zur Verfügung. Wir können uns diese wieder wie einen Muskel vorstellen, der irgendwann überbeansprucht wird und somit erschöpft ist. Genau aus diesem Grund scheitern Diäten oft in den Abendstunden, denn abends ist unsere Willenskraft bereits müde und wir neigen dazu, uns zu überessen.

Dazu kommt außerdem, dass etwas zu unterlassen mehr Willenskraft kostet als wenn wir etwas tun wollen. Der Gang zum Sport kostet uns eventuell nur 1,5 Stunden Willenskraft, bis der Sport beendet ist, während ein Verbot einen ganzen Tag Willenskraft kosten kann. Deswegen ist auch mentale Stärke ein wichtiger Aspekt, um Diäten mit notwendigen Einschränkungen erfolgreich durchzuhalten.

Auf der anderen Seite gilt es den Zustand mentaler Erschöpfung in Phasen einer Ernährungsumstellung unbedingt zu vermeiden. Sind wir mental angeschlagen, kann es passieren, dass unsere Gedanken in eine Art intuitives Handeln abrutschen, welches uns zwar unser Überleben sichert, Dinge aber nicht mehr rational und mit Verstand betrachten lässt. Unser Überlebensmodus kann in einer solchen Phase des mentalen Stresses also einfach auf Kalorienzufuhr umschalten – komme was wolle.

Eine Lösung des Problems könnte sein, dass wir uns nicht darauf konzentrieren, was wir nicht machen sollen, sondern besser darauf, was wir anstelle tun möchten. In Form der erfolgreichen Diät können wir z.B. abends ein paar gesunde Nüsse und Gemüsesticks vor dem Fernseher knabbern, anstelle Chips und andere ungesunde Dinge wie gewohnt zu essen.

Außerdem lohnt es sich auch, sich seinen Ängsten zu stellen. Denn „Essattacken“ können auch auf Basis von „Existenzängsten“ entstehen. Hierzu gab ich Ihnen bereits im Kapitel „Lerne, mit Angst umzugehen“ einige Tipps.

Um Willenskraft zu stärken, können wir diese versuchen zu trainieren. Ich gab Ihnen dazu im Kapitel „Baue dir ein Fundament“ bereits den Rat, es mit kleinen Dingen zu probieren. Versuchen wir z.B. über den Tag verteilt gerade zu sitzen oder zu stehen, mit der schwächeren Hand zu schreiben, kalt zu duschen oder bereits verinnerlichtes Gewohnheitsverhalten zu ändern.

Außerdem fällt es leichter, Willensstarke aufzubauen, wenn wir uns beobachtet fühlen. Teilen Sie deswegen unser Vorhaben mit Freunden oder auf Social Media. Durch den positiven Zuspruch unserer Freunde werden wir motiviert, dranzubleiben.

Dazu möchte ich Ihnen noch einen etwas kontraproduktiven Punkt in Bezug auf Willensstärke und Diäten nicht verheimlichen. Leider stärkt auch die Glykogenaufnahme (Zucker) unsere Willensstärke. Kleinere zuckerhaltige Belohnungen in Maßen können sich deswegen auch positiv auf unsere Willenskraft auswirken.

Ein ganz wichtiger Punkt sind auch Schicksalsschläge und Zufälle – diese können unser Leben von heute auf morgen grundlegend verändern und jegliche neuen, guten Gewohnheiten mit ausdauernder Willensstärke innerhalb von Sekunden zunichte machen. Wir sollten diesen Punkt kennen und für uns als Eventualität bereits mit einem „Wenn-dann-Plan“ einplanen. Jeder Schicksalsschlag, jeder Job- oder Partnerverlust kann auch als Chance bezeichnet werden, nun seine neuen Gewohnheiten zu verfestigen oder zu beginnen, anstelle sie abzulegen. Wir sollten dazu nur lernen, diesen neuen Umstand anzunehmen, denn ändern können wir die Situation meist nicht mehr. Natürlich sollten wir jetzt nicht in eine Wartehaltung gehen, um endlich eine Veränderung herbeiführen zu können, aber wir sollten auf solche Eventualitäten vorbereitet sein.

Viele Menschen scheitern bei einer Diät außerdem am Aktionismus, den sie häufig mit Veränderungen verwechseln. Das ist der Grund, warum viele nach einer Diät bereits einige Wochen später wieder das alte Gewicht auf den

Rippen haben. Denn nur Veränderungen sind tatsächliche Entscheidungen, bei denen wir die Wurzel der Probleme hinterfragen und unsere Einstellung grundlegend ändern. Hier wäre z.B. die Frage sinnvoller, warum wir uns mit schlechtem Essen belohnen und warum wir nicht besser einen anderen Weg gehen, bei dem ein Essen nicht schlechter ist, aber dafür viel gesünder und nahrhafter.

Mit einem solchen Satz können wir neue Werte in unserem Unterbewusstsein erschaffen. Haben wir den Wert „Gesundheit“ in unser Bewusstsein integriert, werden wir alles Nötige ohne größere Probleme veranlassen, um dieses Ziel zu erreichen. Und dazu gehört auch das effiziente Erreichen des Normalgewichtes.

Eventuell helfen uns auch andere neue Werte wie „Disziplin, Lebensfreude, Gelassenheit, Verantwortung oder Vertrauen“, um die Dinge aus diesem Buch tiefer zu verfestigten oder überhaupt an uns heranzulassen.

Ein weiterer Punkt, der uns helfen wird, effizient abzunehmen, ist, sich von negativen Essgewohnheiten und Problemen zu lösen. Dazu gab ich Ihnen bereits mehrere Tipps im Kapitel „Hinterfrage eigene Essgewohnheiten“ oder „Löse dich von Essstörungen“. Lösen wir an dieser Stelle nun auch Hindernisse zwischen uns und dem erfolgreichen Abnehmen.

Solche Hindernisse können z.B. Ignoranz (sich nicht öffnen zu wollen), Eitelkeit (sich selbst zu ernst zu nehmen), Angst (siehe Kapitel „Lerne, mit Angst umzugehen“), Selbstzweifel (der Vergleich mit anderen Menschen) oder Schuld (durch Manipulation egoistischer Menschen) sein.

Lassen wir uns bei der Umstellung und dem Lösen der Probleme Zeit. Gestehen wir uns unsere Fehler ein und ändern wir nun unser Bewusstsein über das Problem / Störung.

Akzeptieren wir das Problem, nehmen wir ab jetzt die Dinge anders wahr. Wenn wir z.B. ein absoluter Zuckerjunkie sind, können wir unsere Denkweise dahingehend ändern, dass wir Zucker als Genussmittel ähnlich wie Alkohol betrachten. Wir müssen uns nicht dazu zwingen, gänzlich darauf zu verzichten, aber wir können lernen, ihm eine andere Priorität zu geben. Dadurch ändern wir eventuell unsere Sichtweise und sehen die 25 g Zucker, die die WHO als Maximalwert ansieht, als Grenzwert, bei dem wir am Tag 1 kleine Flasche Cola trinken, 1 Kugel Eis oder 1/5 Tüte Gummibärchen essen können.

Sie merken nun vielleicht auch, dass strenges Einschränken in Form einer Diät bei effizientem Abnehmen nicht unbedingt notwendig ist. Dies würde unnötigen Stress erzeugen, der, wie bereits beschrieben, wiederum eine Gewichtsreduktion negativ beeinflussen kann.

Neben unserer Willenskraft, Werten und Essgewohnheiten können sich auch Nahrungsmittel positiv auf unseren Stoffwechsel und damit auch auf unser Gewicht auswirken.

In unserem Stoffwechselprogramm gibt es Proteine, die z.B. Enzyme steuern und am Fettabbau beteiligt sind. Diese Proteine werden Sirtuine genannt und können durch bestimmte sekundäre Pflanzenstoffe bei ihrer Arbeit unterstützt werden. Solche sekundären Pflanzenstoffe stecken z.B. in Gewürzen wie Knoblauch, Chili, Kurkuma oder auch in Weintrauben, Grünkohl, Stangensellerie, Rucola, roten Zwiebeln, Blaubeeren, Zitrusfrüchten, Petersilie, Buchweizen, Soja, Walnüssen, Naturkakao, grünem Tee oder Kaffee.

Sie merken bei der Lebensmittelauswahl vielleicht, dass es sich dabei auch um viele Nahrungsmittel handelt, die Bitterstoffe beinhalten.

Wir wissen, durch das Kapitel „Lerne deinen Geschmackssinn kennen“ bereits, dass der Körper Bitterkeit als Gefahr interpretiert. Deswegen sind Bitterstoffe auch natürliche Appetitzügler, denn die Rezeptoren im Darm werden dem Körper melden, dass jetzt genug davon vorhanden ist. Aus diesem Grund können Extrakte aus Bitterpflanzen (z.B. Mariendistel) in Tropfenform vor Heißhungerattacken schützen.

Außerdem helfen die Bitterstoffe unserer Leber bei der Regeneration. Also gönnen wir uns ab und an gerne etwas Gutes für die Leber und unseren Appetit.

Nicht nur mit Bitterstoffen, auch durch den Geschmackssinn „sauer“ können wir unseren Appetit zügeln, z.B. durch die regelmäßige Einnahme von Apfelessig.

Deswegen kann es empfehlenswert sein, teilweise auch immer einen Spritzer Essig beim Kochen zu verwenden.

Als letzten Tipp möchte ich Ihnen noch diesen geben: Schlafen Sie ggf. mehr. Es gibt Studien, die darauf hindeuten, dass wir durch längeres Schlafen mehr Fett verbrennen und dass wir außerdem zum mehr Essen neigen, wenn wir müde sind. Wie wichtig Schlaf ist, wissen wir bereits aus dem Kapitel „Gehe richtig mit Stress um“. Gehen wir deswegen auch jegliches „Abnehmprogramm“ entspannt, ruhig und ohne Angst an.

Zusammenfassung des Kapitels

- Wer abnehmen möchte, sollte weniger Kalorien essen, als er verbraucht.
- Die Ursachenermittlung, Erkennung und der Wille, diese Dinge zu ändern, sind die wichtigsten Punkte im Umgang mit effizientem Abnehmen.
- Lernen Sie, mit Ablehnungen umzugehen.
- Schaffen Sie sich die richtigen Werte in Bezug auf Ihre Ernährung.
- Hüten Sie sich vor Aktionismus, wenn Sie Veränderungen anstreben.
- Lösen Sie sich von negativen Essgewohnheiten, Glaubenssätzen und Hindernissen.
- Nutzen Sie Bitterstoffe in Nahrungsmitteln, um effektiv abzunehmen.

Meine Selbstreflexion

Welche Ernährungswerte habe ich / Was möchte ich eigentlich essen?

....

....

....

....

....

Was möchte ich in Zukunft essen?

....

....

....

....

....

Welche Hindernisse blockieren mich?

....

....

....

....

....

Meine Notizen

....

....

....

....

....

....

....

....

....

....

....

....

19. GESETZ
LERNE DIE KUNST DES FASTENS UND VERZICHTS

„Die Fastenzeiten sind Teil meines Wesens. Ich kann auf sie ebenso wenig verzichten wie auf meine Augen. Was die Augen für die äußere Welt sind, das ist das Fasten für die innere.“

(Mahatma Gandhi)

***

Es war einmal ein Baum, mit einem kleinen Loch im Stamm, in dem ein Hirte trockne Brote mit getrockneten Fleischstückchen als Notration lagerte.

Als ein Fuchs die Höhle fand, fraß er die Notration des Hirten leer. Dabei schwoll sein Bauch an, sodass er aus dem Loch im Baum nicht mehr herausklettern konnte.

Er klagte nun sehr laut, sodass ein anderer Fuchs ihn hörte und spottete: „Nun halte hier ein paar Fastentage, denn solange dein Bauch nicht wieder so dünn ist, wie du hineingestiegen bist, solange wirst du auch nicht mehr herauskommen.“

***

Die Geschichte ist bereits mehrere Hundert Jahre alt und dennoch lehrt sie uns, wie bereits im vorherigen Kapitel beschrieben, dass Diäthalten bis zu einem gesunden Taille-Größe-Verhältnis für unsere Gesundheit und Wohlbefinden nicht verkehrt zu sein scheint.
Auf eine sehr effektive Art bin ich allerdings im letzten Kapitel noch nicht eingegangen: das Fasten.

Fasten geht auf eine lange Tradition zurück. Es gibt verschiedene Formen des Fastens, jedoch geht es im Kern immer um einen bewussten Verzicht auf Nahrungsmittel für einen bestimmten Zeitraum. So wird bei manchen Fastenformen z.B. kein Essen und nur Wasser zu sich genommen, während beim Saft-Fasten lediglich ausgewählte Säfte getrunken werden und beim Basen-Fasten ausschließlich auf basenreiche Kost gesetzt wird. Bei Übergewicht kann gezieltes Fasten durchaus ein guter Einstieg in eine Gewichtsreduktion und Ernährungsumstellung sein. Doch auch ganz allgemein betrachtet liegen im Fasten viele gesundheitliche Vorteile. Warum das so ist, erkläre ich Ihnen sehr gerne:

Der Mensch ist auf natürliche Art und Weise bereits darauf programmiert, ab und an zu hungern. Schließlich gab es im Lauf der Menschheitsgeschichte immer wieder Phasen, in denen Essen nicht im Übermaß verfügbar war. Genau aus diesem Grund halfen unseren Vorfahren beispielsweise süße Früchte im Sommer, eine Fettreserve für den kalten Winter anzulegen. Den Winter verbrachten sie nun im Fastenmodus und begnügten sich mit dem Wenigen, was vorhanden war.

In den letzten zwei Jahrhunderten ist zu beobachten, dass sich das gesellschaftliche optische Erscheinungsbild des Körpers stets dem Angebot an Nahrung angepasst hat. So galten zu Zeiten, in denen es keine Nahrung im Überfluss gab, beleibtere Frauen und Männer als attraktiver als beispielsweise in der heutigen Zeit. Der Körper in seiner Form symbolisiert somit auch das gesellschaftliche Bild von Luxus. Eben entweder den Luxus, sich Nahrung leisten zu können, oder eben den, sich zügeln und hochwertig ernähren zu können.

Dies nur mal am Rande als Erläuterung erwähnt, wie solch eine perfekte Vorstellung vom Körper in den jeweiligen Jahrhunderten zustande kam. Im Detail sind dabei aber auch noch die Vorlieben einzelner Kulturen und Regionen auf der Welt zu berücksichtigen und nicht nur das Zeitalter selbst. Aber das wäre an dieser Stelle zu umfangreich in der Erzählung.

Dennoch sollten wir neben der Berücksichtigung von gesundheitlichen Aspekten stets im Hinterkopf haben, dass es für jeden von uns sein ganz persönliches Wohlfühlgewicht gibt, was auch gut so ist. Wir sind alles Individuen. Innerlich und äußerlich. Und auch das ist gut so. Wie langweilig wäre denn ansonsten die Welt, wenn wir alle gleich denken, handeln und aussehen würden?!

Dass heutzutage Supermärkte und Essen im Überfluss vorhanden sind, hat unser Körper erst in den letzten 100 Jahren erfahren dürfen und so haben wir insbesondere in der westlichen Welt kaum noch die Notwendigkeit, auf Essen verzichten zu müssen.

Dies ist natürlich zunächst einmal ein großes Privileg, welches unserem auf Fastenzeiten ausgerichteten Organismus jedoch entgegenwirkt.

Der Dünndarm schaltet z.B. nach 10 Stunden in eine Art „Säuberungsprogramm". Aber nicht nur er ist nach diesen 10 Stunden des Hungers in einem anderen Modus. Durch die sogenannte Autophagie fängt unser Körper an, nicht mehr benötigte oder krankhafte Zellbestandteile aufzuräumen, zu entsorgen und sich zu erneuern. In dieser Regenerationsphase können z.B. auch fehlerhafte Zellen (die eventuell sogar zu einem späteren Zeitpunkt Krebs verursachen könnten) entsorgt oder repariert werden. Zusätzlich stellt der Körper in dieser Hungerphase den Stoffwechsel auf Fettverbrennung um.

Diesen Effekt nutzt auch die ketogene Ernährung, wie ich Ihnen im Kapitel „Enttarne Ernährungsmythen" und unter dem Mythos „unser Gehirn braucht unbedingt Zucker zum Leben" erklärt habe. Der Körper stellt in dieser Phase auf Fettverbrennung um. Denn solange Insulin und Zucker in unseren Blutbahnen fließen, braucht der Körper nicht an seine Reserven zu gehen und z.B. Fettpölsterchen abzubauen.

In diesem Zusammenhang kommen auch die im vorherigen Kapitel beschriebenen Sirtuine wieder vermehrt zum Einsatz, denn diese fördern im Fastenzustand unseren Fettabbau.

Deswegen ist es meiner Meinung nach wichtig, dem Körper diese Ruhephasen zu geben und von Zeit zu Zeit bewusste Fastenphasen einzulegen. Am bekanntesten ist dabei die 16:8 Regel, welches auch gerne Intervallfasten genannt wird. Hierbei wird 16 Stunden auf jegliche Nahrungsaufnahme verzichtet. Danach dürfen wir in den folgenden 8 Stunden wieder Nahrung zu uns nehmen. Während der Fastenzeit sollte ausreichend Wasser getrunken werden, um eine gute Versorgung mit Flüssigkeit zu gewährleisten.

Bei diesem „Intervallfasten“ gibt es sogar Studien, die aufzeigen, dass Mäuse in Versuchen mit derselben Anzahl an Kalorien durch die Zeitversetzung beim Essen abnehmen können. Auch beim Menschen gibt es Erfahrungsberichte, die diese These bestätigen. Zudem soll diese Art zu fasten Linderung bei Bluthochdruck und Arthrose verschaffen.

Fasten sollte dennoch stets mit Bedacht angegangen werden. Bei Diabetes oder einer Glukoseintoleranz (Vorbote von Diabetes) sollte z.B. darauf geachtet werden, besser auf das Abendessen zu verzichten und dafür ein Frühstück in den Speiseplan zu integrieren. Bei Problemen mit den Nebennieren oder Untergewicht sollten wir zudem generell auf das Fasten verzichten.

Besprechen Sie bei bestehenden Krankheiten Ihre Fastenabsicht generell mit einem Arzt, auch um mögliche Wechselwirkungen mit Medikamenten zu vermeiden. Schließlich soll es das Ziel sein, unserer Gesundheit etwas Gutes zu tun.

Außer den bisher erwähnten Fastenarten gibt es natürlich noch viele andere wie das 5/2-Fasten, bei dem zwei Tage die Woche gefastet wird, oder auch die 1:1-Methode, bei der immer ein Tag gefastet wird und ein Tag normal verbracht wird. Beim Scheinfasten hingegen wird über einen Zeitraum von fünf Tagen die Kalorienzufuhr stark reduziert, aber dennoch wird über den Tag verteilt der Körper über kleine Mahlzeiten mit wichtigen Nährstoffen versorgt.

Auch das ganzheitliche Fasten in Kliniken über einen gewissen Zeitraum kann unserem Körper helfen, sich zu regenerieren.

Wichtig ist, dass wir auch an „Null“-Fastentagen nicht komplett auf Proteine verzichten. Ansonsten kann es dazu führen, dass der Körper Magergewebe verstoffwechselt, was sich negativ auf unsere Gesamtmuskelmasse auswirken könnte. Denn wenn wir Muskelmasse verlieren, werden wir in Zukunft auch weniger Energie im Grundumsatz verbrennen (und zwar die Energie, die wir auch ohne Sport und Bewegung zum Erhalt immer benötigen). Wer nach den Fastentagen nun wieder „normal“ wie vorher essen würde, würde so einen Kalorienüberschuss erzeugen, der dazu führen kann, dass er letztendlich wieder durch höhere Fettreserven zunehmen würden.

Um feste Fastentage in den Alltag zu integrieren, bedarf es für viele Menschen etwas Mut. Leider überwiegt bei einigen die Angst vor dem Hungergefühl, denn bei diesem fühlen sie Leid und Unwohlsein. Auch gibt es Menschen, die meinen, dass sie sich beim ersten Anzeichen von Hunger schwach, antriebslos und unkonzentriert fühlen.

Wenn jemand starker Kaffeetrinker ist, kann das tatsächlich zu einer Art „Entzugserscheinung“ in Form von starken Kopfschmerzen bei echten Fastentagen führen. Ansonsten ist es wieder einmal eine „Gewohnheitssache“. Wenn wir unser echtes „Hungergefühl“, wie im Kapitel „Lerne, wann du dich satt fühlst“ kennen, werden wir bei echten Fastentagen maximal am zweiten Tag ein Unwohlsein empfinden, was es zu durchbrechen gilt. Danach ist das Gröbste überstanden.

Ich selbst habe mein eigenes Ernährungsverhalten innerhalb der 16:8- (manchmal auch 14:10-) Grenzen integriert. So versuche ich, möglichst zwischen 18.00 und 20.00 Uhr abends das letzte Mal zu essen und frühstücke am nächsten Tag nicht vor 10.00 / 11.00 Uhr. In bestimmten Phasen des Jahres intensiviere ich das Ganze noch mit maximal zwei Mahlzeiten am Tag. Ansonsten versuche ich generell, maximal dreimal am Tag zu essen und auf jegliches „Snacken“ zu verzichten. So bleiben auch zwischen den Mahlzeiten immer ein paar Stunden, die der Körper ungestört für seine Verdauungsarbeit nutzen kann.

Bei dieser Art des Essverhaltens sollte zudem darauf geachtet werden, dass wir nicht „überhungern“. Wer strikt nur zwei Mahlzeiten am Tag isst, neigt evtl. bei der zweiten Mahlzeit zur unkontrollierten Nahrungsaufnahme. Deswegen sollten wir hier auch auf unser Baugefühl hören und ggf. besser zu drei Mahlzeiten am Tag übergehen. Für mich persönlich hat sich diese Form der Ernährung als Gewohnheit etabliert. Es tut mir dabei auch körperlich sehr gut. Und selbst wenn ich meine Gewohnheit auch einmal breche, gebe ich nicht auf und lasse mich von dem einen „Patzer“ nicht aus der Ruhe bringen und halte die Gewohnheit am nächsten Tag weiter bei.

Generell raten viele Ernährungswissenschaftler, bis ungefähr 18.00 Uhr abends zu essen, damit der Körper die Hauptverdauungsphasen vor dem Schlafengehen beendet hat.

Dass Fasten bei uns Menschen bereits eine sehr lange Tradition hat, können wir auch anhand der Weltreligionen sehen. Alle Religionen haben Fasten in irgendeiner Form fest verankert.

Doch egal, für welche Fasten-Diäten wir uns entscheiden, wichtig ist, auf eine ausreichende Nährstoffaufnahme in Form von Proteinen, Mineralien und Vitaminen zu achten. Bei einer Stoffwechseldiät beispielsweise sollte immer vorab ein Ernährungsplan erstellt werden. Denn viele scheitern hierbei daran, dass sie einfach nicht wissen, was sie essen sollen oder sie essen jeden Tag das Gleiche.

Solche Dinge bergen wiederum Gefahren, denn evtl. fehlen bestimmte essenzielle Nährstoffe, weil wir nicht abwechslungsreich genug essen. Deswegen sollten wir im Vorwege verschiedene Rezepte ausgedruckt in unserem Ernährungsjournal vorrätig haben.

Im Grunde helfen uns die Phasen des Nahrungsmittelverzichts, sogar altersbedingte Krankheiten hinauszuzögern, verbessern außerdem unsere Herz-Nieren-Funktionen und helfen dem Darm und der Bauchspeicheldrüse, Entspannungsphasen zu genießen. Denn wenn wir permanent zuckerhaltige Nahrung über den Tag verteilt zu uns nehmen, läuft unsere Bauchspeicheldrüse im Dauerbetrieb und kann so irgendwann ihrer Arbeit nur noch einschränkt nachkommen. Diabetes Typ 2 kann die Folge sein.

Fasten kann durchaus auch als ganzheitliche Erfahrung betrachtet werden: Der belgische Aphoristiker Phil Bosmans beschreibt Fasten wie folgt: „Fasten heißt lernen, genügsam zu sein; sich weigern, in Materie zu ersticken; sich von allem Überflüssigen lächelnd verabschieden.“

Fasten kann deswegen als Bewusstseinserweiterung genutzt werden. Wer regelmäßig auf Dinge verzichtet, wird letztendlich wieder viel besser und bewusster genießen können und gleichermaßen Wertschätzung für die kleinen sowie großen Dinge im Leben empfinden. Sogar Standardessen werden wir wieder besser und intensiver wahrnehmen und genießen können. Diesen Effekt kennen wir z.B. auch, wenn die Erdbeersaison wieder losgeht und wir die ersten frischen Erdbeeren des Jahres in vollen Zügen und Dankbarkeit genießen.

Ich wiederhole mich, aber egal ob bei einer Diät oder beim Fasten, es sollte immer auf eine ausreichende Flüssigkeitszufuhr geachtet werden. Ab und zu sollten auch fettfreie Brühe oder ungesüßte Tees erlaubt sein.

Weitreichende, tiefe Diäten sollten wir außerdem nur in Absprache mit einem Arzt oder Ernährungswissenschaftler durchführen. Oft wirken z.B. wichtige Medikamente in den Phasen des Fastens anders und müssten neu abgestimmt werden.

Zusammenfassung des Kapitels

- Eine effektive Methode der Gewichtsreduzierung ist das Fasten.
- Unser Körper braucht Fastenzeit zur Zellregeneration, Zellaufräumung und Abbau (Autophagie).
- Während der Fastenzeiten sollten wir nicht auf Proteine verzichten.
- Optimal wäre eine Nahrungsaufnahme nach der 14/10- bis 16/8-Methode.

Meine Notizen

....

....

....

....

....

....

....

....

....

....

....

....

....

....

20. GESETZ
VERHINDERE ALTERSLEIDEN

„In der Jugend lernt, im Alter versteht man."

(Marie von Ebner-Eschenbach - mährisch-österreichische Schriftstellerin)

***

Es war einmal ein Wanderer, der in einem Winter auf einer Straße eine Schlange, die vom Frost erstarrt war, fand. Da er Mitleid mit dem Tier hatte, nahm er es mit nach Hause und wärmte es an seinem Ofen. Als das Tier aus seiner Kältestarre erwachte, biss es den Mann und jener sagte: „Mir geschieht es recht! Was musste ich die Todesgefahr retten, die ich, als ich noch bei Kräften war, auch selbst hätte erschlagen können."

***

Natürlich möchte ich mit dieser Geschichte niemandem raten, nicht mehr hilfsbereit zu sein. Dennoch können wir aus dieser Geschichte auch wieder etwas für uns ableiten:

So ähnlich wie in dieser Geschichte von Äsop fühlen sich viele Menschen, die die Diagnose einer schlimmen Krankheit gestellt bekommen haben. Gesundheit ist unser höchstes Gut, sagte ich Ihnen bereits am Anfang dieses Buches, und wie viele Menschen diesen essenziell wichtigen Satz trotzdem jeden Tag wieder ignorieren, wissen wir, wenn wir uns die Statistiken der Altersleiden in der westlichen Welt ansehen.

Gucken wir uns deswegen einmal an, was es für typische Altersleiden in der westlichen Welt gibt:

- Arthrose
- Bluthochdruck und Herz-Kreislauf-Erkrankungen
- COPD / Asthma

- Depression
- Diabetes
- Krebs
- Multiple Sklerose
- Osteoporose
- Parkinson / Demenz / Alzheimer
- Schlaganfall
- Schlecht heilende Wunden
- Thrombose / Lungenembolie

Sicherlich sind nicht alle hier erwähnten Krankheiten als gleich schlimm zu betrachten und für viele Krankheiten gibt es auch sehr gute Therapiemöglichkeiten für Betroffene, doch wäre es nicht am besten, wenn wir solche Altersleiden erst gar nicht entwickeln würden?

Bei näherer Betrachtung dieser typischen Krankheiten fällt auf, dass viele der oben beschriebenen auch Ursachen besitzen, die mit einer falschen oder „schlechteren" Ernährung im Zusammenhang stehen.

Aus diesem Grunde ist es mir noch einmal so wichtig, darauf hinzuweisen, dass Prävention ein wichtiger Schlüssel zum Vermeiden oder hinauszögern typischer Alterserkrankungen ist. In jüngeren Jahren haben wir noch die Möglichkeit, unsere Schlangen zu erschlagen. Und wenn wir bereits an einer dieser Krankheiten leiden, sollten wir der Schlange so wenig wie möglich die Chance geben, voll zu erwachen.

Auch hier ist wieder unsere Ernährung ein präventives Schlüsselinstrument, welches wir besser heute als morgen für uns nutzen sollten. Denn dank einer gesunden Ernährung können mögliche Symptome abgemildert werden oder sogar ganz verschwinden.

Es gibt bereits wissenschaftliche Erfolgsmeldungen, die berichten, dass Diabetes, Herz-Kreislauf-Krankheiten, Alzheimer und sogar Krebserkrankungen erfolgreich durch spezielle Ernährungsumstellungen, Diäten und natürliche Therapien geheilt worden sind.

Ich finde es fantastisch, was es in diesem Bereich bereits für Erkenntnisse und Möglichkeiten gibt. Leider werden meiner Meinung nach viele dieser

Erkenntnisse heute immer noch unzureichend genutzt, was leider in erster Linie daran liegen könnte, dass Naturheilverfahren und das Befolgen einer naturverbundenen, vollwertigen Ernährungsweise in der Regel schwer patentierbar und somit wirtschaftlich nutzbar sind.

Nichtsdestotrotz wäre es für mich immer noch am besten, wenn wir solche Leiden gar nicht erst behandeln müssten und uns direkt gegen sie mit Hilfe einer richtigen Ernährung schützen würden.

Der US-Anthropologe Jack Weatherford sagte einst: „Auch in unserem High-Tech-Zeitalter ist die Low-Tech-Pflanze der Schlüssel zu Ernährung und Gesundheit.“ Deswegen achte ich bereits mit meinen Anfang 40 sehr auf meine Ernährung.

Um entzündlichen Prozessen, die mit zunehmendem Alter verhältnismäßig häufig auftreten können, entgegenzuwirken, nutze ich die Möglichkeit, mich antientzündlich zu ernähren. Hier greife ich z.B. auf gute Proteine, Omega-3-Fette, Gemüse, fermentierte Lebensmittel, Gewürze & Kräuter, Hülsenfrüchte sowie Nüsse und Samen zurück.

Auch einfach einmal nichts zu essen (siehe Kapitel „Lerne die Kunst des Fastens und Verzichts“) kann uns dabei helfen, Altersleiden durch die Zellreparatur zu verhindern oder hinauszuzögern.

Auf der anderen Seite sollten entzündungsfördernde Dinge (wie z.B. zu viel Stress, Umweltgifte) und ungesunde Lebensmittel, wie z.B. viele Fertiggerichte mit zu viel Zucker, Transfetten und anderen Dingen sowie zu viel Fleisch oder nitrathaltige und phosphathaltige Lebensmittel und auch Alkohol am besten gemieden werden.

Zusätzlich zu einer optimalen Ernährungsbasis können durch gewisse Schlüsselelemente in unserer Ernährung gewisse Altersleiden gestoppt und hinausgezögert werden. Spermidin, das z.B. bei der Produktion der Zellkernbausteine, Zellteilung und Zellregeneration mit beteiligt ist, sorgt beispielsweise auch für stabile Zellwände und regt unsere körpereigene Müllabfuhr (Autophagie) an. Es hat nur ein Problem, denn durch die Alterung nimmt die Konzentration in unserem Körper stetig ab.

Seinen Namen hat Spermidin übrigens davon, dass seine Konzentration in männlichen Spermazellen am höchsten ist. Eventuell ist es einer der Gründe, warum alle unsere Zellen altern, nur Spermien nicht?

In unserer Nahrung finden wir Spermidin in Weizenkeimen, Sojabohnen, fermentierten Lebensmitteln, Kürbiskernen, Bohnen, Erbsen oder auch tierischen Produkten wie Parmesankäse, Truthahn, Schweinefleisch und Meeresschalentieren.

Neben Spermidin spielen auch andere sekundäre Pflanzenstoffe eine Rolle bei der Alterungs- und Krankheitsprävention. Einige davon möchte ich Ihnen hier kurz vorstellen:

- **Polyphenole** (Gemüse, Obst, Nüsse, Hülsenfrüchte, Olivenöl, dunkle Schokolade) *Potenzielle Heilwirkung:* u.a. entzündungshemmend, antioxidativ, antiviral, blutdrucksenkend, antikarzinogen, schmerzlindernd, keimhemmend
  - **Flavonoide** (Obst, Gemüse, grüner und schwarzer Tee, dunkle Schokolade) – dazu gehört auch Fisetin (Stachelbeeren, Äpfel) *Potenzielle Heilwirkung:* u.a. entzündungshemmend, antioxidativ, blutdrucksenkend, immunmodulierend
  - **Resveratrol** (aus roten Weintrauben, Johannisbeeren und Pflaumen) *Potenzielle Heilwirkung:* u.a. entzündungshemmend, antioxidativ, antikarzinogen
  - **Pterostilben** (dunkle Beeren und Knoblauch) *Potenzielle Heilwirkung:* u.a. gefäßschützend, entzündungshemmend
  - **Catechine** (z.B. EGCG in grünen Tee) *Potenzielle Heilwirkung:* u.a. antioxidativ, cholesterinsenkend, keimhemmend, antikarzinogen
- **Carotinoide** (Karotten, Brokkoli, Erbsen, Bohnen, Tomaten oder Crocin, der Farbstoff von Safran) oder **Diarylheptanoide** z.B. Curcumin (Farbstoff von Kurkuma) *Potenzielle Heilwirkung:* u.a. entzündungshemmend, antioxidativ, immunmodulierend, antikarzinogen
- **Terpene** (Zitrusfrüchte, Pfefferminze, Oliven, Rosmarin, tiefgrünes Gemüse, orangefarbenes Obst, Paprika, Ingwer) *Potenzielle Heilwirkung:* u.a. stimmungsaufhellend, immunmodulierend, stressabbauend
- **Alkaloide** z.B. Piperin (Pfeffer) oder Capsaicin (Chili) *Potenzielle Heilwirkung:* u.a. schmerzstillend, beruhigend, aufputschend

Weiterhin sind auch **Phytosterine** (Sesam, Soja, Brokkoli, Zwiebeln), **Glucosinolate** (Kohl, Rüben, Brokkoli, Lauch), **Sulfide** (Zwiebeln, Knoblauch, Lauch), **Saponine** (Linsen, Spinat, Hafer, Paprika, Tomate) und **Phytinsäure** (Vollkorn, Erbsen, Bohnen, Leinsamen) wichtige sekundäre Pflanzenstoffe.

Ein sehr interessanter Stoff in der Gruppe der Flavonoide ist auch Quercetin, welcher ein gelber Naturfarbstoff ist. Quercetin ist in der Lage, seneszente Zellen abzutöten. Die seneszenten Zellen (oder auch Zombiezellen genannt) sind gestörte Zellen, die sich nicht mehr teilen können und neben bestimmten Paniksignalen auch Proteine abgeben, die unser Immunsystem stimulieren und dadurch Entzündungen auslösen. Da seneszente Zellen vornehmlich im Alter auftreten, stehen sie im Verdacht, bestimmte Alterskrankheiten auszulösen. Enthalten ist Quercetin in Kapern, Liebstöckel, Zwiebeln, Äpfeln, Beeren, Trauben, Brokkoli und Zitrusfrüchten.

Wie wichtig sich eine gesunde Ernährung auf unsere Lebenserwartung auswirkt, zeigen viele wissenschaftliche Studien. In einigen ist z.B. die langsamere Alterung durch die Verlängerung unserer Telomere ein interessanter Ansatz. Telomere sind die Kappen unser DNA-Strenge und verkürzen sich durch jeweilige Zellteilungen, bis sie irgendwann aufgebraucht und abgebaut sind.

Das könnte z.B. auch den „lebensverlängernden" Effekt von Fasten erklären, denn hier wird eine Zellteilung durch die verminderte Nahrungsaufnahme gehemmt.

Vorstellen können wir uns die Telomere wie die Kappen von Schnürsenkeln, die unsere Schnürsenkel vor dem Ausfleddern schützen sollen. In den verschiedenen wissenschaftlichen Studien hatte besonders eine pflanzliche oder mediterrane Ernährung (inkl. viel Fisch und Olivenöl) eine schützende und sogar verlängernde Wirkungen auf unsere Telomere.

Hier spielen vor allem Antioxidantien (z.B. Vitamin E) eine Rolle, welche z.B. in großen Mengen in Gemüse, Beeren, vielen Gewürzen und Kräutern, aber auch in Olivenöl vorhanden sind.

Antioxidantien schützen den Körper vor freien Radikalen, die beim Stoffwechsel anfallen und unsere Zellen und Telomere durch Oxidation schädigen können. Entstehen können diese Oxidantien z.B. beim Kohlenhydratstoffwechsel. Durch die „Verbrennung“ der Kohlenhydrate entstehen Abfallprodukte, die wieder neutralisiert werden müssen. Antioxidantien helfen dabei, mit diesem oxidativen Stress besser umzugehen.

Um Altersleiden zu verhindern oder zumindest zu verzögern, lohnt es sich deswegen, möglichst viel Obst, Gemüse und Nüsse in unsere Ernährung zu integrieren. Viele sekundäre Pflanzenstoffe werden außerdem in unserem Körper als Steuersignale verwendet.

Wer die Macht der Natur nutzt, kann damit Altersleiden vermeiden.

Zum Abschluss möchte ich Ihnen noch einen Tipp geben: Falls wir im Alter ab 65 Jahren an Medikamenten nicht vorbeikommen, kann uns die im Internet frei zugängliche „Priscus Liste“ helfen, zumindest Medikamente zu meiden, die unerwünschte Nebenwirkungen haben. Die Liste zeigt Alternativpräparate mit geringeren Nebenwirkungen auf und wird auch von Ärzten abgerufen.

Zusammenfassung des Kapitels

- Erschlagen Sie Krankheiten, noch bevor sie entstehen.
- Ernähren Sie sich antientzündlich und nutzen Sie die Kunst des Fastens.
- Vermeiden Sie entzündungsfördernde Lebensmittel.
- Nutzen Sie Schlüsselelemente und sekundäre Pflanzenstoffe zur Prävention.

Meine Notizen

....

....

....

....

....

....

....

....

....

....

....

....

....

....

21. GESETZ VERSTEHE KRANKHEITEN

„Das Verständnis reicht oft viel weiter als der Verstand."

(Marie von Ebner-Eschenbach – mährisch-österreichische Schriftstellerin)

***

Es war einmal eine Schlange, die es satt war, von anderen getreten zu werden, und wandte sich an Gott. Dieser sagte zu ihr: „Wenn du den ersten, der dich getreten hat, gebissen hättest, dann hätte es kein zweiter mehr versucht mit dir zu tun."

***

Die Fabel von Äsop ist ein typischer Wink mit dem Zaunpfahl, der uns eigentlich zeigen soll, dass wir uns in manchen Situationen ein dickeres Fell angewöhnen könnten. Aus meiner Sicht könnten wir die Geschichte aber wieder einmal auch etwas anders interpretieren.

Was würde Gott uns antworten, wenn wir ihm unsere Krankheiten klagen würden? Vielleicht würde er sagen, dass wir nach der ersten Erkältungskrankheit bereits verstehen sollten, wie wir mit dem Virus umgehen könnten. Dann hätten wir vielleicht unser Immunsystem dahingehend gestärkt, dass wir keine ähnlichen Krankheiten mehr bekommen würden?

Ich weiß, dass diese Aussage natürlich nicht für alle Krankheiten gleichermaßen gilt und kein Virus es interessieren würde, ob wir nun ein hoch- und kurzgerüstetes Immunsystem haben. Diese Worte können uns aber als Chance dienen, bestimmte Krankheiten mit anderen Augen zu betrachten. Und so in einem Zustand des Leidens und einer gefühlten Hilflosigkeit wieder mehr Autonomie zurückzugewinnen.

Der deutsche Schauspieler und Autor Oliver Hassencamp sagte einst: „Vom Leiden einmal abgesehen, sind Krankheiten als Wegweiser durchaus gesund.“ Spinnen wir diesen Gedanken weiter, könnten wir sagen, dass selbst, wenn uns bereits eine Krankheit ereilt hat, diese uns fast immer etwas mitteilen möchte.

Blicken wir auf meine Vergangenheit, so beeinträchtigten Erschöpfungserscheinungen und Asthma meine Gesundheit. Heute kann ich es aus der Perspektive sehen, dass mein Körper mir im Grunde nur zeigen wollte, dass mein enormes Stresslevel und meine Ernährung für mich nicht artgerecht waren.

Das konnte ich aber nur verstehen, weil ich die wahren Ursachen meines Leids analysiert und eben nicht nur meine Symptome behandeln ließ. Wäre es nach meinem Lungenfacharzt gegangen, so würde ich heute täglich zum Asthmaspray greifen.

Bitte verstehen Sie mich nicht falsch. Medikamente haben ihre Daseinsberechtigung und in vielen akuten Situationen sind sie sogar lebensrettend. Oft ist es jedoch so, dass in vielen Fällen ausschließlich Medikamente als vermeintliche Lösung eines gesundheitlichen Problems herangezogen werden. Medikamente behandeln jedoch in erster Linie die Symptome von Krankheiten, dabei ist die Ursachenforschung meiner Meinung nach aber ebenfalls wichtig, um echte, dauerhafte Heilung zu erfahren. Daher ist aus meiner Sicht eine ganzheitliche Betrachtungsweise auf Krankheiten wichtig, um im Leben gesundheitsförderliche Wege einschlagen zu können.

Am einfachsten können wir viele Ursachen erkennen, indem wir uns mehrere Male die Warum-Frage stellen. Sie kennen vielleicht das Spiel jüngerer Kinder, die immer wieder nach dem Warum fragen. Das können wir z.B. dafür nutzen, um mögliche Ursachen zu finden.

Am besten erkläre ich es Ihnen anhand eines Beispiels:

Wenn wir mit einem Fahrrad unachtsam umgehen und immer wieder über einen Bordstein fahren, kann es passieren, dass irgendwann der Reifen platzt und die Luft rausgeht. Jetzt können wir den Reifen wieder reparieren und flicken, aber wenn wir danach weiterhin so unachtsam fahren, wird der Reifen wieder und wieder platzen und irgendwann nicht mehr reparabel sein. Es ist also wichtig, nicht nur den Reifen zu reparieren, sondern auch den vorherigen Umgang und die tatsächliche Ursache für das Problem zu finden.

Jetzt können wir mit dem „Warum“ versuchen, die Ursachen zu ermitteln: In unserem Fahrradbeispiel wäre es z.B. das Fahrrad ist kaputt:

- Warum ist das Fahrrad kaputt? Weil es keine Luft mehr im Reifen hat.
- Warum hat es keine Luft mehr im Reifen? Weil der Fahrradschlauch geplatzt ist.
- Warum ist der Fahrradschlauch geplatzt? Weil wir über einen Bordstein gefahren sind.
- Warum sind wir über einen Bordstein gefahren? Weil wir unachtsam mit dem Fahrrad fahren.
- Warum fahren wir unachtsam mit dem Fahrrad? Weil wir uns nie darüber Gedanken gemacht haben, was dabei eigentlich passieren könnte.
- Warum haben wir uns nie darüber Gedanken gemacht? Weil wir keine Bewusstheit darüber haben und es uns niemand beigebracht hat.
- Warum hatten wir keine Bewusstheit und niemanden, der uns das beigebracht hat? ...

Mit Hilfe der Ursachenermittlung können viele Krankheiten besser kennengelernt und verstanden werden. Solange wir uns aber gewissermaßen in einem „Hamsterrad“ aus ungesunden Gewohnheiten, viel Stress und wenig Auszeiten für Muse und Genuss befinden, werden wir kaum zum Innehalten kommen. Eine Erkrankung kann an dieser Stelle als schmerzlicher, aber nützlicher Weckruf dienen, aus diesem Hamsterrad auszusteigen. Und nicht selten kommen wir mithilfe der „Warum-Frage“ auf das Ergebnis einer falschen oder nicht artgerechten Ernährung oder Lebensweise.

Das habe ich heute auch verstanden. Deswegen ernähre ich mich mittlerweile anders und gönne mir auch viele Ruhe- und Pausenphasen.

Und nun können selbstverständlich manche Menschen sagen, dass uns nicht jede Krankheit etwas direkt mitteilen kann. In der Tat kann nicht immer alles genau verstanden werden. Viele Dinge sind äußerst komplex und eine Krankheit z.B. aufgrund eines Unfalls oder Gendefekt konnten Betroffene sicherlich nicht selbst beeinflussen. Aber dennoch kann uns auch eine solche Krankheit etwas mitteilen:

Und zwar, dass wir nicht immer die Ursachen beeinflussen können, aber wir dennoch beeinflussen können, wie wir auf die Krankheit reagieren und diese wahrnehmen und vor allem damit umgehen.

Gucken wir uns hier einmal den berühmten britischen Astrophysiker Stephen Hawking an. Unheilbar krank und an den Rollstuhl gefesselt, hätte er sicherlich genügend Gründe in seinem Leben finden können, nicht mehr direkt an dieser Welt teilzunehmen. Doch er entschied sich anders und schuf aus seinen Möglichkeiten sein persönliches Meisterwerk.

Das konnte er, weil er sich mit der Tatsache seiner unheilbaren Krankheiten abfand und diese akzeptierte.

Diabetes Typ-2 ist eine klassische Krankheit, die uns darauf hinweisen kann, dass unser anhaltender Zuckerkonsum einfach zu hoch ist und unsere Bauchspeicheldrüse ihre vorgesehene Arbeit leider nicht mehr korrekt ausführen kann, und die Insulinausschüttung einstellt.

Auch unser Hormonhaushalt zeigt uns, wenn er ins Ungleichgewicht gerät. Symptome wie Bluthochdruck oder Verstopfung können z.B. Folgen von Stress in Form von höheren Werten an Cortisol und Adrenalin sein.

Wichtig ist deswegen auch, die Dinge zu verstehen, die auf die Ursachen hindeuten. Manchmal werden wir auch feststellen, dass bestimmte Ursachen nur als Möglichkeit in Frage kommen können. Auf Bluthochdruck und Verstopfung können sicherlich auch andere mögliche Ursachen (z.B. ein Reizdarm) hinweisen.

Deswegen nutzen wir hier wieder unser Ernährungsjournal. Mit dessen Hilfe können wir gegebenenfalls Dinge eingrenzen und aufzeichnen, um bestimmte Ursachen genauer zu identifizieren. Notieren Sie deswegen mögliche Ursachen mit **„Immer wenn ich das esse oder tue, dann geschieht folgende Sache“**. Z.B. immer, wenn ich fructosehaltiges Obst in Massen esse, dann bekomme ich Bauchschmerzen. Das zeigt uns dann eine mögliche Fructose-Unverträglichkeit und wir können diesem Hinweis gezielter nachgehen.

Neben dem Eingrenzen von Möglichkeiten gibt es außerdem noch eine etwas effektivere Methode, um durch Fehlernährung verursachte Krankheiten auf die Spur zu kommen. Hier sind labortechnische Blut- und Stuhluntersuchungen aussagekräftig. Diese Untersuchungen werden bisher leider nur zum Teil von den Krankenkassen übernommen. Um aber daraus echte tiefe Schlüsse ziehen zu können, bedarf es genauerer Untersuchungen, die meist aus eigener Tasche gezahlt werden müssen.

Mit Blutuntersuchungen werden tiefgreifende Erkenntnisse sichtbar, wo z.B. Mängel in der Ernährung bestehen. Können wir dann noch die Werte richtig interpretieren, können dadurch auch gezielt Gegenmaßnahmen eingeleitet werden.

Auch mir persönlich offenbarte eine ausführliche Blutuntersuchung einen klassischen Vitamin-D-Mangel, der leider gerade im eher sonnenarmen Deutschland eine typische Unterversorgung darstellt.

Finden wir die Ursachen unseres Leidens, besprechen Sie diese aber bitte auch noch einmal mit einem Arzt. Dieses Buch soll uns jetzt nicht zur Selbsttherapie anleiten. Es soll der Sensibilisierung für unser Körpergefühl dienen und zum Auffinden einer guten Therapiemöglichkeit zusammen mit einem Arzt.

Und einen Ratschlag möchte ich Ihnen noch geben: Fokussieren Sie sich nicht zu lange auf eine mögliche Krankheit. Konzentrieren Sie sich besser auf die Gesundheit bzw. den Prozess des Gesund-Werdens.

Zusammenfassung des Kapitels

- Jede Krankheit möchte Ihnen auch etwas mitteilen.
- Nutzen Sie die „Warum-Fragen“, um Ursachen von Krankheiten zu finden.
- Nicht jede Krankheit hat Ursachen, die wir beheben können. In diesen Fällen liegt es an uns, wie wir darauf reagieren.
- Nutzen Sie mögliche Ursachen als unterstützendes Wissen für eine bestmögliche ärztliche Betreuung.
- Achten Sie nicht zu lange auf eine mögliche Krankheit. Konzentrieren Sie sich besser auf die Gesundheit.

Meine Selbstreflexion

Welche Krankheiten / Leiden habe ich?

....

....

....

....

....

Warum habe ich diese Krankheiten / Leiden?

....

....

....

....

....

Immer wenn ich das esse oder tue, dann geschieht folgende Sache:

....

....

....

....

....

Meine Notizen

....

....

....

....

....

....

....

....

....

....

22. GESETZ
VERSTEHE DIE MOLEKULARE MEDIZIN UND ERFAHRE HEILUNG

„Eure Nahrungsmittel sollen eure Heilmittel sein."

(Hippokrates – griechischer Arzt und Lehrer)

***

Ein Pazifist sollte in den Krieg ziehen. Auf dem Marsch hörte er ein paar Raben krächzen. Er blieb stehen, guckte die Raben an und marschierte weiter. Als einer der Raben nun erneut krächzte, blieb er wieder stehen und sagte: „Krächze so laut du willst! Meinen Körper werdet ihr nicht zu fressen kriegen." Und dann marschierte er weiter.

***

Die Geschichte von Äsop soll uns zeigen, dass wir üble Vorzeichen nicht zu scheuen brauchen. Genauso ergeht es uns mit vielen Krankheiten. Haben wir ihre Nachricht und Ursachen verstanden, können wir sehr oft Heilung oder zumindest Besserung erfahren.

Eine sehr gute Möglichkeit dazu ist ein neuer medizinischer Zweig, die sogenannte molekulare Medizin.

Im letzten Kapitel ging ich bereits auf die Möglichkeit von Blutuntersuchungen ein. Molekulare Medizin setzt an dieser Stelle an und versucht, die dortigen Fehlwerte zu deuten und durch Auffüllen der Defizite den Menschen Heilung zu bringen.

Hippokrates sagte einst: „Heilung ist eine Frage der Zeit. Manchmal ist es aber auch eine Frage der günstigen Gelegenheit."

Gucken wir uns deswegen noch einmal unsere klassischen Alters-Krankheiten an und fragen uns, welche Ursachen dahinterstecken könnten und welche Möglichkeit die Ernährung bieten könnte, um unser Leiden eventuell zu verbessern.

Arthrose

Arthrose (Gelenkverschleiß) entsteht durch die Abnutzung des Gelenkknorpels über die Lebensjahre. Entstehen kann sie durch Verletzungen, Fehlstellungen und auch bakterielle Infekte, sowie durch Gendefekte. Ernährungstechnisch könnte Arthrose fehlender Knorpel in den Gelenken zu Grunde liegen. Diese bestehen in erster Linie aus Gelatine. Kombinieren wir nun beispielsweise Gelatine mit Vitamin E, kann das gegebenenfalls den Abbau von Knorpel hemmen und Schmerzen lindern. Deswegen kann die Einnahme von z.B. 8 g Gelatine oder Kollagen am Tag über einen langen Zeitraum einer Arthrose-Erkrankung vielleicht sogar entgegenwirken. Allerdings gibt es dazu aktuell keine echten wissenschaftlichen Studien. Linderung der Schmerzen können durch entzündungshemmende Lebensmittel wie Hagebuttenpulver, Kreuzkümmel, Muskatnuss, Koriander oder Kurkuma und viel Bewegung auftreten. Gegebenenfalls könnte auch eine Gewichtsreduktion Abhilfe schaffen, um die Gelenke zu entlasten.

Bluthochdruck und Herz-Kreislauf-Erkrankungen

Zu Bluthochdruck und Herz-Kreislauf-Erkrankungen kann es z.B. durch Übergewicht infolge von Fehlernährung, zu wenig körperlicher Bewegung, hohem Alkohol- oder Salzkonsum sowie z.B. durch sehr viel Stress oder Rauchen kommen. Eine grundlegende Ernährungsumstellung auf eine möglichst naturbelassene, vollwertige Ernährung kann sich hier günstig und regulierend auswirken. Als hilfreich gilt auch die Zufuhr der Aminosäure L-Arginin und Magnesium in Kombination mit viel Bewegung. Nahrungsmittel mit nachgesagten blutdrucksenkenden Wirkungen sind z.B. Knoblauch, Olivenöl, Rettich, Spinat, Rote Bete und Walnüsse. Zusätzlich lohnt es sich, kaliumhaltige Lebensmittel wie Obst, Gemüse, Nüsse verstärkt in die Ernährung zu integrieren.

COPD und Asthma

COPD entsteht hauptsächlich durch eine dauerhafte Belastung unserer Lungen durch Fremdstoffe wie Feinstaub oder wird durch Rauchen (aktiv und passiv) ausgelöst. Asthma kann zudem durch Atemwegsinfektionen, Staub, chemische Stoffe etc. ausgelöst werden. Abhilfe bei Allergien (auch z.B. bei Heuschnupfen) kann eventuell hochdosiertes Vitamin C in Kombination mit Vitamin E bringen. Außerdem sollten Alkohol, Stress und Rauchen vermieden werden. Meditation und Ruhe sind gute Alternativen. Zudem können auch Vitamin D und Omega-3-Fettsäuren entzündungshemmend wirken.

Depression

Bei Depressionen können viele Dinge eine Ursache spielen. Neben psychischen Problemen, genetischer Veranlagungen und Stoffwechselstörungen kann auch ein Nährstoffmangel eine mögliche Ursache sein. An dieser Stelle spielt die Aminosäure Tryptophan eine Rolle. Denn diese ist die Ausgangssubstanz für Serotonin („Glückshormon“) und Melatonin („Schlafhormon“). Deswegen kann Tryptophan in unserer Ernährung zusammen mit B-Vitaminen, Vitamin D, Zink, Magnesium und Omega-3-Fettsäuren uns bei Depressionen und Schlafstörungen unterstützen. Eventuell finden wir auch Behandlungsansätze in unserem Darm, denn auch dort wird Tryptophan verstoffwechselt. Achten sollten wir vielleicht deswegen auf die richtigen Darmbakterien und somit auch auf ausreichend Ballaststoffe in der Nahrung.

Achtung; zur Behandlung von Depressionen unbedingt professionelle Hilfe mit einholen, denn diese kann auch andere Ursachen, wie z.B. Traumata oder fehlende soziale Bindungen haben. Eventuell wäre hier z.B. die Meditation oder Hypnose ein weiterer möglicher Behandlungsansatz.

Diabetes

Bei Diabetes handelt es sich um eine krankhafte Störung des Zuckerstoffwechsels. Die Erkrankung kann als Diabetes Typ 1 bereits in frühen Lebensjahren auftreten, meistens manifestiert sie sich aber erst in späteren Lebensjahren als Diabetes Typ 2 in Folge einer Fehlernährung. Weitere Ursachen für Diabetes sind erbliche Faktoren, Übergewicht, hoher Zuckerkonsum und Bewegungsmangel. Ernährungstechnisch können z.B. eine Umstellung auf eine Low-Carb-Ernährung sowie entzündungshemmende Lebensmittel wie Omega-3-haltige Fette, viel Gemüse und Ballaststoffe helfen. Auch die Einnahme von Vitamin D wird als sinnvoll diskutiert.

Krebs

Krebs kann viele Ursachen haben. Genetische Faktoren spielen hier genauso eine Rolle wie Umweltbedingungen und auch die Ernährung. Unterstützend behandelt werden kann die Krankheit zusammen mit ärztlichen Therapien wie Chemo- und Strahlentherapie mit entzündungshemmenden sekundären Pflanzenstoffen wie Curcumin, Resveratrol oder Crocin und einem starken Immunsystem, für das Aminosäuren und Omega-3-Fettsäuren sowie z.B. Vitamin D benötigt werden. Über das Thema Krebs und Ernährung gibt es mittlerweile viele Bücher und Studien zu lesen. Hier kann es sich besonders lohnen, das Thema ganzheitlich anzugehen, um den Organismus bestmöglich bei der Bewältigung der Erkrankung zu unterstützen.

Multiple Sklerose

Gängige Ursachen für die chronisch entzündliche Nervenkrankheit MS können Umwelteinflüsse, genetische Faktoren, Rauchen, bestimmte Viruserkrankungen und auch ein Mangel an Vitamin D sein. Milderung kann hier eventuell Bewegung, Meditation in Kombination mit reinen Aminosäuren, Omega-3-Fettsäuren und Vitamin A, C und D bringen.

Neurodermitis

Neurodermitis ist eine Hautkrankheit, an der Rund 5% der Erwachsenen und 12% unserer Schulkinder leiden. Im Grunde ist es eine klassische Krankheit des allergischen Formenkreises, die uns zeigen will, dass dem Körper eine essenzielle Substanz fehlt. So kann Neurodermitis aufgrund von Zink-, Omega-3- oder auch einem Multivitamin-Mangel entstehen.

Osteoporose

Osteoporose – umgangssprachlich auch als „Knochenschwund" bezeichnet, ist eine Erkrankung, bei der die Knochenstruktur porös wird und folglich leichter brechen kann. Ursachen für Osteoporose können Alkohol, Rauchen, kalziumarme Ernährung, Vitamin-D-Mangel und auch Bewegungsmangel sein. Deswegen sollten wir Kalzium in Form von grünem Gemüse und Mineralwasser, Vitamin D und Bewegung in unseren Lebensalltag integrieren.

Parkinson / Demenz / Alzheimer

Parkinson wird z.B. dadurch verursacht, dass bestimmte dopaminproduzierende Zellen im Hirn nicht mehr richtig funktionieren. Ausgelöst werden kann dieses durch z.B. hohen oxidativen Stress, welchem wir mit Antioxidantien in unserer Nahrung begegnen könnten.

Demenz ist eine Erkrankung unserer Denkfähigkeit. Verursacht wird sie z.B. durch infektiöse Krankheiten oder auch durch starken Druck von Nervenwasser in den Hirnkammern. Zwei Drittel der Demenzerkrankten leiden an Alzheimer. Zur Linderung beitragen können Lebensmittel wie gute Fette, Nüsse, grüner Tee und viel Gemüse.

Bei Alzheimer ist die Ursache noch nicht abschließend geklärt worden. Sie kann z.B. durch eine übermäßige Ansammlung von Beta-Amyloid entstehen. Diesen Überbelastungen könnten wir z.B. mit Resveratrol, Curcumin oder Ashwagandha entgegenwirken.

Schlaganfall

Zu 80% wird ein Schlaganfall durch eine Durchblutungsstörung (Verschluss einer Arterie) im Gehirn verursacht. Vorbeugen lässt er sich z.B. durch Magnesium und die Aminosäure L-Arginin. Magnesium und L-Arginin wirken dabei gegen den Risikofaktor Bluthochdruck. Einen anderen Faktor Diabetes Typ 2 haben wir ebenfalls besprochen. Vielleicht hilft also Magnesium, L-Arginin und eine Low-Carb-Ernährung auch gegen Schlaganfälle? Und zusätzlich sollte uns auch das gute HDL-Cholesterin aus ungesättigten Fettsäuren helfen, einen Schlaganfall wegen zu hohem LDL-Cholesterin-Plaque-Ablagerungen zu vermeiden.

Schlecht heilende Wunden

Zu schlecht heilenden Wunden könnte eine gestörte Durchblutung oder Diabetes führen. Aber auch eine schlechte Ernährung mit einem Mangel an

Proteinen, Vitaminen, Mineralien und Spurenelementen können eine Heilung verzögern. Diese können wir ernährungstechnisch angehen und verbessern, indem wir unsere Ernährung insgesamt gesünder, abwechslungsreicher und ausgewogener gestalten.

Thrombose / Lungenembolie

Thrombosen sind Gefäßverschlüsse infolge von Blutgerinnseln (Thromben). Sie können an verschiedenen Stellen des Körpers auftreten, z.B. im Gehirn (Schlaganfall) oder auch im Herzen (Herzinfarkt). Die Ursachen können vielfältig sein und durch die bereits beschriebenen Risikofaktoren wie ungesunde Ernährung und Bewegungsmangel begünstigt werden. Thrombosen können sich dann z.B. in Folge körperlicher Inaktivität wie Bettlägerigkeit, zu langem Sitzen, ausgedehnten Krampfadern oder auch einer Herzschwäche entwickeln. Helfen kann hier eventuell Vitamin E, genug Flüssigkeit und viel Bewegung.

***

Wie wichtig gesunde Ernährung in Bezug auf unseren Körper ist, können wir auch an diesem Beispiel sehen. Gucken wir uns dazu z.B. unsere Mitochondrien an. Unsere Mitochondrien sind unsere Zellkraftwerke, die aus Glukose (bzw. Glykogen) / Fetten in Kombination mit Sauerstoff Energie für unseren Körper erzeugen. Diese kleinen Helfer unserer Zellen sind essenziell wichtig, denn sie regeln z.B. auch den programmierten Zelltod unserer Zellen. Wenn diese kleinen Kraftwerke nicht mehr richtig funktionieren, wird es folgerichtig zu Problemen in unserem Körper führen. Über 40 Krankheiten sind bereits aufgelistet worden, die im Zusammenhang mit nicht optimal funktionierenden Mitochondrien stehen. Deswegen ist für diese Zellkraftwerke eine ausreichende Versorgung in Form von allen notwendigen Mikronährstoffen auch so wichtig. Besonders benötigen sie: Q10, B-Vitamine, Vitamin D und Magnesium.

Sie sehen, dass viele Probleme unserer westlichen Welt auch Ihre Ursache in der Ernährung haben können. Und genauso wie viele der Krankheiten durch falsche Ernährung entstehen, können wir sie auch mit der richtigen Ernährung therapieren.

Verstehen Sie meinen Aufruf bitte nicht als Ansatz zur Selbsttherapie. Ich bin weder Arzt noch Heilpraktiker, nutzen Sie das Wissen besser, um diese Punkte zusammen mit Ihrem Arzt für Ihre persönliche Therapie zu kombinieren. Ich möchte Ihnen an dieser Stelle nur aufzeigen, was es alles für Möglichkeiten durch eine gesunde Ernährung gibt.

Ich gehe sogar so weit zu sagen, dass eine angepasste Ernährung unter Umständen sogar effektiver sein kann als manche Medikamente. Wir sollten die Probleme bei der Wurzel packen und nicht erst mit Medikamenten dagegen ansteuern, wenn die Krankheit bereits unnötig weit fortgeschritten ist. Interessant ist an dieser Stelle auch noch kurz zu erwähnen, dass manche Medikamente ergänzend zu chemischen Inhaltsstoffen ebenfalls Zusätze aus pflanzlichen Stoffen enthalten. Wieso sich also nicht bereits zu Beginn die angepasste Ernährung mit all ihren positiven Eigenschaften zunutze machen?!

Auch andere Krankheiten wie Hautkrankheiten, Haarausfall etc. können wir in der Regel gut mit Ernährung therapieren, wenn wir die Ursachen unserer Probleme kennen. Nutzen wir hierbei deswegen ebenfalls die Ursachenmethoden aus den vorherigen Kapiteln und beseitigen wir die Probleme am besten rechtzeitig, bevor sie ernsthaft werden.

Viele der hier beschriebenen Vitamine oder Aminosäuren brauchen sogenannte Co-Faktoren – d.h. zusätzliche Stoffe, damit sie richtig wirken können. Der Körper benötigt zur Umwandlung von Tryptophan in Serotonin z.B. Magnesium, Zink, Vitamin B6, D und Folsäure. Andere Dinge ergänzen sich wie z.B. Vitamin A und Vitamin C. Auch Vitamin D benötigt Co-Faktoren wie Vitamin A, K, Magnesium, Zink und Kalzium, um seine Arbeit richtig zu verrichten. Sie sehen damit auch, dass ein Magnesiummangel in unserer Ernährung supplementiertes Vitamin D oder auch gut vorhandenes Tryptophan negativ beeinflussen wird.

Magnesium ist eines der wichtigsten Mineralien in unserem Körper. Neben dem Co-Faktor bei bestimmten wichtigen Stoffwechselprozessen schützt es auch unsere Knochen und ist zudem ebenfalls ein wichtiges Mineral für unsere Herzmuskelzellen und unsere Signalübertragung im Nervensystem. Ein Mangel an Magnesium tritt bei etwa jedem vierten Mann und jeder dritten Frau auf. Schuld daran ist in erster Linie die Ernährung.

Gute Quellen für Magnesium sind Weizenkleie, Kaffee, grüner Salat, Sonnenblumenkerne, Nüsse, Hülsenfrüchte und Mineralwasser. Als Nahrungsergänzung hat Magnesium in Form von Magnesiumcitrat die beste Bioverfügbarkeit.

Und bitte beachten Sie: Es hilft jetzt nicht, wahllos irgendwelche Pillen mit isolierten Vitaminen zu schlucken. Wichtig ist es, die Dinge ganzheitlich zu betrachten und die Ernährung dahingehend zu ergänzen.

Zusammenfassung des Kapitels

- Nutzen Sie die Möglichkeiten der Blutuntersuchung und der molekularen Medizin.
- Nutzen Sie Ernährung, um Heilung oder Besserung von Krankheiten zu erfahren.
- Vergessen Sie nicht die Co-Faktoren und betrachten Sie die Dinge ganzheitlich.
- Nutzen Sie Ihr Wissen immer zusammen mit einem Arzt, um mögliche Therapieansätze zu bekommen.
- Achten Sie auf eine ausreichende Magnesiumversorgung.

Meine Notizen

....

....

....

....

....

....

....

....

....

....

....

....

23. GESETZ
ENTDECKE DIE NATURHEILKUNST FÜR DICH

„Die Natur betrügt uns nie. Wir sind es immer, die wir uns selbst betrügen."
(Jean-Jacques Rousseau – französischer Schriftsteller)

***

Es war einmal ein Mann, der verkaufte sein Hab und Gut und kaufte dafür einen Goldbarren. Diesen vergrub er vor einem Brunnen und ging täglich zu dem Brunnen, um ihn zu besichtigen. Ein Mann in der Nähe beobachtete das Treiben des Mannes und grub, als dieser einmal wieder nach Hause ging, seinen Schatz aus und raubte ihn. Als der Mann am nächsten Tag sein Versteck leer fand, klagte er lauthals. Ein anderer Mann fragte ihn nach dem Grund seiner Trauer und als er diesen verstanden hatte, sprach er: „Trauere nicht, nimm doch einen Stein und vergrabe ihn anstelle von deinem Gold. Denn als du dieses besessen hattest, wusstest du es auch nicht zu nutzen."

***

Auch diese Geschichte von Äsop mag uns wieder etwas mitteilen. Viele Menschen besitzen einen Schatz in Form von Wissen, nutzen dieses Wissen aber nicht, weil es andere Menschen als nicht erwiesen erachten oder sie es selbst schon wieder fast vergessen haben.

Bevor unsere Schulmedizin in der westlichen Welt einzog, gab es medizinische Versorgung in erster Linie durch Naturheilkunde. In unseren Breitengraden waren Vertreter dieser z.B. Paracelsus oder Hildegard von Bingen. Aber nicht nur bei uns gibt es eine traditionelle Heilkunde. In vielen asiatischen Gegenden stellen sie nach wie vor eine Alternative zur Schulmedizin dar.

Traditionelle Chinesische Medizin (TCM) und die indische Ayurveda-Lehre sind dabei nur zwei Beispiele für auch heute noch verwendete Naturmedizin. Und dass die Überlieferungen Jahrtausende alter medizinischer Lehren nicht bloß veraltete Behauptungen sind, belegen heute immer wieder wissenschaftliche Studien.

So wusste die Ayurveda-Lehre bereits vor Jahrtausenden um die heilenden Wirkstoffe von Gewürzen und Kräutern. Gute Beispiele sind hier z.B. Kurkuma oder Ingwer. Heute kennt auch die Wissenschaft den Hauptwirkstoff im Kurkuma, das sogenannte Curcumin. Doch besteht Kurkuma nur zu 2 bis 6 % aus Curcumin und so werden sicherlich einige Nebenwirkstoffe, die zusammen mit dem Curcumin das Ganze bilden, vernachlässigt. Auch zeigt uns bereits die ayurvedische Lehre, wie Kurkuma am besten aufgenommen werden kann.

Da Curcumin nicht wasserlöslich ist, wird es unzureichend vom Körper resorbiert. Die traditionelle indische Küche nutzt dazu heißes Öl oder Butter, welches die Fettmoleküle zusammen mit den Kurkumamolekülen verschmelzen lässt und diese mit dieser Art Transportvehikel besser im Darm aufgenommen werden können.

Auch andere Aspekte der ayurvedischen Lehre stehen heute noch in einem guten Einklang mit den wissenschaftlichen Erkenntnissen.

So sagt die Ayurveda-Lehre:

- dass wir nur bei Hungergefühl essen sollen, wenn die alte Nahrung verdaut ist – Stichwort Intervallfasten.
- dass wir gegebenenfalls 1x die Woche fasten sollten – Stichwort Fasten.
- dass wir alle 6 Geschmacksrichtungen (nach indischer Art) jeden Tag essen sollen (sauer, salzig, scharf, süß, bitter und herb) – Stichwort vielseitig essen und unseren Geschmackssinn würdigen.
- dass wir 1x die Woche jeweils 1x vegetarisch, 1x Fleisch mit Beilage Gemüse, 1x Fisch mit Beilage Gemüse, 1x nach Gefühl, 1x Suppentag oder Wok-Gemüsetag, 1x getreidereich und 1x eiweißreich essen sollen – Stichwort vielseitig essen mit wenig Fleisch.
- dass wir Fleisch nur von Tieren essen sollten, die kleiner sind als wir (besser Geflügel als rotes Fleisch).

- dass wir besser warmes Essen zu uns nehmen sollten – davon leitet sich z.B. die Idee ab, morgens ein warmes Frühstück in Form eines Hafer- bzw. Getreidebreis mit etwas gedünstetem Obst zu sich zu nehmen.
- dass es wichtig ist, auf einen gesunden Säure-Basen-Haushalt zu achten. Woraus wir ableiten können, den Körper nicht zu sehr mit verarbeiteten Produkten zu belasten (Stichwort basische Ernährung).

Beim Thema Wasserbedarf sagt uns die Ayurveda-Lehre, dass wir unsere Körpergröße in Liter täglich an Wasser zu uns nehmen sollten. Ein 1,80 m großer Mensch soll also 1,8 Liter Wasser am Tag trinken. Warmes und zimmertemperiertes, stilles Wasser gilt hierbei als verträglicher als kaltes. Morgens wird heißes Wasser empfohlen.

Zudem sollen wir vermeiden, direkt Wasser zum Essen zu trinken, da dieses unsere Magensäure verdünnt und gewissermaßen das „Verdauungsfeuer" (unsere Verdauungsleistung) löschen kann. In der Ayurveda-Lehre gilt deswegen, dass basische Flüssigkeiten wie Zitronensaft, Essig oder sogar Wein besser zum Essen geeignet sind. Wasser sollten wir ca. (unser Alter geteilt durch 2) Minuten vor und nach dem Essen vermeiden.

Eines der zentralen Elemente der Ayurveda-Medizin sind die Panchakarma-Kuren. Dabei handelt es sich um eine ca. 2-wöchige Reinigungs- bzw. Entgiftungskur für den Körper unter medizinischer Aufsicht eines Ayurveda-Arztes oder Heilpraktikers. Eingesetzt wird die Kur bei Problemen mit dem Verdauungssystem, Haut, Gelenken, Migräne oder Depressionen. Auch andere Krankheiten, die chronischer Natur sein können, sprechen gut auf diese Art von Kur an.

Daran können wir erkennen, dass die Naturheillehren sicherlich auch heute noch ihre Berechtigung haben. Gerade in Kombination mit der Schulmedizin sehe ich sie als guten medizinischen Ansatz in der Zukunft. Ebenfalls positiv zu bewerten ist die ganzheitliche Sichtweise, mit der die naturheilkundlichen Lehren den Menschen betrachten. Demnach werden neben der Ernährung noch viele weitere Bereiche für eine gute Gesundheit und unser Wohlbefinden als wichtig erachtet, z.B. die Bewegung oder ein konstruktiver Umgang mit unseren Gefühlen.

Viele Dinge in unserem Körper verstehen wir bis heute noch nicht. Als Beispiel möchte ich die Chakren-Lehre der Ayurveda-Kunst anführen. Sie beschreibt z.B. Energiekreise. Auch die TCM setzt an Energiepunkten im Körper mit der Hilfe der 5-Elementekräfte an.

Ich möchte an dieser Stelle nicht zu sehr ins Esoterische abrutschen, aber letztendlich besteht unser Körper auf kleinster molekularer Ebene nur aus Energie und ich bin mir ziemlich sicher, dass sich auch an dieser Stelle irgendwann weitere Kreise schließen werden. Hier spielen dann sicherlich auch andere und neuere wissenschaftliche Erkenntnisse eine Rolle.

Wie wichtig der Punkt Energie für eine gesunde Ernährung ist, erkläre ich im nächsten Kapitel: „Ändere deinen Fokus und steuere deine Emotionen" noch genauer. Wie wichtig „Energie" in der fernöstlichen Naturheilkunde ist, möchte ich aber an dieser Stelle bereits jetzt kurz erläutern. Fast alle asiatischen Ärzte messen bei einem Besuch in ihren Praxen zuallererst unseren Puls mit ihren Fingern, um insgesamt 15 Puls-Qualitäten zu messen. Anhand dieser Messung, welche im Grunde eine Art Energiemessung ist, können die asiatischen Ärzte sehr präzise Diagnosen über unseren Gesundheitszustand stellen.

Für unsere Ernährung können wir von der Naturheilkunst lernen, dass es eventuell empfehlenswerter ist, Pflanzen möglichst naturbelassen und im Ganzen zu konsumieren, anstatt in Form hochkonzentrierter Nahrungsergänzungsmittel, die jeweils nur isolierte Nährstoffe in hoher Konzentration enthalten. Sicherlich gibt es hier empfehlenswerte Präparate, die besonders in konkreten Mangelsituationen (z.B. bei einem bestätigten Eisenmangel) Sinn ergeben. Doch dürfen wir nicht vergessen, dass wir für eine optimale Aufnahme dieser Nährstoffe auch wichtige Co-Faktoren in Form bestimmter Vitamine und Mineralstoffe benötigen. Während diese Co-Faktoren in naturbelassenen Lebensmitteln wie z.B. Pflanzen natürlicherweise in der richtigen Dosierung enthalten sind, ist das bei Nahrungsergänzungsmitteln häufig nicht der Fall.

Erinnern Sie sich an das Vitamin-D-Beispiel aus dem letzten Kapitel? Hochkonzentriertes Vitamin D allein bringt uns nichts, wenn wir kein Vitamin A, K, Magnesium, Zink und Kalzium als Co-Faktoren im Körper haben. Deswegen ist es wahrscheinlich besser, Kurkuma als ganzes Gewürz zu sehen, als in Form von Pillen mit 95%igem Curcumin.

Spannend finde ich auch Wissenschaften über die MicroRNA, welche vor allem in der Genregulation zum Einsatz kommen und die erst seit den letzten Jahren mehr Aufmerksamkeit erhalten. Sie gehören zur Gruppe der mRNA (Boten RNA). MRNA überbringt vereinfacht gesagt die „Bauanleitung" für unsere Zellen und dient sozusagen als Arbeitsspeicher zur Umsetzung dieses Bauprogramms.

Interessant ist hier die Erkenntnis, dass die MicroRNA in den Zellen sämtlicher Spezies (pflanzlich und tierisch) auf unserem Planeten fast identisch ist und darüber hinaus auch mit allen Zellen kommunizieren kann.

Letztendlich können wir daraus ableiten, dass pflanzliche MicroRNA nach dem Verdauen der Pflanzen in den Geweben der Säugetiere wiederzufinden ist. Nach diesem Ansatz installieren wir uns so pflanzliche Softwareprogramme auf unserer eigenen Festplatte, die uns gesunde Funktionen bringen, so wie es die Natur vorgesehen hat.

Vielleicht ist es auch deswegen so wichtig, jeden Tag Obst und Gemüse, also Pflanzen, zu konsumieren? Denn fehlen diese Softwareprogramme, können gegebenenfalls gewisse Abläufe in unserem System gestört sein. Und eventuell sind es genau diese MicroRNA Bausteine, die Nahrungsergänzungsmittelkonzentraten oft ebenfalls fehlen. Nun bin ich selbst kein Molekularbiologe, doch solche neuen Ansätzen zeigen uns, dass es über die bereits bekannten Zusammenhänge zwischen Gesundheit und Ernährung noch sehr vieles zu erforschen und zu erfahren gibt.

Dies ist auch ein Grund, weswegen ich lieber Nahrungsergänzungsmittel wähle, die aus der kompletten Pflanze gewonnen wurden. In Kombination mit einer naturbelassenen, vollwertigen und ausgewogenen Ernährungsweise wird mein Körper es mir sicherlich danken.

Insgesamt stehe ich der Debatte Naturheilkunst vs. Schulmedizin wie folgt gegenüber: Wer heilt, hat recht!

Zusammenfassung des Kapitels

- Die Naturheilkunst ist eine jahrtausendealte Tradition, die immer mehr wissenschaftliche Bestätigung erhält.
- Nutzen Sie die Erkenntnisse der Naturheilkunst für sich.
- Viele noch ungeklärte wissenschaftliche Dinge sind eventuell bereits durch die Naturheilkunde beschrieben worden (z.B. Chakra-Lehre).
- Nutzen Sie frisches Obst und Gemüse für eine optimale MicroRNA-Versorgung.
- Setzen Sie bei der Einnahme von Nahrungsergänzungsmitteln möglichst auf solche, die aus der ganzen Pflanze gewonnen werden und die so neben isolierten Nährstoffen auch wichtige Co-Faktoren enthalten.

Meine Notizen

....

....

....

....

....

....

....

....

....

....

....

....

24. GESETZ ÄNDERE DEINEN FOKUS UND STEUERE DEINE EMOTIONEN

„Lass dich vom Verstande leiten, aber verletze nie die heilige Schranke des Gefühls.“

(Otto Ludwig – deutscher Schriftsteller)

***

Es war einmal ein kleiner Wassertropfen, der lebte in einem See in der Nähe des Ortes Bad Dürrheim im Schwarzwald. Dem kleinen Wassertropfen war seine Umgebung sehr vertraut, doch störte ihn an seinem Dasein der Umstand, dass sich täglich nichts zu verändern schien. Und so träumte er von großen Abenteuern, doch es änderte sich nicht viel. Tag ein, Tag aus schien sein Leben still zu stehen. Eines Tages erreichte er die Oberfläche des Sees und eine Stimme sagte zu ihm, wenn er sich jetzt entscheiden würde, könnte er seinem Traum folgen. Der kleine Wassertropfen zögerte etwas, denn die Veränderung machte ihm Angst. Doch weil er tief im Inneren einen Drang verspürte, der Stimme zu vertrauen, ließ er sich auf das Abenteuer ein. Eine Kraft vernebelte ihn und zog ihn in die Wolken. Er fühlte sich zum ersten Mal in seinem Leben frei. In der Wolke angekommen, stellte ihm die Stimme die Wahl, ob er lieber in den Norden oder Süden ziehen wollte. Er entschied sich für den Süden und fiel in einem leichten Regenschauer in die Donau, welche ihn später ins Schwarze Meer beförderte und er begann ein neues Leben.

***

Hätte der kleine Wassertropfen den Norden gewählt, wäre er durch die Neckar-Rhein-Verbindung in die Nordsee geflossen. Die Quellen der Donau und des Neckar sind nur einige wenige Kilometer voneinander entfernt und dennoch folgen aus demselben Regenschauer einige Wassermassen nach Süd-Osten und andere in den Norden ...

Was diese Geschichte mit Ernährung zu tun hat, mögen sich einige vielleicht fragen. Es ist eine Grenze zwischen einer physischen und nicht physischen Welt, die wie die beiden Quellen nah beieinander liegen und dennoch in unterschiedliche Richtungen fließen. Wasser ist das einzige Element auf dieser Erde, welches in flüssiger, fester und gasförmiger Form auf diesem Planeten existiert.

Wasser gibt es in flüssiger Form zudem auch in unterschiedlichen chemischen Verbindungen. Flüssiges Wasser kennen die meisten Menschen unter der chemischen Bezeichnung H_2O, doch gibt es tatsächlich auch eine andere chemische Form mit der Formel H_3O_2. Diese Form von flüssigem Wasser ist z.B. eine Zwischenform zwischen flüssigem und gefrorenem Wasser und kommt in Wasser tiefer Quellen, Bergquellwasser oder auch ausgepressten Obst- und Gemüsesäften vor. Zudem ist es auch ein Bestandteil in unserem menschlichen Körper und reagiert mit Sonnenlicht. Zusammen können sie wahrscheinlich sogar „Energie“ erzeugen.

Dieses besondere Wasser ist die reinste Form von Wasser und lässt uns erahnen, was die Biochemie bei der „Ernährung“ in unserem Körper für eine wichtige Rolle spielt. Doch um diesen Bereich ausführlich zu erklären, bedarf es wahrscheinlich eines Chemiestudiums. Wichtig zu wissen ist aber, dass alle Dinge in unserem Körper auf chemischen Reaktionen basieren. Hier und dort werden Sauerstoff-, Kohlenstoff- oder Wasserstoff-Atome und -Elektronen ausgetauscht, umgebaut etc.

Am deutlichsten wird diese Funktion in unseren Mitochondrien, unseren Zellkraftwerken, die aus Glukose / Glykogen bzw. Fetten in Kombination mit Sauerstoff die Energie für den Körper erzeugen.

Außerdem sehen wir diese Reaktionen auch in Bezug auf freie Radikale und Oxidation. Das Prinzip der Oxidation kennen wir z.B. von Lebensmitteln wie einem Apfel, wenn dieser eine braune Farbe bekommt. Das Rosten von Metall unter Witterungseinflüssen funktioniert ähnlich. In der Forschung im Bereich „Wasserstoff“ gibt es deswegen sogar bereits eine Art „Wasserstoffmedizin“, bei der aktuell in Tierversuchen bestimmte chemische Prozesse, wie etwa die Oxidation, nachgebildet und deren negativen Folgen mittels Wasserstoff zum Teil sogar aufgehalten werden.

Und selbst unsere Erdung mit dem Boden hat wahrscheinlich Einfluss auf die Biochemie unseres Körpers in Form von z.B. „freien Radikalen" und deren „Elektronenhunger". Durch Plastiksohlen unserer Schuhe, Hochbetten oder das Leben in Hochhäusern haben wir praktisch den Kontakt zum elektrischen Feld der Erde verloren, welches uns viele frei bewegliche Elektronen zur Verfügung stellt. Evtl. sollten wir deswegen auch zu Hause, im Büro oder im Garten besser einmal die Schuhe ausziehen.

Mit diesen Beispielen möchte ich aufzeigen, wie die Wissenschaft zum Teil noch in den Anfängen steckt und wie wichtig auch der Punkt „Energie" im Zusammenhang mit gesunder Ernährung ist, denn im Grunde bestehen wir alle aus „Energie".

Dem Licht kommt dabei eine besonders wichtige Bedeutung zu. Für das Leben auf der Erde ist es unverzichtbar und deswegen ein sehr spannender Bereich der Wissenschaft. Licht ist Energie und Licht löst z.B. in Pflanzen die Photosynthese aus. Welche Rolle Licht auch für unsere menschliche Existenz spielt, können wir am Beispiel von Vitamin D sehen. Unser Körper ist in der Lage, dieses Vitamin selbst herzustellen. Dazu braucht er nur Sonnenlicht, welches direkt auf die Haut trifft, um die Vitamin-D-Synthese zu starten. Dass es aller Voraussicht nach noch weit mehr als Vitamin D im Körper eines Menschen erzeugt, liegt für mich auf der Hand. Licht wärmt, hat Einfluss auf zelluläres Wasser in Form von H_3O_2 und es beeinflusst unseren Schlaf-Wach-Rhythmus, unsere Konzentrationsfähigkeit und selbst unsere Stimmung kann im wahrsten Sinne des Wortes „erhellend" sein.

Eventuell kann an dieser Stelle auch der Ansatz der „Biophotonen" sehr interessant sein. Dieser sagt, dass alle lebendigen Zellen ein eigenes schwaches Leuchten besitzen, welches durch Verwelken und Absterben der Zellen immer schwächer wird.

Dass demnach auch ein Lichtmangel ein Problem in unserer heutigen westlichen Welt sein kann, liegt ebenfalls nahe. Viele Menschen sind kaum noch in der Sonne aktiv und somit fehlt es vielen an dieser positiven Energie. Die sogenannte „Winterdepression" ist dabei nur ein Beispiel der möglichen Folgen, die viele Menschen selbst aktiv spüren. Dass in der Zirbeldrüse unser Tag-Nacht-Rhythmus gesteuert wird und hier zudem auch unser inneres Bewusstsein vermutet wird, macht diese Tatsache umso interessanter.

Deswegen sind auch Einflüsse durch künstliches Licht zu hinterfragen. Das sogenannte „blaue Licht" von Handys und Bildschirmen gilt für den Menschen als gesundheitsschädlich, da es u.a. unseren Tag-Nacht-Zyklus irritieren kann.

Dabei ist gerade ein gesunder Schlaf für unsere ganzheitliche Gesundheit so wichtig und zählt auch für mich zu einer gesunden Lebensweise dazu.

Bis zu diesem Punkt im Buch haben wir uns hauptsächlich über die physische Nahrungsaufnahme über Luft, Wasser und Lebensmittel unterhalten. Da wir nun über Energie und unser inneres Bewusstsein sprechen, möchte ich diese ebenfalls in Bezug auf unsere gesunde Ernährung setzen. Denn es gibt noch einen anderen Punkt, der unsere Gesundheit und unseren Körper beeinflusst und uns ebenfalls in einer etwas energetischeren Form als Nahrung dient:

Gemeint ist die Kraft unserer Emotionen in Form unserer Gedanken und Gefühle. Unsere Gedanken zu kontrollieren, ist eine der größten Herausforderungen, die sich ein Mensch in seinem Leben stellen kann. Leider haben 90% aller Menschen eine hohe Anzahl negativer Gedanken in ihren Köpfen und diese Gedanken erzeugen wiederum Botenstoffe, welche in mentalem Stress und Krankheiten enden können.

Ausgelöst werden diese negativen Emotionen oft dadurch, dass wir uns gedanklich nicht im Hier und Jetzt befinden, sondern in der Vergangenheit oder Zukunft. In unseren Köpfen geistern die schmerzlichen Erfahrungen unseres Lebens oder die Angst über die Zukunft herum. Viele Menschen wünschen sich eine bessere Zukunft, vergessen aber, dass sie diese genau jetzt gestalten können.

Außerdem ist der Mensch ein empathisches Wesen. Viele beherrschen die Kunst, sich in andere Menschen hineinzuversetzen. Im Grunde zeichnet uns diese Fähigkeit aus, ein Mensch zu sein. Allerdings bedeutet es auch, dass wir uns so von den „negativen Emotionen" anderer Menschen gedanklich mitnehmen lassen können.

Erkennen können wir dieses Phänomen z.B., wenn wir sehen, wie manche Menschen ihr „Handy" als gedankliche Nahrung verwenden. Besonders negative Medieninhalte haben dabei Einfluss auf unsere innere Gedankenwelt. Leider verkaufen sich negative Schlagzeilen erwiesenermaßen besser als positive, da sie auf Angst als eine unserer stärksten Emotionen abzielen. Und auch die sozialen Medien präsentieren sich oft eher von ihrer unschönen Seite. Dazu kommen dann meist noch z.B. Arbeitskollegen, Partner und Freunde, die uns ebenfalls mit ihren negativen Emotionen verbal überschütten.

Nichtsdestotrotz gehören auch negative Gedanken und Gefühle zu uns Menschen dazu. Wir sollten nicht in Panik verfallen, wenn diese in unseren Köpfen auftauchen. Auch der Versuch, nur noch positive Gedanken anzustreben und Angst vor negativen Gedanken zu entwickeln, kann uns seelisch belasten. Besser wäre an dieser Stelle, unsere Gefühle und Gedanken zu akzeptieren und versuchen neutral zu betrachten. Denn zwanghaftes positives Denken kann unseren Stresspegel erhöhen. Vielleicht erinnern Sie sich noch an das Kapitel „Nimm effizient ab“. Dort beschreibe ich, dass unsere „Willenskraft“ ein Muskel ist und uns Verbote wesentlich mehr Willenskraft kosten, als wenn wir etwas tun wollen. Deswegen sollten wir uns besser darauf konzentrieren, was wir anstelle machen sollten. Lassen wir deswegen auch negative Gefühle und Gedanken zu. Akzeptieren wir diese und versuchen wir diese neutral oder auch einmal von außen zu betrachten und keinesfalls zu verdrängen.

Auch emotional prägende Ereignisse in unserem Leben können Einfluss auf unsere innere Gefühlswelt haben. In Bezug auf traumatische Ereignisse im Leben mancher Menschen, gilt es diese gegebenenfalls mit professioneller Hilfe aufzuarbeiten, um dadurch wieder einen Zugang zu den positiven Emotionen zu bekommen. Am Beispiel „traumatische Situationen“ können wir auch sehen, wie diese auf unseren Körper einwirken. Betroffene Menschen neigen oft zu übersensibilisierten Nervenverbindungen zwischen Gehirn und unserem Darm, was z.B. in einem akuten Reizdarm enden könnte.

Weil ich das Thema Ernährung ganzheitlich betrachten möchte, gehe ich in diesem Buch auch auf diesen, für manche Menschen eventuell esoterisch klingenden Bereich ein, der jedoch immer mehr von der evidenzbasierten Wissenschaft erschlossen wird.

Dass unser Gehirn negative Emotionen viel stärker wahrnimmt als positive Dinge, liegt wieder einmal an unserer evolutionären Prägung. Das „Wegrennen“ sicherte in erster Linie unser „Überleben“. Deswegen lösen Angst und Vorsicht auch starke Emotionen in uns Menschen aus.

Im Grunde können negative Gefühle sogar etwas Positives für uns haben, denn negative Gefühle können uns auch als Zeichen dienen, dass wir z.B. krank werden. Das Problem in der heutigen Zeit ist dabei, dass wir aufgrund massiven negativen Gedankengutes (in Form von z.B. Trauer, Wut, Angst, Eifersucht, Hass, Gier, Ärger, Zweifel, zu viel Denken, Werten und Grübeln) verlernt haben, diese Gefühle auch zu deuten.

Wichtig an dieser Stelle zu erwähnen ist, dass gerade negatives Denken, wie pessimistisches, Schwarz-Weiß- oder Katastrophendenken, auch unser Ernährungsverhalten beeinflussen kann. Im Kapitel „Nimm effizient ab“ gab ich Ihnen bereits den Ratschlag, sich von Verboten, Schuld- und Schamgefühlen sowie selbstauferlegten Kontrollzwängen in puncto Ernährung zu lösen. Wenn wir jedes Mal beim Besuch unserer Großmutter und dem Angebot ihres selbstgebackenen Apfelkuchens Schuldgefühle bekommen, dann kann es schnell zu negativen Überzeugungen und Gedanken kommen, bei denen wir evtl. sogar unsere neue positive Ernährungsweise in Frage stellen. Gehen wir jedoch ohne Verbote und Schuldgefühl in die Situation, dann essen wir eventuell ein Stück Kuchen, freuen uns über unsere Kindheitserinnerung und kehren am nächsten Tag zu unserem neuen Essverhalten zurück.

Deswegen ist es auch wichtig, das richtige Fühlen wieder zuzulassen und unsere Umwelt bewusst wahrzunehmen. Trainieren können wir diesen Zustand z.B. in Form von Imaginationstechniken wie Visualisierung, Traumreisen, autogenem Training und Meditation oder bewusstem Fühlen in bestimmten Momenten.

Achten wir wieder vermehrt auf unsere positiven Gefühle wie Liebe, Hoffnung, Begeisterung, Romantik, Glaube und das Gefühl, etwas geschafft zu haben.

Einen der größten Tipps, wie wir wieder das Fühlen erlernen und wahrnehmen können, gab ich Ihnen im Kapitel „Lerne deinen Geschmackssinn kennen“. Durch die multisensorische Erfahrung des Schmeckens werden alle unsere Sinne angesprochen. Es gibt meiner Meinung nach kaum eine bessere Übung, um unser Fühlen besser kennenzulernen und wahrzunehmen.

Achten Sie beim Essen zudem auf die Tipps, die ich Ihnen im Kapitel: „Finde Achtsamkeit für deinen Körper“ gegeben habe.

Zusätzlich sind „Imaginationsübungen“ eine weitere gute Möglichkeit, mehr ins „Fühlen“ zu gelangen.

Setzen wir uns für Imaginationsübungen entspannt und aufrecht auf einen Stuhl und schließen nun die Augen. Versuchen wir jetzt in einen Zustand der Gedankenleere, der Mediation zu geraten, indem wir an nichts oder einzig und allein an ein bestimmtes Klangwort wie „Ohmmm“ denken. Haben wir nach ca. 1-2 Minuten einen entspannten Zustand erreicht, können wir z.B. einmal bewusst durch unseren Körper fühlen. Fangen wir in den Fußsohlen an und lenken dann die Gedanken schrittweise nach oben durch den Körper.

Sind wir oben angekommen, können wir uns an einen besonders schönen Ort oder Moment erinnern. Z.B. an einen Besuch am Meer. Versuchen wir nun diesen Besuch noch einmal zu erleben. Was haben wir gesehen? War das Meer ruhig oder aufgewühlt? Was haben wir gefühlt? War die Sonne warm oder kalt auf unserer Haut? Wie war der Wind? War es windstill oder haben wir den Wind auf der Haut gespürt? Wie waren die Geräusche um uns herum? Konnten wir Möwen in der Ferne hören? Hat das Meer gerauscht? Was haben wir geschmeckt oder gerochen? War die Luft salzig oder trocken? Versuchen wir alle diese Dinge noch einmal zu erleben. Was haben wir dabei gefühlt, gespürt und erlebt?

Wir können durch solche Übungen gewisse positive Momente aus unserem Leben aktiv noch einmal erleben. Die sogenannten „Magic Moments“ können wir gezielt dazu nutzen, um unsere Gefühlswelt ins Positive zu drehen. Nutzen können wir diese Übung auch, um in gewissen Momenten (z.B. dem nächsten Strandbesuch) unsere Umwelt bewusster wahrzunehmen und damit letztendlich das Gefühl von Lebendigkeit wieder zu erlangen.

Um unser Leben wieder mit mehr positiven Gefühlen zu bereichern, können auch die Übungen aus dem Kapitel „Baue dir ein Fundament“ genutzt werden. Stellen wir uns dazu eine positive Gefühlswelt vor. Nutzen wir unsere positiven „Ich bin ...“-Sätze, um unser Unterbewusstsein auf positive Gefühle hin zu trainieren.

Der deutsch-österreichische Poet und Autor Klaus Ender sagte einst: „Wer nicht mehr hört und nicht mehr fühlt, ist auf dem Wege zu erblinden."

Wie wichtig Gefühle eigentlich sind, sehen wir daran, dass sie in Verbindung zu unseren Bedürfnissen stehen. Im Prinzip strebt jeder Mensch nach fünf wesentlichen Bedürfnissen: Grund- oder Existenzbedürfnisse, Sicherheit, Sozialbedürfnis, Anerkennung und Wertschätzung sowie Selbstverwirklichung. Immer wenn wir positive Gefühle wie Freude und Zufriedenheit verspüren, wurde in der Regel eines dieser Bedürfnisse befriedigt. Immer wenn wir negative Gefühle wie Schmerz, Angst, Zweifel oder Neid spüren, deutet es darauf hin, dass eines unserer Bedürfnisse unbefriedigt zu sein scheint.

Sind wir deswegen auch wieder liebevoll uns selbst gegenüber. Leider sind viele Menschen gerade zu sich selbst sehr streng und maßregeln sich fortlaufend. Wir sind oft bereits seit Kindesalter daran gewöhnt, unsere eigenen Bedürfnisse und Gefühle zu missachten. Durch diese Missachtung wird ein seelisches Ungleichgewicht erzeugt, welches in Krankheiten enden könnte.

Die eigene Gefühlswelt ist also wichtig. Deswegen sollten wir uns an dieser Stelle auch Klarheit über unsere Gefühlswelt verschaffen. Es gibt Menschen, die haben den Bezug zu ihren Gefühlen verloren oder verdrängen diese. Das kann z.B. durch Erziehungsmuster, tiefe traumatische Ereignisse, Fremdbestimmung von außen und auch durch Glaubenssätze und Gewohnheiten geschehen sein. Nutzen wir an dieser Stelle im Buch die Möglichkeit, um aus dieser Klarheit eine Weisheit für uns selbst zu erlangen.

Übernehmen Sie die Eigenverantwortung für Ihre Gefühlswelt. Eventuelle Opferrollen sollten aufgelöst werden, damit stattdessen mentale Stärke gefördert wird. Versuchen wir auch hier unsere Welt einmal von außen zu betrachten, um andere Blickwinkel zu erlangen und wieder ins „Fühlen" zu kommen.

Wie wichtig es ist, sich von „negativen Gedanken" zu lösen, sehen wir auch an unserem Schlafverhalten. Denn oft werden diese „negativen" Emotionen auch mit in den Schlaf getragen. Ich denke, dass jeder schon einmal in seinem Leben das Phänomen der schlaflosen Nächte erlebt hat, bei denen einem besonders viele negative Gedanken durch den Kopf gehen. Da ausreichend Schlaf aber wichtig für unsere Erholung und unser inneres Stressmanagement ist, können wir daraus sehr gut ableiten, welchen Einfluss „negative Emotionen" in Form von Blockaden auf unsere Gesundheit haben können.

Deswegen dürfen wir auch immer wieder unserer Seele etwas Gutes tun. Genießen wir jeden „Magic Moment" in unserem Leben und bauen wir auch unvergessliche Erlebnisse in unser Leben ein. Halten wir danach diese Gedanken für uns fest. Ich selbst habe z.B. den Moses-Berg Sinai in einem Urlaub in Ägypten besucht und dieses Buch dort beendet. Dieser Ort ist für mich einer der spirituellsten und ruhigsten Orte dieser Welt. Der Gipfel wird bei Nacht bestiegen, um oben angekommen mit einem wunderschönen Sonnenaufgang belohnt zu werden.

Es gibt sehr wenige Menschen, die überhaupt Kenntnis um die Macht der Gedanken haben. Wie einflussreich Gedanken sein können, möchte ich Ihnen anhand eines Beispiels versuchen zu erklären:

Stellen wir uns dazu z.B. folgende Situation vor. Sie stehen in einem All-You-Can-Eat-Restaurant in der Schlange und treffen einen stark übergewichtigen Menschen. Was würden Sie nun denken?

Es gibt in einer solchen Situation bestimmt unzählige Möglichkeiten, auf diese Situation zu reagieren.

Manchen Menschen denken z.B.:

- „Ist es wohl richtig, dass diese Person in diesem Restaurant isst?"
- „Oh, dieser Mensch tut mir leid."
- „Dieser Mensch ist aber charmant und warmherzig."
- „Oh, ich glaube, ich muss heute weniger essen ..."
- Andere reagieren mit Ablehnung und wieder andere denken an überhaupt nichts in dieser Situation und sind neutral. Vielleicht nehmen sie diesen Menschen noch nicht einmal wahr, weil sie gedanklich mit ganz anderen Dingen beschäftigt sind.

Dieser Punkt zeigt uns nun, dass es von Mensch zu Mensch Ansichtssache ist, wie wir eine Situation beurteilen. Es gilt, einen sogenannten Paradigmenwechsel anzustreben, denn wir wissen über diesen Menschen in unserem Beispiel nichts. Vielleicht ist er auch krank? Wir bewerten die Situation lediglich anhand unserer eigenen Werte, Vorlieben, Abneigungen, Ethik oder sogar anhand unseres Glaubenssystems und unserer Vergangenheit.

Sigmund Freud hat das Thema Projektionen wie folgt gedeutet: „Projektion ist das Verfolgen eigener Themen in anderen Menschen.“ Deswegen dürfen wir in einer solchen Situation in uns horchen und uns fragen, warum wir so reagieren, und was dieser Gedanke gerade mit uns selbst zu tun hat. Mit der Bewusstheit, solche Situationen anders wahrzunehmen, können wir nun beginnen, die Bedeutung verschiedener Situationen zu ändern. Wir können unseren Fokus und damit die Sichtweise einer jeden Situation beeinflussen.

Der US-Psychologe William James sagte einst: „Wenn du deinen mentalen Fokus ändern kannst, kannst du die Welt ändern.“ Wir können aus dem oberen Beispiel z.B. lernen, die Situation „neutral“ zu betrachten.

In einer anderen Situation können wir z.B. die Bedeutung einer Krankheit aus einem anderen Blickwinkel betrachten. Wie bereits im Kapitel „Verstehe Krankheiten“ geschrieben: Das Ereignis (die Krankheit) können wir in der Ist-Situation nicht beeinflussen, aber wir können beeinflussen, wie wir darauf reagieren.

Selbst eine schwere Krankheit kann uns ein schöneres Leben bescheren, als wir es vielleicht bisher geführt haben, wenn wir uns fragen: „Was hat dieses Ereignis Gutes und was kann ich daraus lernen?“

Der ägyptische Unternehmer und Schriftsteller Mohammad „Mo“ Gawdat machte einmal in einem seiner Bücher folgendes Gedankenspiel: „Was wäre, wenn wir die Möglichkeit hätten, mit einem großen Radiergummi alles Schlechte aus unserem Leben ausradieren zu können? Diese Möglichkeit hört sich erst mal sehr gut an. Was wäre aber, wenn durch das Ausradieren auch unsere Erfahrung aus all dem Schmerz und dem Negativen gelöscht werden würde?“ Viele Menschen würden diese Erfahrungen nicht gegen den erlittenen Schmerz eintauschen wollen, weil sie eben diese Erfahrungen als wertvoller ansehen.

Solche Fragen können unsere Gedanken und Emotionen positiv beeinflussen und wir bekommen die Kontrolle über unsere Gefühlswelt zurück.

Mein Coach Christian Bischoff sagte einmal: „Glaube die Diagnose, aber nicht die Prognose." Mit anderen Worten: Wir wissen nicht, wie sich Krankheitsverläufe entwickeln, auch wenn die Diagnose aufgrund der Schwere eventuell ein Schock ist. Wenn wir aber in einer solchen Situation daran denken, „dankbar für unser bisheriges Leben" zu sein, werden unsere negativen Emotionen verschwinden oder zumindest abgemildert werden.

Ich kenne persönlich einige Menschen, die schwere Krankheiten wie Krebs besiegten oder sogar Krankheiten wie MS zumindest für sich verbessern konnten. Alle hatten eines gemein: Als Erstes verleugneten oder verharmlosten alle ihre Krankheit nicht. Dazu kam dann noch die Kombination der Kraft ihrer Gedanken zusammen mit der klassischen Schulmedizin sowie Naturheilkunde. Hierbei hilft eventuell die Vorstellung, die Krankheit bereits überwunden zu haben, ähnlich wie bei den bereits beschriebenen „Ich bin ...". Dazu kommen dann einige schulmedizinische Dinge wie auch der chirurgische Eingriff in der Kombination mit Naturheilkunde z.B. in Form einer ayurvedischen Panchakarma-Kur zum Ausleiten des chemotherapeutischen Giftes aus dem Körper und zum Aufbau des eigenen Immunsystems.

Und selbst wenn jemandem eine besorgniserregende OP bevorsteht. Gehen wir an dieser Stelle nicht in die Angst, sondern besser ins Vertrauen, dass alles gut werden wird.

Nutzen wir die Kraft der Gedanken für uns. Dank ihr können wir viele Krankheiten besser überstehen und uns regelrecht gesund fühlen. Außerdem können wir sie dazu nutzen, wahre Kraftakte in Bezug auf große Veränderungen in unserem Leben zu verankern.

Um die Kraft der Gedanken positiv zu nutzen, können wir die Augen schließen, die Hand auf unser Herz legen, einmal tief ein- und ausatmen, dabei lächeln und uns ein besonders schönes Erlebnis, wie z.B. die Geburt unseres Kindes vorstellen. Diese Position dürfen wir nun fest verankern, indem wir uns das Erlebnis immer und immer wieder vorstellen. Sollten wir nun einmal im Alltag in eine Situation geraten, wo sich negative Gefühle in uns breit machen (z.B. bei einem Streit mit dem Partner), dann gehen wir genau diese Abfolge erneut durch. Augen schließen, Hand auf unser Herz legen und einmal tief ein- und ausatmen, lächeln und an das schöne Ereignis denken – und schon werden sich unsere negativen Gedanken ins Positive wandeln.

Ich benutze diese Technik persönlich auch sehr häufig andersherum, wenn ich besonders schöne Momente im Leben erlebe. Ich lade mir in diesen Momenten dieses positive Gefühl noch weiter auf.

Verschließen sollten wir uns auch nicht vor Pausen. Auch unser Geist benötigt hin und wieder Ruhe, z.B. in Form von Meditation. Ein reißender Fluss kann im nächsten Moment wieder ein ruhiges Gewässer werden und auch unsere Weltmeere stehen hin und wieder still. Nutzen wir diese Momente, um unserem Geist neue Kraft zu geben.

Wer an dieser Stelle mit Mediationen etc. nichts anfangen möchte, dem bietet evtl. Hypnose eine Alternative, um eine Verbindung zu seinem Fühlen und Gedanken wiederherzustellen.

Einen wichtigen Punkt möchte ich Ihnen an dieser Stelle noch mitteilen: Die Kraft der Energie wird in der Regel immer Gleiches anziehen. Haben wir eine negativ eingestellte Energie, werden wir andere negative Energien in unser Leben ziehen. Zwei Menschen, die vor ein und demselben Bild stehen, werden jeweils Unterschiedliches wahrnehmen. Sind wir z.B. darauf geprägt, penibel auf Fehler zu achten, werden wir in dieser Welt immer viel mehr Fehler bemerken. Eine andere Person, die diese Prägung nicht hat, wird diese „Fehler" vielleicht gar nicht bemerken, weil sie sich eher auf das Schöne und Positive konzentriert. Nutzen wir besser das Gegenteil und ziehen mit positiven Energien andere positive Energien in unser Leben. Ausprobieren können wir es, indem wir versuchen, mehr positive Dinge und Freude zu empfinden: Lachen, Geben, Lieben, Wertschätzen und Achtsamkeit sind an dieser Stelle nur ein paar kleine Beispiele, die unseren Alltag erleuchten werden.

Sie merken, dass wir selbst dazu in der Lage sind, zu steuern, wie unsere Welt in unseren Gedanken aussieht. Wir sind Schöpferinnen und Schöpfer unseres Lebens und damit in der Lage, uns gefühlstechnisch selbst in eine gute oder schlechte Welt zu versetzen. Deswegen möchte ich Sie an die Geschichte mit dem weisen Häuptling und dem Bären aus dem Kapitel „Finde Achtsamkeit für deinen Körper" erinnern. Stellen wir uns damit eine der wichtigsten Fragen, die wir uns selbst stellen können: **„Möchte ich in einer positiven oder negativen Gefühlswelt leben?"**

Manchmal dürfen wir wie ein Wassertropfen sein und können mit der Kenntnis, „unsere Gedanken auf andere Blickwinkel zu verändern“ viele andere Situationen in unserem Leben besser verstehen und meistern. Wir können so z.B. für uns feststellen, dass unser Körper an der oberen Grenze des Taille-Größen-Verhältnisses liegt, aber dennoch eigentlich wunderschön und auch gesund ist. Und wir müssen eben nicht unbedingt dem Ideal anderer Menschen, beziehungsweise nicht dem gesellschaftlichen Bild von Perfektion entsprechen.

Zusammenfassung des Kapitels

- Neben der physischen Ernährung von Wasser, Lebensmitteln und Sauerstoff gibt es auch eine energetische Form der Ernährung in Form unserer Emotionen.
- Unsere Gedanken werden individuell gesteuert, können aber aus dem Blickwinkel heraus verändert werden.
- Wir können Ereignisse nur indirekt beeinflussen, wir können aber beeinflussen, wie wir in Gedanken auf die Situation reagieren.
- Stellen Sie sich der Frage: Möchte ich in einer positiven oder negativen Gefühlswelt leben?

Meine Selbstreflexion

Welche Gefühle und Gedanken habe ich hauptsächlich?

....

....

....

....

....

An welches besondere Ereignis in meinem Leben möchte ich denken, wenn es mir einmal schlecht geht?

....

....

....

....

Möchte ich in einer positiven oder negativen Gefühlswelt leben?

....

....

....

....

Meine Notizen

....

....

....

....

....

....

....

....

....

....

....

....

....

25. GESETZ ISS DICH GESUND

„Eine gute Küche ist das Fundament allen Glücks.“

(Auguste Escoffier – französischer Meisterkoch)

***

Es waren einmal zwei Frösche, die landeten in einem Topf mit flüssiger Sahne. Da das Topfende zu hoch war, konnten die beiden nicht mehr aus dem Topf herausspringen. Sie strampelten und strampelten, doch sie kamen einfach aus dem Topf nicht mehr heraus. Da gab der eine auf und sagte zum anderen, wir werden hier beide drin sterben und versank in der Flüssigkeit. Der andere aber wollte sich mit seinem Schicksal nicht abgeben und strampelte weiter und weiter. Die flüssige Sahne veränderte ihre Konsistenz und wurde fester. Der Frosch strampelte weiter und schließlich wurde aus der Sahne Butter und er konnte wieder aus dem Topf herausspringen.

***

Diese sehr bekannte Geschichte lehrt uns, dass wir „nie nie“ aufgeben dürfen, egal was wir uns vornehmen. Und deswegen ist es mir auch so wichtig, zu vermitteln, dass wir unsere Ziele in puncto Ernährung erreichen werden, wenn wir konstruktive Gewohnheiten entwickeln und unserem Warum folgen.

Durch eine gute Ernährung können wir uns gesund essen oder zumindest Leiden verbessern. Welche Werkzeuge wir dafür benötigen, habe ich Ihnen bereits in diesem Buch verraten. Nutzen wir das Bewusstsein über unsere Schwächen und Probleme, bauen wir uns ein Fundament, führen wir ein Ernährungsjournal und lassen gegebenenfalls auch einmal unser Blut beim Arzt untersuchen.

Mit den Ergebnissen können wir nun etwas ändern und fehlende Nährstoffe in unsere Ernährung integrieren.

Es gibt eine Regel, die besagt, dass alles, was wir verändern wollen, innerhalb von 72 Stunden geschehen soll, damit wir die Dinge auch wirklich verändern. Ansonsten kommen wir in den Modus der „Aufschieberitis“ und fangen vielleicht sogar nie an.

Deswegen entscheiden Sie einfach innerhalb von 72 Stunden nach Beendigung dieses Buches, ob Sie Ihr Leben selbst in die Hand nehmen möchten.

Der chinesische Philosoph Laozi sagte einst: „Eine Reise von tausend Meilen beginnt mit dem ersten Schritt.“

Unser erster Schritt an dieser Stelle könnte sein, dass wir uns mit dem Thema „Aufschieberitis“ auseinandersetzen. Warum fällt es manchen so schwer, eine Sache umzusetzen? In erster Linie liegt es an starken „Selbstzweifeln“ von uns selbst. Diese können z.B. durch Versagensängste in der Kindheit entstanden sein. Im Grunde ist „Aufschieberitis“ eine Schutzstrategie durch Vermeidung von Taten aufgrund von Ängsten.

Abhilfe können an dieser Stelle eventuell folgende Fragen bringen: Fragen wir uns am besten zuallererst einmal selbst, warum es uns so schwerfällt, überhaupt anzufangen. Hat es eventuell etwas mit Versagensängsten zu tun?

Am besten ist es, sich das positive Ergebnis der Veränderung einmal bildlich vorzustellen. Wie wird es sich anfühlen, wenn wir erfolgreich unser Leben umgestellt haben? Mit dieser Form der Visualisierung von positiven Momenten und Entwicklungen können wir bereits nur mit der Kraft unserer Gedanken neue Energie erhalten. Dadurch erhalten wir vielleicht sogar mehr Ausdauervermögen, um unsere Probleme anzugehen.

Wenn wir nun eine Entscheidung für uns treffen, sollten wir keine weitere Zeit verlieren, neue Gewohnheiten zu entwickeln. Fangen Sie damit an, alle ungesunden Lebensmittel aus Ihrem Haushalt zu verschenken oder zu spenden. Verbrauchen Sie nicht erst die bereits eingekauften und eingelagerten ungesunden Dinge. Auch vor der letzten „Henkersmahlzeit“ sollten wir uns hüten. An dieser Stelle lieber konsequent sein.

Eventuell möchte der ein oder andere auch erst einmal das Thema komplett verstehen, bevor er sein Leben tiefgreifend verändert.

Der dänische Philosoph Søren Kierkegaard sagte dazu: „Das Vergleichen ist das Ende des Glücks und der Anfang der Unzufriedenheit."

Deswegen möchte ich diesen Menschen den Rat geben, sich vor Perfektionismus zu hüten. Wir brauchen nicht alles Wissen dieser Erde, um anzufangen. Viel wichtiger ist es, zu handeln und zum Ende kommen zu können. Selbst wenn wir den ein oder anderen Fehler auf dem Weg begehen werden. Nur aus unseren Fehlern können wir lernen. Und wenn nun die Ernährung der letzten Jahrzehnte nicht optimal war, können wir dennoch daraus lernen und heute beginnen, diese Fehler zu korrigieren.

Gesundes Essen heißt nicht, dass immer alles „perfekt" sein muss. Perfektionistisch veranlagten Menschen möchte ich daher empfehlen, diesen unrealistisch hoch gesetzten Anspruch an sich herunterzuschrauben. Denn wer sich über diese „Angst vor Ablehnung" bewusst ist und diese zum Teil ablegt, findet viel mehr Zeit für sich. Hüten sollten wir uns an dieser Stelle auch vor „Trotzreaktionen". „Trotz" kann leider unser eigenes „Handeln" boykottieren.

Wichtig ist nun, dass wir beginnen zu handeln! Wir sollten uns auf unsere Ernährung fokussieren und die Umstellung direkt umsetzen. Nur wenn wir uns bewegen, kommen wir im Leben ans Ziel.

Legen Sie an dieser Stelle das Buch einmal beiseite und stellen Sie sich in eine aufrechte Haltung. Konzentrieren Sie sich und sagen Sie laut (oder schreien Sie es raus): **„Ich esse mich gesund!"**, und blicken Sie danach Ihren Worten noch etwas nach!

Um ins Handeln zu kommen, benötigen wir oft auch etwas Mut und Selbstvertrauen. Selbstvertrauen setzt sich aus den Worten „uns Selbst zu Vertrauen" zusammen. Selbstvertrauen bekommen wir Menschen in der Regel in den ersten sieben Lebensjahren von unseren nahen Bezugspersonen vermittelt. Im Grunde spiegelt es das Vertrauen unserer Eltern in uns wider. Doch selbst wenn jetzt manche Menschen in diesem Punkt eine schwierige Kindheit hatten, sei es durch falsche Glaubenssätze unserer Eltern oder dem helikopterartigen Schutz unserer Bezugspersonen, ist es auch heute noch nicht zu spät, Selbstvertrauen zu lernen. Ein guter Ansatz wäre hier z.B. das Lernen von „Nein" sagen oder auch bestimmte Seminare der Persönlichkeitsentwicklung.

Nutzen können wir an dieser Stelle gegebenenfalls auch einen Tapetenwechsel. Wir kennen das Phänomen vielleicht aus dem Urlaub. Kaum sind wir im Hotel angekommen, ändert sich durch das neue Angebot an Lebensmitteln auch sofort das Essverhalten. Meist leider nicht zum Positiven, aber wir können diesen Effekt dahingehend nutzen, unsere Veränderung an einem neutralen Ort zu beginnen und dann mit nach Hause zu nehmen.

Und mir ist bewusst, dass eine gesunde Ernährung viel Zeit und Geld kostet. Das ist richtig.

Ein spanisches Sprichwort sagt: „Der Mann, der zu beschäftigt ist, sich um seine Gesundheit zu kümmern, ist wie ein Handwerker, der keine Zeit hat, seine Werkzeuge zu pflegen."

Wenn wir uns durch Fokussierung weniger ablenken lassen, dann werden wir Zeit finden. Fast jeder Mensch lebt in irgendeiner Form mit Ablenkungen. Sei es das Handy, Computerspiele oder Fernsehen. Nutzen Sie einfach einen kleinen Teil Ihrer „Ablenkungszeit", um gesundes Essen vorzubereiten. Planen Sie Ihre Ernährung vor, das hilft ebenfalls beim Einkaufen. Am Wochenende kann zum Beispiel vorgekocht werden.

Egal ob Biolebensmittel oder konventionelles Gemüse vom Discounter, das vorher gut abgewaschen wurde – nur eine artgerechte Ernährung wird uns über kurz oder lang gesund halten. Setzen wir die richtigen Prioritäten, denn wir haben nur diese eine Gesundheit.

Doch hüten Sie sich vor Aktionismus und verändern Sie sich wirklich! Denken wir noch einmal daran: Veränderungen sind tatsächliche Entscheidungen, bei denen wir die Ursache des Problems hinterfragen und die Einstellung grundlegend ändern.

Der deutsche Bankier Alfred Herrhausen sagte einst: „Unsere Zeit leidet an einer merkwürdigen Krankheit, die ich Aktionismus und Hektik nenne."

Deswegen ist es generell auch besser, Süßigkeiten im Supermarkt zu lassen. Laufen wir immer und immer wieder zu Hause an einer Nasch-Box vorbei, wird uns die Versuchung irgendwann einholen. Denken Sie daran, gesunde Ernährung beginnt bereits beim Einkaufen. Und sprechen sollten wir außerdem mit unserem Partner oder Mitbewohnern. Wenn wir denen nichts von unseren neuen Ernährungsgewohnheiten erzählen, können sie uns auch nicht unterstützen. So kann es sein, dass diese uns eines Tages mit einer unserer ehemaligen Leibspeisen überraschen wollen.

Deswegen möchte ich Ihnen an dieser Stelle ein paar Ernährungstipps geben, die Ihnen beim Aneignen neuer Gewohnheiten helfen können:

1. Essen Sie abwechslungsreich. Eigentlich wie bei einem kleinen Buffet. Nicht nur Nudeln mit Tomatensauce, sondern servieren Sie dazu z.B. auch ein paar Nüsse und eine ordentliche Portion Gemüse.

2. Probieren, probieren, probieren. Viele Menschen sind sehr wählerisch, was neue Geschmäcker angeht. Sie finden sich damit ab, dass ihnen einige wenige Dinge schmecken. Dabei gibt es Tausende neue Dinge zu entdecken. Wichtig ist nur, dass wir diese auch probieren und nicht aufgeben, uns an neue Geschmäcker zu gewöhnen.

3. Riechtraining – auch Gerüche spielen beim Essen eine große Rolle. Deswegen ist es wichtig, Gerüche richtig wahrzunehmen. Nutzen Sie z.B. Duftöle, um Ihren Geruchssinn zu trainieren.

4. Zwischenmahlzeiten sind für Kinder okay, weil sie kleinere Mägen haben. Erwachsene sollten darauf verzichten. Falls das an manchen Tagen mal nicht klappt, lieber auf Nüsse und Obst anstatt Chips und Gummibärchen zurückgreifen.

5. Fahren Sie zur Erntezeit auf einen Markt und lernen Sie das heimische Gemüse kennen.

6. Essen Sie von Zeit zu Zeit weniger süß und verwenden dünnere Scheiben Brot zum Frühstück. Essen Sie auch besser Vollkorn- / Sauerteigbrot anstelle von Weißbrot.

7. Falls Sie beim Kochen zwei linke Hände haben sollten, können Sie sich zum Beispiel mit technologischen Küchenmaschinen wie dem Thermomix® oder seinen günstigeren Discounter-Kopien behelfen.

Hier bekommen Sie Schritt für Schritt alles erklärt und können mit Geling-Garantie tausende Rezepte ohne großen Aufwand zubereiten.

Haben wir die neuen Tipps in unser Leben integriert, kann die gesunde Ernährung uns auch vor Infekten schützen. Denn unser Immunsystem benötigt wichtige Bausteine in Form von Proteinen und Omega-3-Fettsäuren, Vitamine sowie die Mineralstoffe Zink und Eisen. Und denken wir auch an einen gesunden Darm. Hier steckt 80% unseres Immunsystems. Geht es unserem Darm gut (durch genügend Ballaststoffe), dann steht unser Immunsystem uns auch gegen jegliche Erreger sehr gut zur Seite. Darüber hinaus werden in der Naturheilkunde vielen natürlichen Produkten verschiedene Heilkräfte nachgesagt. Im Kapitel „Erkenne das Geheimnis der Gewürze und Kräuter" habe ich schon einige vorgestellt. Andere „natürliche Superfoods" sind z.B. Hafer, Kohl, Zitrone, Heidelbeeren, Himbeeren oder auch Honig etc.

Und selbst an anderer Stelle kann uns Ernährung unterstützen. So können wir sogar durch Essen intelligenter werden. Hier helfen z.B. Omega-3-Fettsäuren in Form von Leinöl, Algenöl, Seefisch, komplexe Kohlenhydrate aus z.B. Linsen und Bohnen, aber auch Walnüsse und farbenfrohes Obst und Gemüse.

Eine gesunde und vollwertige Ernährung kann auch dabei helfen, einem unerfüllten Kinderwunsch näherzukommen. Denn die Natur hat es so eingerichtet, dass wir am empfänglichsten sind, wenn alle Nährstoffe für Mutter und Kind vorhanden sind.

Deswegen ist es auch bei der Vorbereitung einer Schwangerschaft und währenddessen wichtig, die Mikronährstoffe im Blick zu behalten. Benötigt werden hier Omega-3-Fettsäuren, aber auch Vitamine, Mineralien und Spurenelemente. Ein Mangel an Zink kann z.B. dazu führen, dass es mit dem Kinderwunsch nicht so richtig funktioniert. Neben Zink werden häufig aber auch mehr Eisen, B- und D-Vitamine, sowie Jod und Magnesium benötigt.

Außerdem ist es ratsam, während der Schwangerschaft auf eine zuckerarme Ernährung zu setzen und auch den erhöhten Kalorienbedarf lieber durch nährstoffreiche, gesunde Lebensmittel zu decken, da Schwangere durch die hormonelle Veränderung Auswirkungen auf ihre Insulinwirkung verspüren können. Nicht selten kommt es deswegen zu einem „Schwangerschafts-Diabetes“. Essen sollten Schwangere besser viel Gemüse, zuckerarmes Obst, Nüsse, Hülsenfrüchte und Vollkorngetreide.

Sie sehen, wie wichtig eine gesunde Ernährung in jeder Lebensphase ist und warum Sie beim Definieren Ihrer eigenen Gesetze der gesunden Ernährung stets auf Ihre individuelle Situation schauen sollten. Berücksichtigen wir an dieser Stelle auch unser Wissen um das „Ändern von Essgewohnheiten“. Ausführlich habe ich es Ihnen im Kapitel „Baue dir ein Fundament“ mitgeteilt.

Geben wir deswegen „nie nie“ auf, wenn es um unsere Gesundheit und unseren Körper geht.

Zusammenfassung des Kapitels

- Wenn Sie etwas im Leben ändern möchten, beginnen Sie innerhalb von 72 Stunden.
- Vermeiden Sie „Aufschieberitis“.
- Kommen Sie ins Handeln und hüten Sie sich vor Perfektionismus.
- Nutzen Sie Fokussierung und lassen Sie sich weniger ablenken.
- Nutzen Sie meine Ernährungstipps.
- Veränderungen sind tatsächliche Entscheidungen, bei der Sie die Ursache des Problems hinterfragen.
- Nutzen Sie die Ernährung auch für Ihr Immunsystem und bei unerfüllten Kinderwünschen.

Meine Selbstreflexion

Was behindert mich, um jetzt ins Handeln zu kommen?

....

....

....

....

....

....

....

Wie kann ich mich davon lösen?

....

....

....

....

....

Schreie in die Welt: Ich esse mich gesund! Wie fühle ich mich jetzt?

....

....

....

....

....

....

Meine Notizen:

....

....

....

....

....

....

....

....

26. GESETZ
INTEGRIERE SPORT UND BEWEGUNG

„Wenn wir jedem Individuum das richtige Maß an Nahrung und Bewegung zukommen lassen könnten, hätten wir den sichersten Weg zur Gesundheit gefunden.“

(Hippokrates – griechischer Arzt und Lehrer)

***

Es war einmal ein Mann, der kaufte sich seine Schuhe immer eine Nummer zu klein. Mit den Schuhen ging er in ein Restaurant, wo er als Kellner arbeitete. Nach vier Stunden stand ihm der Schmerz förmlich ins Gesicht geschrieben. Ein Arbeitskollege fragte ihn, was er denn hätte. „Die Schuhe schmerzen so, ich habe sie eine Nummern zu klein gekauft“, sagte der Mann. „Warum tust du dir das an?“, fragte sein Kollege. „Mein Leben hat aktuell leider nicht viel zu bieten und hat nur ein paar wenige positive Momente entwickelt. Natürlich leide ich Höllenqualen mit meinen Schuhen, doch weißt du, wie wunderbar ich mich fühle, wenn ich die Schuhe nach der Arbeit ausziehe?“

***

Diese Geschichte zeigt uns, wie extrem das Leben und Verhalten einiger Menschen sein kann. Ob dieses Beispiel an und für sich nun richtig oder falsch ist, möchte ich an dieser Stelle nicht beurteilen, doch vielleicht kennt jeder von uns ein ähnliches Gefühl, wenn es sich um Sport handelt. Während des Sporttreibens schmerzt es vielleicht und wir kämpfen gegen unsere Erschöpfung an. Doch wenn wir nach dem Sport zu Hause auf die Couch fallen, fühlen wir uns großartig, dass wir durchgehalten haben und uns damit etwas Gutes getan haben.

Sport und Bewegung haben sicherlich nur einen indirekten Einfluss auf eine „gesunde Ernährung", aber es besteht eine Verbindung zwischen beidem. Ich würde sogar behaupten, dass nach „schlechter Ernährung" der Bewegungsmangel vieler Menschen hauptverantwortlich für das Ausmaß vieler Krankheiten der heutigen Zeit ist.

Körperliche Aktivitäten sind ebenso wie die richtige Wahl der Nährstoffe essenziell für einen gesunden Körper. Durch Sport und Bewegung werden wir außerdem fokussierter und unsere gute Laune steigt. Das liegt daran, dass während des Sportes (beispielsweise bei bereits ca. 15-30 Minuten leichtem Joggen) der Dopaminspiegel ansteigt. Dieses Hormon ist in dem Fall für das positive Empfinden, unsere Glücksgefühle beim bzw. nach dem Sport verantwortlich.

Abgesehen davon ist der Mensch von Natur aus darauf ausgerichtet, sich zu bewegen. Sitzarbeitsplätze, Autos und E-Roller sind so in der Natur nicht vorgesehen gewesen. Und deswegen entstehen auch viele Leiden in unserer Welt, oft im Zusammenhang mit Bewegungsarmut. Wie wichtig Bewegung für uns Menschen ist, sehen wir z.B. daran, dass wir durch die Aktivität unserer Muskelzellen antientzündlich wirkende Botenstoffe (die Myokine) freisetzen oder auch unsere Mitochondrien vermehren sich am besten unter Bewegung.

Deswegen ist es mir wichtig, auch diesen Punkt in ein eigenes Gesetz der „gesunden Ernährung" mit aufzunehmen.

Letztendlich gibt es sogar ein paar direkte Verbindungen. Denn wenn wir uns viel bewegen, benötigen wir auch mehr Energie und essen folglich mehr. Steuern können wir so auch mögliche Diäten: Treiben wir z.B. regelmäßig Kraftsport, benötigen wir auch grundsätzlich mehr Protein für den Muskelaufbau als jemand, der keinen Kraftsport ausübt.

Außerdem erweitert viel Bewegung auch unsere Atemwege und trainiert so indirekt unseren Geruchssinn, über den wir unser Essen wiederum besser wahrnehmen können.

Wenn jetzt einige sagen, dass sie keine Motivation haben, Sport zu machen, werden Ihnen folgende Tipps mit Sicherheit etwas weiterhelfen:

- Beginnen Sie bei Alltagsaktivitäten. Denn Bewegung im Alltag kommt oft zu kurz. Dabei lässt sie sich leicht integrieren: Nehmen Sie die Treppen statt des Aufzugs, fahren Sie öfter mit dem Fahrrad oder steigen Sie eine Station früher aus dem Bus und gehen die restliche Strecke zu Fuß.
- Gehen Sie es langsam an und probieren Sie unterschiedliche Sportarten aus. Dem einen gefällt es zu laufen, dem anderen mehr Fahrrad zu fahren. Belohnen Sie sich mit dem Gedanken, für Ihre Gesundheit ganzheitlich etwas Gutes zu tun.
- Probieren Sie eines der vielen Fitnessarmbänder aus. Durch diese werden Sie erinnert, noch ein paar Schritte mehr am Tag zu gehen.
- Wenn Sie morgens joggen wollen, stellen Sie Ihre Laufschuhe schon abends ans Bett, damit Sie diese morgens gleich anziehen können.
- Nutzen Sie gegebenenfalls auch einfache Yoga- und Gymnastikübungen direkt nach dem Aufstehen. Und selbst kleine Spaziergänge am Arbeitsplatz bringen zumindest etwas Bewegung ins Leben.
- Kombinieren Sie andere Gewohnheiten / Hobbys mit Sport. Lesen Sie z.B. Zeitschriften auf dem Crosstrainer oder machen Sie ein paar Minuten Fitness vor dem Fernseher, wie z.B. Seilspringen ohne Seil oder Hula-Hoop.
- Stellen Sie sich bereits vor dem Sport vor, wie Sie nach dem Sport zufrieden auf dem Sofa Platz nehmen werden.
- Ansonsten können Sie sich auch damit motivieren, dass Sie sich bewusst der Wahl stellen: morgen zum Sport zu gehen, oder die Steuererklärung zu machen. Allerdings kann dieses den Nachteil haben, dass Sie die Steuererklärung damit eine lange Zeit vor sich herschieben werden.

Auch Bewegung nach und vor dem Essen tut gut. Ich gehe z.B. bewusst nach draußen, bevor ich es mir vor dem Fernseher oder Handy bequem mache. Und bei den Spaziergängen immer tief ein- und ausatmen – so wird der Gang zum optimalen Abschalten und Energiegewinnen genutzt.

Denn neben Sauerstoff spielen auch Licht und die Farbenvielfalt eine Rolle für unser Unterbewusstsein und sie steigern zusätzlich das allgemeine Wohlbefinden in uns.

Wer seinen Körper etwas mehr fordern möchte, kann z.B. aerobische Sportarten wie Radfahren, Joggen oder Schwimmen ausprobieren. Denn diese Form von moderatem Ausdauertraining hilft, den Körper fit und lebendig zu halten. Und selbst wenn jetzt wieder einige sagen, dass sie dafür einfach keine Zeit haben würden, kann ich darauf nur erwidern, dass Sport die Vitalität und Konzentration steigern wird und sie dadurch wiederum auch weniger krank werden würden. Allein diese Tatsache bringt den Menschen auf lange Sicht viel mehr Zeit, als sie im Augenblick des Zeitverlustes meinen zu verlieren.

Auch Pausen und Erholung sind wichtig. Unser Körper wird uns dies ebenfalls danken.

Integrieren können wir Sport und Bewegung in unser Leben übrigens ähnlich wie ich es bereits bei den neuen Essgewohnheiten im Kapitel „Baue dir ein Fundament" beschrieben habe. Machen wir hier auch wieder die Worst-Case- / Best-Case-Übung und verinnerlichen uns die Vorteile von Sport und Bewegung.

Fangen wir hier auch wieder langsam an und nutzen die „Disziplin", um unser Leben etwas aktiver zu gestalten.

Zusammenfassung des Kapitels

- Bewegung und Sport sind neben einer guten Ernährung essenziell für einen gesunden Körper.
- Falls Sie unsportlich sind, fangen Sie klein an.
- Erhöhen Sie die Bewegung in Ihrem Alltag, wann immer es Ihnen möglich ist.
- Nutzen Sie das Licht und den Sauerstoff beim Spaziergang als Energiequelle.
- Integrieren Sie Sport und Bewegung durch Disziplin und neue Gewohnheiten in Ihr Leben.

Meine Notizen

....

....

....

....

....

....

....

....

....

....

....

....

27. GESETZ
ÜBERNIMM VERANTWORTUNG

„Der Weg zum Ziel beginnt an dem Tag, an dem du die hundertprozentige Verantwortung für dein Tun übernimmst."

(Dante – italienischer Dichter)

***

Es war einmal ein Eber, der einen Esel traf. Dieser machte sich über den Eber lustig. Der Eber wurde wütend und wollte den Esel angreifen, aber dann wich er ab, denn er sagte sich, dass der Esel seiner Rache nicht würdig sei und sagte: „Eigentlich müsste ich dich für dein flegelhaftes Verhalten züchtigen, aber du bist meinem Zorn nicht würdig. Deine Dummheit rettet dir hier dein Leben."

***

Wir können aus dieser Geschichte lernen, dass wir als Menschen die Wahl haben, wie wir auf Situationen und Umstände reagieren. Wir sind keine Sache, die immer gleich reagiert. Eine Zitrone z.B. können wir treten, an die Wand werfen oder mit einem Auto überfahren. Sie wird immer mit Zitronensaft antworten. Wir Menschen aber haben die Wahl, wie wir auf solche Umstände reagieren.

Und nicht umsonst gibt es das Sprichwort: „Wenn dir das Leben eine Zitrone schenkt, mache Limonade daraus." Es bedeutet in etwa, dass egal was dir das Leben schenkt, wir es mit allen Facetten annehmen dürfen und lernen sollten, das Beste daraus zu machen. Leider nutzen viele Menschen diese Wahl nicht immer positiv. Und reagieren deswegen oft mit einer Art Opferhaltung und geben die Schuld für ihr eigenes Scheitern anderen.

In Bezug auf Ernährung und unser Körpergewicht könnten solche Klagen z.B. sein: „Die Gene sind schuld“, oder: „Meine Eltern haben Schuld“, oder: „Der Staat ist schuld…“.

Sie sehen, dass Menschen oft dazu neigen, von den Problemen abzulenken. Doch bringt uns ein solches Verhalten im Leben weiter?

Der französische Schauspieler Molière sagte einst: „Wir sind nicht nur verantwortlich für das, was wir tun, sondern auch für das, was wir nicht tun.“

Ist es nicht besser, Eigenverantwortung zu übernehmen – also die Verantwortung sich selbst und seiner Gesundheit gegenüber?

Ist es nicht besser, bestimmte Dinge wie Krankheiten zu akzeptieren und dann nach vorne zu schauen, um die Dinge zu ändern? Oder ist es nicht am allerbesten, dass wir gar nicht erst krank werden?

Das alles können wir erreichen, wenn wir in unserem Leben Eigenverantwortlichkeit lernen zu integrieren. Beim Thema Verantwortung sollte auch auf die Eigenverantwortung über unsere Gefühlswelt geachtet werden. Nur wenn wir mental stark bleiben und nicht in eine Opferrolle kommen, steht uns die Welt offen, tatsächlich auch etwas ändern zu können. Wie wichtig dieser Punkt ist, erkläre ich Ihnen noch ausführlich im Kapitel „Ändere deinen Fokus und steuere deine Emotionen“.

Unsere Ernährung bietet uns tagtäglich diese Chance, Eigenverantwortung zu übernehmen und die richtige Ernährungsentscheidung zu treffen, um bestmöglich gesund zu sein, zu werden und zu bleiben.

Wichtig ist nur, dass wir wissen: Wer Verantwortung übernimmt, muss sich auch dem Risiko des Scheiterns stellen. Dazu sollte jeder lernen, mit Frustration umzugehen. Jeder kann lernen, sein Schicksal anzunehmen und nach vorne zu blicken.

Dieser Weg ist erforderlich, um wahre Freiheit zu erleben, denn wenn wir keine Verantwortung übernehmen wollen, dann bleiben wir ein Gefangener unserer eigenen Probleme.

Es gibt viele Möglichkeiten, sich selbst zu schaden. Wir können Drogen nehmen und unseren Kummer in Alkohol ertränken. Wir können auch unsere Gefühle oder unseren Körper misshandeln, doch werden wir uns damit nur selber schaden. Und so kommen wir niemals an die wahren Ursachen unserer Probleme heran.

Deswegen ist es wichtig zu akzeptieren, dass wir immer die Wahl haben und Eigenverantwortlichkeit übernehmen können.

Selbst wenn jetzt Menschen dazu neigen zu sagen, dass sie dafür keine Kraft haben. Im eigentlichen Sinne wenden diese Menschen aber viel mehr Kraft dazu auf, keine Verantwortung zu übernehmen. Denn das Leiden kostet uns enorm an Kraft, Lebensfreude und Lebensenergie.

Die ungesunden Essgewohnheiten vieler Menschen sind gesteuert von der Gesellschaft, der Werbung und dem Essverhalten unserer eigenen Familie. Im Prinzip verfallen wir in eine Art Flow der Gewohnheit. Was mir schon immer geschmeckt hat, das wird mir auch in Zukunft schmecken.

Deswegen hinterfragen wir diese Gewohnheiten, um Bewusstsein darüber zu erlangen, und nutzen wir die Macht, selbst Entscheidungen zu treffen, ob wir diese Gewohnheiten beibehalten möchten.

Nutzen können wir die Eigenverantwortung auch, um unsere Resilienz (Anpassungsfähigkeit) zu steigern. Denn durch Selbstakzeptanz können wir besser reflektieren und in Zukunft flexibler und besser auf schwierige Situationen eingehen.

Und vergessen sollten wir auch nicht: „Der Weg ist das Ziel, auch wenn wir manchmal auch einmal eine Stufe zurückgehen dürfen." Das Leben ist wie eine Bergwanderung, die manchmal auch einige Meter wieder nach unten geht. Der Weg zum Gipfel führt aber langfristig immer bergauf.

Zusammenfassung des Kapitels

- Sie haben die Wahl, wie Sie auf Umstände reagieren!
- Fallen Sie nicht in die Opferhaltung und packen Sie Ihr Leben selber an.
- Übernehmen Sie Verantwortung, denn sonst bleiben Sie Gefangener Ihrer eigenen Probleme.
- Lassen Sie sich nicht von den Essgewohnheiten der Gesellschaft, Werbung oder Ihrer Familie leiten. Finden Sie für sich selbst heraus, was gut für Sie ist.
- Stärken Sie mit Eigenverantwortung Ihre Resilienz.

Meine Notizen

....

....

....

....

....

....

....

....

....

....

....

....

28. GESETZ
BENUTZE UNZUFRIEDENHEIT ALS TURBO

„Wer nicht zufrieden ist mit dem, was er hat, der wäre auch nicht zufrieden mit dem, was er haben möchte."
(Berthold Auerbach – deutscher Schriftsteller)

***

Es war einmal ein Esel, der litt im Winter unter dem kalten Wetter. „Ach" – sagte er sich, „wenn doch bereits Frühling wäre ..." Als der Frühling, Sommer und Herbst kam, musste er auf dem Felde schwere Arbeit verrichten. Als der Winter wieder eintraf, überkam den Esel ein Gefühl der völligen Zufriedenheit.

***

Dankbarkeit ist etwas sehr Wichtiges im Leben. Es verbindet und erdet uns mit unseren Mitmenschen und unserer Umwelt. Dankbarkeit kann auch vor Kummer und Schmerz bewahren, denn immer, wenn wir Kummer verspüren, können wir an Dinge denken, für die wir dankbar sind und so den Schmerz zumindest lindern.

Dankbarkeit hilft uns also, negative Emotionen zu überwinden. Nichtsdestotrotz können auch vermeintliche negative Emotionen in Wahrheit positiv sein, wenn wir sie aus dem richtigen Blickwinkel betrachten. Ein Beispiel dafür ist Unzufriedenheit.

Viele Menschen sind in ihrem Leben unzufrieden. Sei es, dass sie sich zu dick fühlen, keine Energie verspüren oder bereits an der ein oder anderen Krankheit leiden. Dass sie sich dabei auch oft in Ausreden flüchten, habe ich Ihnen bereits im letzten Kapitel mitgeteilt.

Doch jeder hat im Leben die Wahl, wie er auf Umstände reagiert. Deswegen ist es mir auch wichtig Ihnen zu verraten, dass wir eine solche „negative" Unzufriedenheit auch in etwas „Positives" verwandeln können.

Ich nutze meine Unzufriedenheit z.B. als „Turbo" – als Motor, um Veränderungen voranzubringen. Denn wer bereits unzufrieden ist, hat eine große Chance, diese Veränderung auch wirklich herbeizuführen. Deswegen müssen wir uns auch nicht schämen, wenn wir in uns Unzufriedenheit spüren, sondern dürfen dafür sogar dankbar sein.

Mit Unzufriedenheit als Antrieb können wir wesentlich einfacher Disziplin und neue Gewohnheiten erlangen.

Tatsächlich sollte unser Ziel deswegen auch nicht unbedingt das Erreichen der völligen Zufriedenheit sein. Denn wenn wir mit allem zufrieden wären, hören wir gegebenenfalls auf zu wachsen und uns zu entwickeln. Wir können diese wenigen und notwendigen Prozent an wichtiger Unzufriedenheit in unserem Leben auch als Ehrgeiz oder Motivation im entferntesten Sinne betrachten. Denn, wie ich finde, ist dem Wort „Unzufriedenheit" ein wenig zu viel Negativität angehaftet.

Ich weiß, dass eine solche „Aussage" einige Menschen verwundern wird. Denn eigentlich sind wir dazu erzogen worden, dass wir Zufriedenheit erstreben sollen. Doch hat unser Leben selbst am Punkt der „vollen Zufriedenheit" nicht immer noch mehr zu bieten? Und würden wir uns diesen Dingen nicht verschließen, wenn wir am Gipfel der Zufriedenheit aufhören? Was ist, wenn es gar nicht der Gipfel war?

Deswegen betrachte ich Unzufriedenheit nicht unbedingt als „negativ". Viele erfolgreiche Menschen wurden erst aus einer Art Unzufriedenheit erfolgreich. Es kann durchaus von Vorteil sein, wenn wir uns stets um mehr bemühen und gleichzeitig Dankbarkeit für das empfinden, was wir schon erreichen durften.

Benjamin Franklin sagte einst: „Der unzufriedene Mensch findet keinen bequemen Stuhl." Trachten wir deswegen nicht unbedingt nach Zufriedenheit und vielleicht besser nach Weisheit und Vollkommenheit?

Diese Punkte eröffnen uns die Möglichkeit, Zufriedenheit und dem weiteren Streben nach höheren Gipfeln zu kombinieren.

Und selbst wenn jetzt jemand sagt, dass er mit dem zufrieden ist, was er hat oder ist. Auch das ist in Ordnung, denn wir haben auch hier wieder die Wahl, der Mensch zu sein, der wir sein wollen. Aber vielleicht ist es ab und an dennoch nicht verkehrt, Unzufriedenheit dafür zu benutzen, um etwas im Leben zu verändern.

Wem die Bezeichnung „Unzufriedenheit“ missfällt, der darf sich natürlich eine andere Formulierung aussuchen. So oder so ist die Grundaussage gleich. Ob wir es nun Unzufriedenheit, Ehrgeiz, Motivation oder eben das Streben nach höheren Gipfeln nennen möchten.

Eine Sache ist mir in diesem Zusammenhang noch wichtig: Um Zufriedenheit zu erlangen, sollte nicht der einfachste Weg gewählt werden. Aufgrund von Unzufriedenheit wählen manchen Menschen auch den Weg zum Beauty Doc. Wer sich aber Fett absaugen lässt, packt die Ursache seiner Fettpolster nicht beim Schopfe und wird früher oder später seine Polster zurückbekommen. Nutzen wir die Kraft der Unzufriedenheit besser, um tatsächlich etwas im Leben zu verändern.

Zusammenfassung des Kapitels

- Nutze Dankbarkeit als positives Mittel gegen Kummer und Schmerz.
- Nutze Unzufriedenheit, um Veränderungen herbeizuführen.
- Streben Sie besser nach Weisheit und Vollkommenheit als nur nach Zufriedenheit.
- Seien Sie der Mensch, der Sie sein wollen.

Meine Notizen

....

....

....

....

....

....

....

....

....

....

....

....

....

....

29. GESETZ
ZIEHE ANDERE MIT

„Man kann einen Menschen nichts lehren, man kann ihm nur helfen, es in sich selbst zu entdecken."

(Galileo Galilei – italienischer Universalgelehrter)

***

Es war einmal ein Priester, der machte es sich zur Aufgabe, verlorene Seelen wieder auf die rechte Bahn zu bringen. Eines Tages fand er einen übel zugerichteten jungen Mann, den er aufnahm. Er gab ihm etwas zu essen und baute den jungen Mann langsam wieder auf und gab ihm auch eine kleine Anstellung in seinem Kirchenorden. Der junge Mann tat sich aber schwer. Er war kaum zu motivieren und lebte ein Leben zwischen Trägheit und neuen Aufgaben. Die Monate vergingen und der Priester versuchte Tag ein Tag aus, dem jungen Mann neue Gewohnheiten und ein gutes Leben zu vermitteln. Aber er schien zu scheitern. Eines Tages überlegte er sich eine List: Er verschwand von einem auf den anderen Tag einfach. Die Kirchengemeinde war schockiert und selbst die Polizei konnte ein Verbrechen nicht ausschließen. Der junge Mann war durch den Verlust des Priesters sehr bestürzt und sah bereits die Kirchengemeinde auseinanderfallen. So überkam es ihn, die Verantwortung für die Gemeinde zu übernehmen. Als der Priester für tot erklärt wurde, beschloss er, selbst Priester zu werden und den Platz des Priesters zu übernehmen. Einige hundert Kilometer entfernt fragte der quicklebendige Priester vor Gott, ob es richtig war zu lügen und betrügen und so die Seele des jungen Mannes zu retten.

***

Diese Geschichte wurde von mir etwas abgewandelt und verkürzt. Im Original erzählt uns Mamerto Menapace in seinem Werk „Cuentos rodados", dass es uns manchmal schwer gemacht wird, einem geliebten Menschen zu helfen.

Natürlich müssen wir jetzt nicht, wie in dieser Geschichte, zu solchen radikalen Mitteln greifen, um jemanden wachzurütteln. Manchmal gilt es auch zu verstehen, dass manchen Menschen in unserem Umfeld nicht geholfen werden kann oder wir sollten lernen, dass jeder Mensch für sein eigenes Wohl selbst verantwortlich ist.

Nichtsdestotrotz gibt es auch beim Thema Ernährung Möglichkeiten, um andersdenkende Menschen aus unserem Umfeld an das Thema gesunde Ernährung heranzuführen.

Wenn unser Partner oder unsere Kinder das Thema gesunde Ernährung ausblenden, können wir das Gespräch darüber auf einer anderen übergeordneten Ebene führen. Wenn wir ihm / ihr oder ihnen ständig das Thema Gesundheit vorposaunen, wird die andere Partei das Thema schnell als „nervig" empfinden und sich dadurch eher persönlich angegriffen fühlen. Wir sollten uns das nur einmal umgekehrt vorstellen. Ich bin sicher, auch Sie wollen nicht von Ihrem Umfeld „missioniert" werden, sondern die Entscheidungen für Ihr Leben frei treffen.

Erstellen Sie daher besser gemeinsam einen schriftlichen Plan mit dem Ziel für mehr Vitalität (z.B. mit dem Ziel, ein paar Kilos abzunehmen, weil so die alte Hose wieder passt oder der Strandurlaub bald vor der Tür steht). Halten wir auf dem Plan zudem fest, wie wir die Dinge umsetzen wollen. Zum Beispiel können Sie hier eine Absprache treffen, dass der Partner / das Kind so viel Nachtisch essen darf, wie er/sie es möchte, wenn vorher eine gewisse Menge Gemüse und Proteine gegessen wurde.

Sollte es wieder zum Streit beim Thema Ernährung kommen, können wir unseren Partner / unser Kind direkt auf die Vereinbarung verweisen. Anstelle mit dem Finger auf den anderen zu zeigen, tun wir es jetzt auf einem Stück Papier.

Bei eingefahrenen Streitigkeiten über den Kochalltag könnten wir folgendes

Argument bringen: „Aktuell langweilt es mich zu kochen, entweder wir gehen jetzt in der nächsten Zeit öfter mal essen, oder du kochst.“ Mit solchen Aussagen bekommen wir in der Regel zumindest wieder die Aufmerksamkeit der anderen Partei.

Als weiteren Trick können wir unserem Partner / unseren Kindern zudem Nährstoffe in Form von Mineralien, Vitaminen und Aminosäuren einfach mit ins Essen geben. Egal ob in die Sauce, in Frikadellen oder in selbst gebackene Muffins. Fügen wir hier ein paar Gramm Protein- oder Nährstoffpulver oder Bitterstoffe dem Essen hinzu, wird der andere von allein weniger essen, denn das natürliche Sättigungsgefühl beim Menschen tritt automatisch bei einer bestimmten Menge Eiweiß oder Bitterstoffen in Kraft. Vorsicht: Achten Sie hier aber auf Unverträglichkeiten, Sie wollen ja niemanden vergiften.

Nutzen wir an dieser Stelle gegebenenfalls auch die therapeutischen Wirkungen von Gewürzen (siehe Kapitel: Erkenne das Geheimnis der Gewürze und Kräuter). Durch ihr genussvolles Aroma sind diese teilweise die am besten schmeckende Medizin.

Letztendlich sollten wir aber natürlich mit unseren Partnern und Kindern offen über das Thema reden. Vielleicht kann dieses Buch auch das Verständnis bei Ihrem Partner wecken, warum gewisse Änderungen bei der Ernährung wichtig wären. Im Grunde braucht ihr Partner / Kinder genau wie wir alle sein eigenes „**Warum**“, wie ich es im Kapitel „Baue dir ein Fundament“ beschrieben habe.

Wer sein „**Warum**“ kennt, kann es an dieser Stelle auch mit umgekehrter Psychologie versuchen. Wir hatten lange das Problem, dass wir unserer fünfjährigen Tochter versucht haben mit Disziplin und Gewohnheiten das zweimalige Zähneputzen am Tag beizubringen und mussten dennoch fast jeden Tag diskutieren. Irgendwann hatte sie aber ihr „**Warum**“ verstanden, denn sie wollte auf keinen Fall „schwarze Gammelzähne“ bekommen. Als wir ihr dann verboten haben, die Zähne zu putzen, wenn sie wieder diskutieren wollte, dann brachte dieses Verbot sie dazu, von nun an immer freiwillig und gerne die Zähne zu putzen. Wir können, daraus abgeleitet, unserem Gegenüber verbieten, sich gesund zu ernähren, und über dieses Verbot versuchen, eine neue Gewohnheit zu etablieren.

Wir dürfen dazu aber konsequent sein. Durchschaut unser Gegenüber unsere Absicht und hat keine Konsequenzen zu fürchten, dann funktioniert diese Strategie nicht. Unsere Tochter mussten wir deswegen auch einmal ohne Zähneputzen und im Schlafanzug in den Kindergarten schicken.

Nutzen können wir auch das Aufzeigen von möglichen zukünftigen Zielen. Ich z.B. bin eher spät mit 36 Jahren Vater geworden. Sollte meine Tochter sich in ihrem Leben mit einem Kinderwunsch ebenfalls etwas Zeit lassen, kann es sein, dass ich bereits über 70 bin, wenn ich Enkelkinder bekommen würde.

Da ich mit meinem Vater ein gutes Beispiel dafür habe, wie das Leben mit einer schweren Krankheit mit 70 aussehen kann, motiviert mich der Gedanke umso mehr, mit 70 noch gesund und munter zu sein.

Wie wir auch gezielt Kinder an gesundes Essen heranführen können, beschreibe ich sehr ausführlich in einem Extrakapitel in meinem Buch „Geschmacksexplosion – Der Weg zum Genuss- und Geschmacksexperten“. Auch hier können wir sehr viel über unseren Geschmackssinn lernen und regeln.

Ein paar Beispiele möchte ich Ihnen an dieser Stelle gerne geben:

- Vorbild sein! – Gerade kleine Kinder werden uns nachmachen, und somit das essen, was auch wir auf dem Tisch haben.
- Glaubenssätze sind tabu! – Über Glaubenssätze und ihren möglichen Schaden haben wir auch in diesem Buch ausführlich gesprochen.
- Zusammen kochen! – Kochen macht Spaß und verbindet. Warum nutzen wir diese Verbindung nicht auch mit unseren Kindern?
- Abwechslungsreich kochen! – Wir alle mögen im Urlaub ein Buffet. Warum machen wir also nicht immer sonntags beim Frühstück ein kleines Buffet zu Hause?
- Weniger süß ist besser! – Wenn wir selbst kochen, können wir auch den Zuckeranteil in unserem Essen selbst steuern.
- Kinderkochkurse machen Spaß – und bringen Kindern von klein auf ein Bewusstsein für Lebensmittel nahe.

Sie sehen, dass es immer Möglichkeiten gibt, andere Menschen in unserem Leben mitzuziehen oder zumindest an gewisse Dinge heranzuführen.

Macht es nicht sogar Spaß, gutes Wissen mit anderen lieben Menschen zu teilen? Geben Sie dieses Buch deswegen gerne auch an Freunde und Bekannte weiter oder verschenken Sie es.

Wer Wissen teilt, wird Freude empfinden.

Zusammenfassung des Kapitels

- Versuchen Sie, anderen zu helfen und ziehen Sie Ihren Partner / Kinder mit.
- Reichern Sie Essen gegebenenfalls mit Nährstoffen in Saucen, Frikadellen und Mehl an. Beachten Sie dabei Unverträglichkeiten!
- Führen Sie Ihre Kinder über den Geschmackssinn an gesundes Essen heran.
- Teilen Sie Ihr Wissen auch mit Freunden und anderen Interessierten.

Meine Selbstreflexion

Welche Menschen in meinem Umfeld möchte ich mitziehen?

....

....

....

....

Meine Notizen:

....

....

....

....

....

....

....

30. GESETZ
FINDE DEINEN INNEREN FRIEDEN

„Das Fundament des Glücklichseins ist der innere Frieden."

(Ernst Ferstl – österreichischer Schriftsteller)

***

Es war einmal ein alter Mann, der besaß einen ganz besonderen Wasserkrug, der sich niemals leerte. Er trank täglich aus dem Krug und nutzte das Wasser auch, um sich jeden Morgen sein Gesicht zu waschen. Doch leider war der Krug sehr schwer und weil er Angst hatte, dass ihn jemand stehlen könnte, nahm er den Krug überall mit hin, auch wenn er immer die schwere Last des Wassers tragen musste. Damit sein kostbarer Schatz immer bei ihm ist, beschloss der Mann auch keine Risiken im Leben einzugehen. Das Gebirge oder unwegsame Gebiete wollte er nicht betreten, denn zu kostbar schien ihm sein Schatz und er wollte nichts verschütten.

Eines Tages ging der Mann durch einen etwas felsigen Weg spazieren und stolperte, sodass ihm der Krug aus Hand glitt und gegen einen großen Stein prallte. Der Krug war zum Glück nur leicht beschädigt, doch hatte leider einen kleinen Sprung erlitten. Dort wich nach und nach immer mehr Wasser aus, bis der Krug leer war.

Der Mann war todunglücklich und flehte Gott an, ihm zu helfen. Er legte den Krug beiseite und fand einen Pfad, der den Berg hinaufführte. Beachtet hatte er diesen Pfad nie in seinem Leben, denn mit dem Krug im Arm konnte er keine steilen Wege laufen. Doch weil der Krug nun kaputt war, ging er den Pfad nach oben. Auf dem Berggipfel angekommen, hatte er einen unglaublichen Ausblick und er fühlte sich frei. Doch er litt nun an Durst.

Plötzlich zogen sich die Wolken zusammen und es fing an wie aus Eimern zu regnen. Der Mann hielt sich die Hände zusammen und diese füllten sich rasch mit Wasser. Der Mann begann sofort zu trinken und wusch sich im Regen ab.

Danach ging der den Pfad zurück und fand einen weiteren Weg. Auch diesen hatte er nie beachtet, denn er war sehr steinig und mit seinem Krug konnte er diesen gefährlichen Weg ebenfalls nie gehen.

Er beschloss nun auch diesem Weg zu folgen und kam an eine Klippe. Er schaute hinab und fand dort einen kleinen Fluss. Er stieg die Klippe hinab, trank aus dem Fluss und badete sich.

Der Mann war nun überglücklich, denn ihm wurde klar, egal wohin er ging, fand er Wasser.

***

Zu dieser kleine Geschichte wurde ich inspiriert von einer Geschichte des Bloggers Roger Kaufmann. Sie zeigt, dass viele Menschen mit einer Last herumlaufen, diese aber nicht unbedingt als Last erkennen. Und aus Angst vor Veränderungen verpassen sie so vielleicht das Glück in ihrem Leben.

Ist es nicht eher unser aller Ziel, inneren Frieden zu suchen und Glück zu finden? Doch wie können wir unseren inneren Frieden finden? Und vor allem, was hat das mit gesunder Ernährung zu tun?

Stellen wir uns doch einmal folgende Frage: **„Warum streben wir Gesundheit überhaupt an?“** Die Antworten hierauf werden in erster Linie auf Angst vor schweren Krankheiten und dem Tod begründet. Doch müssen wir Angst vor dem Tod haben?

Vielleicht hilft uns hier folgender bedeutender Satz, welche ich von einem weisen Menschen lernen durfte:

Wer frühzeitig versteht, dass wir alle irgendwann sterben müssen, der verliert den Schrecken vor dem Tod und findet Frieden und Stärke für sein Leben.

Wenn wir den Gedanken an den Tod akzeptieren, uns also nicht mehr vor dem Tod fürchten, dann fürchten wir uns auch nicht mehr vor unserem Leben.

Wir sind mit dieser Akzeptanz wahrscheinlich in der Lage, unser Leben intensiver zu gestalten. Wir können dadurch sogar den Sinn unseres Lebens finden und ausleben. Kein Jammern und Klagen mehr, diese Einstellung macht uns zum Vorbild für andere.

Es gibt Menschen, für die Gesundheit bedeutet, täglich 10.000 Schritte zu gehen und 50% der Ernährung mit Obst und Gemüse abzudecken und nur 5% Fett zu sich zu nehmen und so viele Vitamintabletten zu sich zu nehmen wie möglich und 3x die Woche Sport zu machen etc.

Sind die Dinge nun schlecht, die diese Menschen machen? Nein. Das Problem ist hier etwas anderes, und zwar das „und". Diese Menschen fühlen sich also nur gesund, wenn sie alle Sachen zusammen erreichen. Dieser perfektionistische Anspruch kann auf Dauer ganz schön anstrengend werden und uns beim Erlangen und Erhalten unserer Gesundheit letztlich lähmen und dadurch hinderlich sein.

Wer allerdings das „und" mit einem „oder" austauscht, fühlt sich immer gesund, wenn er „Obst" isst oder „10.000 Schritte" geht oder „3x zum Sport". Dieses Gefühl wird den Menschen helfen, einfache Dinge besser wertzuschätzen und den Weg zum inneren Frieden zu finden.

Auch bei der Ernährung sollten Extreme und Perfektionismus abgelegt werden und einen sinnvollen Platz in unserem Leben finden. Versuchen wir ein neues Selbstwertgefühl in uns selbst zu entwickeln, indem wir die Welt um uns herum verstehen und für uns gestalten. Gesundheit bedeutet Balance, nicht das strenge und starre Befolgen bestimmter Regeln. Für mich persönlich geht meine perfekte Ernährung in die Richtung der Flexitarier mit mediterranem und etwas Low-Carb-Einfluss. Bei dieser Ernährungsform gibt es theoretisch keine bis kaum Einschränkungen, sondern ein ganzheitliches Verständnis von Ernährung bleibt gewahrt. Hin und wieder ist dabei auch ein kleines Stück Weide- oder Wildfleisch erlaubt, dazu viel Olivenöl mit Gemüse, Salat und Hülsenfrüchten. So bewahre ich mir zu jeder Zeit eine entspannte Grundhaltung und eine gesunde Balance.

Ich nehme zusätzlich auch Nahrungsergänzungsmittel ein. Allerdings bin ich auch hier ein Freund der Ganzheitlichkeit. Aus bereits beschriebenen Gründen glaube ich nicht, dass wir nur mit einer „Pille“ Gesundheit erfahren werden. Es gibt meiner Meinung nach zu viele ungeklärte Dinge wie „Wechselwirkungen“, von denen die Forschung noch nicht alles versteht. Am wichtigsten bei Nahrungsergänzungsmitteln ist mir, dass diese aus natürlichen Rohstoffen bestehen. Leider gibt es heutzutage z.B. auch viele Vitaminpräparate, die chemisch erzeugt wurden. Die Chemie kann aber meiner Meinung nach kaum das ersetzen, was die Natur in Jahrmillionen erschaffen hat.

Persönlich nehme ich derzeit Omega-3-Fisch- oder Algenöl, Magnesium, Zink, OPC, B-Vitamin-Komplex, Q10, Vitamin C und D/K-Komplex, Probiotika und die Aminosäure Tryptophan als Nahrungsergänzung ein.

In der Theorie „leben“ auch die Zellen von Gemüse, Obst und Co noch beim Verzehr (siehe den Punkt der MicroRNA oder auch der kurz erwähnten Biophotonen). Und ich bin ebenfalls der Meinung, dass z.B. nicht nur das „Curcumin“ (der gesunde Farbstoff im Kurkuma) allein gesund macht, auch wenn er vielleicht von manchen Menschen als „Allheilmittel“ propagiert werden mag. Die anderen 180 Stoffe in der Wurzel bilden meiner Meinung nach das Ganze, weswegen ich Nahrungsergänzungsmittel nicht als Konzentrat einnehme und es immer auch mit echtem Essen kombiniere.

Finden Sie Ihren inneren Frieden mit der Ernährungsform, die Sie für sich persönlich am geeignetsten finden. Nutzen Sie den Leitfaden der WHO oder DGE und dieses Buch als Unterstützung. Planen Sie tiefgreifende Ernährungsformen wie Veganismus bis zum Ende durch. Tun Sie außerdem mal wieder etwas für sich selbst, damit auch Ihre Seele innere Entspannung findet.

Achten Sie auf abwechslungsreiches Essen, genügend Ballaststoffe, auf eine gute Omega-3-, Protein-, Vitamin- und Mineralien-Versorgung und genießen Sie vor allem Ihr Essen jeden Tag aufs Neue. Und egal was passiert, seien wir dankbar, dass wir immer etwas zu essen auf dem Tisch haben, dass wir Leben und dass wir uns immer entscheiden können, wer wir sind und sein wollen.

Eine wichtige Sache möchte ich noch teilen: Um unseren inneren Frieden zu finden, brauchen wir nicht auf den Moses-Berg Sinai zu steigen. Mit jedem

Tag, an dem wir Eigenverantwortung übernehmen, kommen wir uns selbst, unserem inneren Frieden näher.

Bronnie Ware fand mit ihrem Buch „5 Dinge, die Sterbende am meisten bereuen“ heraus, dass die meisten Menschen am Sterbebett folgenden Satz sagten:

„Ich wünschte, ich hätte den Mut gehabt, mein eigenes Leben zu leben.“

Bewusste Menschen wissen, dass Frieden nur aus ihnen selbst entstehen kann. Finden wir unseren inneren Frieden auch damit, keine negativen Gefühle von außen zuzulassen und uns vielleicht auch folgende Frage selbst zu beantworten: **Wofür stehe ich eigentlich jeden Morgen auf?**

Es liegt an uns selbst, ob wir in einer „friedlichen“ oder einer „nicht friedlichen“ Welt leben wollen und welchen Bären wir in uns selbst füttern.

Lassen wir außerdem vergangene Dinge in der Vergangenheit, denn rückgängig können wir davon eh nichts machen. Konzentrieren wir uns auf das Hier und Jetzt sowie eine angstfreie Zukunft.

Zusammenfassung des Kapitels

- Wer frühzeitig versteht, dass wir alle irgendwann sterben müssen, der verliert den Schrecken vor dem Tod und findet Frieden und Stärke für sein Leben.
- Ändern Sie Ihre Einstellung zum Gesundsein und ändern Sie bei unterschiedlichen Einstellungen das „und" in ein „oder".
- Achten Sie auf abwechslungsreiches Essen, genügend Ballaststoffe, auf eine gute Omega-3-, Protein-, Vitamin- und Mineralien-Versorgung und genießen Sie vor allem Ihr Essen jeden Tag aufs Neue.
- Konzentrieren Sie sich auf das Hier und Jetzt und eine angstfreie Zukunft.

Meine Selbstreflexion

Warum strebe ich Gesundheit überhaupt an?

....

....

Wofür stehe ich eigentlich jeden Morgen auf?

....

....

Meine Notizen:

....

....

....

....

....

....

FAZIT

„Um Ernährung zu verstehen, dürfen wir Genuss mit Disziplin und der Wertschätzung uns selbst gegenüber kombinieren."

Dirk Schneider (Buchautor)

***

Eine gesunde Ernährung in unser Leben zu integrieren, kann im ersten Moment herausfordernd klingen. Am Ende ist es aber in erster Linie Psychologie.

In diesem Buch finden Sie viele Anleitungen, die helfen können, bestimmte Dinge zu ändern.

Grundlegend müssen wir es aber auch wollen. Wie wir gesehen haben, benötigen wir ein starkes **„Warum"**, um Dinge in unserem Leben zu verändern – auch unsere Ernährung. Verstehen wir die Funktionsweisen in unserem Körper zumindest in der Basis, dann verstehen wir auch, warum manche Menschen mit einer höheren Wahrscheinlichkeit krank werden als andere.

Es gibt aber sicherlich auch Beispiele von Menschen, die ein langes Leben ohne größere Wehwehchen erreichen, ohne sich irgendwann einmal Gedanken über das Thema Ernährung gemacht zu haben.

Oft haben diese Menschen unbewusst bereits vieles richtig gemacht. Manchen half es, die richtigen Gewohnheiten der Eltern zu übernehmen und manch andere griffen im Supermarkt zu den richtigen Dingen oder trafen in ihrem Leben den richtigen Menschen, der sie wiederum mit seiner Ernährungsweise inspirierte.

Wenn wir uns egal welche Ernährungsform auch immer auf dieser Welt angucken, werden wir immer eine Gemeinsamkeit finden. Alle Ernährungsformen empfehlen uns „abwechslungsreiches Essen“ – in Englisch „Varied Diet“. Vielleicht ist gerade diese „Varied Diet“ die Lösung aller oft einseitigen Diäten? Die Diätologinnen Evelyn Tribole und Elyse Resch aus Kalifornien haben bereits 1995 mit ihrer Ernährungsform des „Intuitiven Essens“ ein ähnliches Modell beschrieben. Allerdings fehlt mir in der Ernährungsform von „Evelyn Tribole und Elyse Resch“ die Tatsache, dass unsere Darmbakterien Einfluss auf unser Essverhalten nehmen.

Deswegen ist mir der erste Aufbau einer neuen gesunden Essgewohnheit über den Gewohnheitsverankerungszeitraum von 6 Wochen wichtig, um eine gesunde Ausgangslage zu schaffen, aus der sich dann „Intuitives Essen“ in Kombination mit „abwechslungsreichem, genussvollem Essen“ entwickelt.

Wichtig ist außerdem, dass wir möglichst vermeiden, uns unter- oder überzuessen! Auch beim Thema Essen brauchen wir die Balance, bei der wir auf unseren Körper und unser Sättigungsgefühl hören dürfen.

Lösen wir uns außerdem von negativen Gedanken in Form von Eigenüberwachung und Maßregelungen, Schuldgefühlen und Ähnlichem. Vertrauen wir unseren Instinkten und echten Gefühlen und versuchen wir eine gesunde Ernährung ohne Verbote, jedoch in Kombination mit gesundem Menschenverstand, etwas Disziplin und Selbstreflexion.

Ein Blick in die „Blue Zones“, also die Regionen auf der Welt, in denen die Menschen besonders lange und gesund leben, zeigt auch aus wissenschaftlicher Sicht die Vorteile einer ausgewogenen Ernährungsweise auf, bei der auf die Bandbreite „echter Lebensmittel“ anstelle von stark verarbeiteten Industrieprodukten gesetzt wird.

Im Urlaub liebt fast jeder die Vielfalt eines Buffets. Und das ist es auch, was wir jeden Tag anstreben sollten. Vielfältiges und abwechslungsreiches Essen. Und das heißt jetzt bitte nicht Würstchen, Lamm-Kotelett und Putenbrust auf dem Grill zu kombinieren, sondern möglichst Unverarbeitetes, Buntes und Vielfältiges zu genießen.

Wie sollen wir 20-30 verschiedene Dinge auf unseren Teller bekommen, fragen Sie sich eventuell. Machen Sie es wie meine Familie. Wir essen eigentlich immer wie beim Buffet. Wir lieben es z.B., viele verschiedene Schälchen und Dinge am Wochenende auf den Frühstückstisch zu stellen. Ansonsten essen wir viele gemischte Salate, Wok-Pfannen oder Suppen.

Ich selbst frühstücke in der Regel zwischen 10.00 und 11.00 Uhr einen Salat. Dieser wird immer mit mindestens 15 Zutaten zubereitet. Als Basis gelten ein oder zwei Blattsalatarten. Darauf gibt es eine Kohlart (z.B. Rotkohl, Weißkohl oder Brokkoli), Salatgurken, Tomaten, Zwiebeln, Mohrrüben, Radieschen, Kohlrabi, Zucchini etc. und eine Proteinquelle wie Käse, Lachs, Eier, Pilze, Bohnen oder Meeresfrüchte. Darauf kommt noch ein Topping in Form von Petersilie, Koriander, Kresse oder auch Nüsse und Kerne. Dazu etwas Olivenöl, Leinöl, Apfelessig oder Balsamico und eine Kräuter-Gewürzmischung.

Auch zum Hauptgang essen wir lieber gemischtes Ofengemüse, Wok-Pfannen oder eine Gemüse-Fleischvielfalt vom Gasgrill. Und selbst, wenn es einmal nur Emmer-Vollkornnudeln mit Tomatensauce geben sollte, enthält diese nicht nur Tomaten und Gewürze, sondern auch noch Gemüse wie Karotten, Zucchini, Sellerie, Kapern, Nüsse und Samen sowie etwas Käse.

Unsere Suppenbasis in Form von Gemüse- oder Knochenfond beinhaltet ebenfalls immer mehrere Zutaten.

Wir lieben zudem Raclette, Fondue oder ähnliche Gesellschaftsessen mit Familie und Freunden. Wer sagt hier, dass wir uns das nur zu Weihnachten und Silvester im großen Kreis gönnen sollten?

Und beim Frühstück können wir verschiedene Getreidearten in Form eines Müslis mit Körnern, Nüssen und verschiedenen Beeren kombinieren.

Natürlich essen wir auch hin und wieder etwas Süßes als Dessert oder Kohlenhydrate in Form von Vollkornnudeln oder Reis. Wir verbieten uns nichts, durch unsere bewusste Art essen wir aber eben nur eine dünne Scheibe Brot oder nur eine Lakritz Schnecke und nicht eine ganze Packung. In diesen Momenten haben wir keine Schuldgefühle und fühlen uns frei, unsere Ernährung im Ganzen zu akzeptieren.

Sie sehen, es ist gar nicht so schwierig, abwechslungsreich zu essen. Einzig das Kalorienzählen kann bei dieser Art der Ernährungsweise etwas aufwendiger werden.

Wichtig ist noch ein weiterer Punkt: Wir sollten uns auch angewöhnen, unser Essen zu variieren. Die Natur stellt uns zu jeder Jahreszeit bestimmtes Essen zur Verfügung. Nutzen wir doch die von der Natur aus festgelegte Abwechslung. Tiefkühlfunktionen und Flugzeuge wurden in dieser Gleichung nicht berücksichtigt. Und so sollten wir Erdbeeren z.B. nur essen, wenn diese bei uns Saison haben.

Unterbewusst zeigt uns dieses Verlangen nach Variationen auch unser Körper. Vielleicht kennen wir selbst die Erfahrung, dass wir nach 2 Wochen Urlaub in einem Hotel, in dem es 14 Tage das gleiche Frühstück zu essen gab, froh sind, wenn der Urlaub vorbei ist, weil es kulinarisch nichts mehr zu entdecken gab. Vergessen wir also unsere „Abwechslungen“ nicht. Essen wir nicht immer wieder die eine Sorte Salat oder immer die gleiche Suppe, sondern variieren den Geschmack mit neuen und anderen Zutaten je nach Saison.

Denn wer seine Ernährung erfolgreich umstellen möchte, sollte vor allem darauf achten, dass das Essen besonders gut schmeckt.

Darüber hinaus sollten wir einen weiteren wichtigen Punkt in unserer Ernährung nicht außer Acht lassen. Und zwar sind das Umweltgifte. Leider nehmen wir alle, ohne es zu merken, Tag für Tag viele Umweltgifte wie Schwermetalle, Mineralöl, Glyphosat, andere Pestizide oder Mikroplastik zu uns. Die Folgen dieser Gifte können wir aktuell nur erahnen. Allerdings sollten wir hier nun nicht in Panik verfallen und uns für jedes Produkt Analyseblätter vorlegen lassen. Wir sollten auch hier die Relationen betrachten. Ein Gewürz wie Pfeffer oder Muskatnuss verwenden wir in der Regel nur in sehr kleinen Mengen. Auf der anderen Seite essen wir aber Gemüse wie Tomaten oder Paprika in größeren Mengen. Deswegen ist es wichtig, hier wenn möglich nur Bioprodukte zu verwenden und das Essen immer gut abzuwaschen. Ein weiteres Beispiel ist Mikroplastik in Meersalz. Denn setzen wir einen Fisch ins Verhältnis zu 1 g Meersalz, wird deutlich, dass so manches Testergebnis auf den ersten Blick irreführend sein kann.

Bis heute ist sich noch niemand zu 100% darüber im Klaren, was ein Mangel an sekundären Pflanzenstoffen in unserem Körper auslöst. Sie sind zwar nicht essenziell, bergen aber durchaus gesundheitsförderliche Effekte für uns, auch wenn ihre Wirkung auf unseren Körper bisher erst teilweise erschlossen ist.

Denken wir zudem immer an die Co-Faktoren, die wir für die optimale Aufnahme bestimmter Stoffe benötigen. Auch bisher wenig erforschten Gebieten im Zusammenhang mit Ernährung sollten wir uns nicht gänzlich verschließen. In der Zirbeldrüse im Gehirn wird die Seele unseres Menschseins vermutet – vielleicht ist dort der Schlüssel für unseren inneren Frieden vergraben? Wir wissen es bis jetzt (noch) nicht. Trotzdem können wir davon ausgehen, dass uns unsere Ernährung körperlich, geistig und seelisch mehr beeinflusst, als es bis zum heutigen Tag bekannt ist.

Auch unser Frontalhirn sowie der Hippocampus haben einen großen Einfluss darauf, ob und wie wir es schaffen, gesunde Ernährung für ein vitales Leben erfolgreich zu integrieren. Im Frontalhirn (direkt hinter der Stirn) ist unser „inneres Ich" oder auch das mit uns sprechende „Denksystem 2" beheimatet, also die Fähigkeit zur rationalen Entscheidungsfindung und Selbstkontrolle. Im Grunde liegt hier unsere Mentalstärke und Willenskraft versteckt. Es steht u.a. in Wechselwirkung mit unserem Hippocampus, welcher unsere tagtäglichen Erinnerungen im sogenannten Kurzzeitgedächtnis speichert. Ist unser Hippocampus über den Tag vollgelaufen, beeinflusst dieser wiederum unser Frontalhirn und unsere Willenskraft. Ich gab Ihnen dazu im Kapitel „Nimm effizient ab" bereits ein Beispiel, dass unsere Willenskraft wie ein Muskel ist und uns nicht unendlich zur Verfügung steht und gegen Abend abnimmt. Unser Hippocampus benötigt Zeit, um seinen Speicher wieder zu entleeren. Dieses geschieht in der Nacht, wenn er seine Informationen an unseren Neocortex, das Langzeitgedächtnis, übergibt. Genau aus diesem Grund ist guter und langer Schlaf auch so wichtig.

Und was hat das Ganze nun mit Ernährung zu tun, fragen sich vielleicht einige. Unser Hippocampus hat von Natur aus die Eigenschaft, sich durch neue Nervenzellen zu erweitern, doch leider kann er auch bei falscher Behandlung abbauen. Viele Dinge aus unserer Ernährung haben deswegen Einfluss auf unseren Hippocampus bzw. unser Frontalhirn und somit letztendlich auf unsere Willenskraft sowie mentale Stärke. Hier kommen wieder die Pestizide bzw. Gifte aus unseren Nahrungsmitteln, Umwelteinflüsse wie Feinstaub aber auch zu große Mengen an Stress, Zucker (und daraus resultierende Entzündungserscheinungen) oder auch Alkohol und Nikotin zum Tragen.

Unterstützen können wir die Neubildung unserer Nervenzellen mit Hilfe von Omega-3-Fetten wie DHA und EPA aus Algen- oder Fischöl, viel Bewegung in Form von Sport, gutem Schlaf und weniger Stress, Lern- oder Denkübungen, sowie eine artgerechte Ernährung in Form entzündungshemmender sekundärer Pflanzenstoffe, Vitamine und Mengen- bzw. Spurenelemente. Letztendlich hat alles auf alles einen Einfluss, denn wenn wir das Potenzial unseres Gehirns verstehen, es artgerecht behandeln und pflegen, werden wir die mentale Stärke erreichen, um damit das beste Ich unserer selbst zu werden.

Unsere Ernährung ist wie eine Waage zu verstehen. Wir sollten daher versuchen, die Waage zwischen Regeneration und Wachstum zu halten und sie individuell auf den jeweiligen Lebensabschnitt anpassen. Die Ernährung eines Mannes von 29 Jahren sollte sich von der 40 Jahre später unterscheiden, um die Balance zu wahren.

Suchen sollten wir beim Thema Ernährung nicht den kurzfristigen Kick in Form von fettigen und zuckerhaltigen Lebensmitteln. Bei kaum einem Thema lohnt sich der Blick auf den langfristigen Weg mehr als beim Thema Ernährung. Denken wir daran, dass wir nur den einen Körper und das eine Leben haben.

Konfuzius sagte einst: „Wir haben zwei Leben – das zweite beginnt in dem Moment, in dem wir erkennen, dass wir nur eines haben.“ Nutzen wir diese Erkenntnis dazu, dass wir ein Leben lang Ernährung neu erlernen und entdecken können.

Eine wichtige Sache können wir noch von den „Blue Zones“ lernen. Die Erkenntnis, dass es neben Bewegung und gesunder Ernährung noch einen weiteren einflussreichen Faktor gibt: unsere sozialen Kontakte.

Deswegen ist es wahrscheinlich ratsam, sich ebenfalls um ein funktionierendes, gutes soziales Umfeld zu kümmern. Wahre Verbindung zwischen Menschen basiert immer auf Respekt, Ehrlichkeit und Gemeinschaft. Ein

Punkt kann hier z.B. gemeinsame Spaziergänge oder auch die Geselligkeit beim Essen sein. Leider haben viele Menschen es verlernt, beim Essen zusammenzusitzen. Lassen wir diese Jahrtausende alte Tradition in unseren Familien wieder aufleben und genießen wir zumindest eine Mahlzeit am Tag wieder zusammen mit anderen Menschen. Gemeinsam zu genießen macht glücklich – deshalb sollten wir das gerne öfter tun.

Ein kleiner Tipp am Rande: Laden Sie Ihre Freunde nicht immer nur zum Essen ein, sondern kochen Sie mit ihnen zusammen. Ein Kochkurs in einer Kochschule kann in einer Firma mit das beste Teambuilding-Event überhaupt sein.

Kümmern wir uns deswegen besser auch um die Befriedigung unseres sozialen Grundbedürfnisses. Wir Menschen sind von Natur aus soziale Wesen, und auch deswegen werden wir wahrscheinlich im Inneren gesund sein, wenn wir unsere sozialen Kontakte pflegen. Achten sollten wir an dieser Stelle nur darauf, dass wir uns mit „positiven" Menschen umgeben. „Negative" Menschen können die „positiven" Wirkungen leider auch in die andere Richtung lenken.

An dieser Stelle können wir auch das Hormon Oxytocin erwähnen, welches ausnahmsweise nicht direkt über unsere Ernährung gebildet wird. Dieses Hormon ist unser Kuschelhormon und außerdem auch ein Neurotransmitter. Es spielt bei der Geburt eine Rolle, aber auch bei der Bindung von Menschen und reguliert außerdem unseren Cortisol-Spiegel sowie Blutdruck. Oxytocin kann somit Stress regulieren, unser Belohnungssystem aktivieren und für ein besseres Miteinander sorgen. Ausgeschüttet wird es in erster Linie, bei Berührungen (Kuscheln), Sex, Massagen, Umarmungen oder auch wenn wir Dinge tun, die wir mögen oder wenn wir sozial interagieren. Oxytocin kann demnach auch ausgeschüttet werden, wenn wir uns mit anderen Menschen um einen mit vielen bunten und leckeren Köstlichkeiten gedeckten Tisch versammeln und gemeinsam genießen.

Zum Abschluss dieses Buchs möchte ich auch noch kurz auf das Thema Nachhaltigkeit eingehen. Es ist schön und gut, Gesundheit und ein langes Leben anzustreben, doch was bringt es uns, wenn der Ort, auf dem wir leben nicht mehr existiert oder zerstört ist? Deswegen ist es wichtig, nicht nur die Balance in unserem Körper zu erhalten, sondern auch auf unserem Planeten.

Wir brauchen den Sauerstoff der Regenwälder genauso zum Leben wie Essen, Trinken und Licht. Wir dürfen lernen, mit unserer Umgebung und unseren Ressourcen achtsam umzugehen, um diese zu erhalten.

Dazu gehört auch die Müllvermeidung. Leider werden in Deutschland noch ca. ein Drittel der Lebensmittel weggeworfen. Das MHD unserer Lebensmittel stellt das „Mindesthaltbarkeitsdatum" und nicht das „Wegwerfdatum" dar. Auch hier können wir unser Bewusstsein erweitern. Unser Ernährungsjournal und die Planung unserer Wochenkost wird uns helfen, unsere Lebensmittel vorausschauend und besser einzukaufen und Lebensmittel- und Verpackungsmüll zu vermeiden. Machen wir es an dieser Stelle wie unsere Vorfahren: Vertrauen wir wieder mehr auf unsere naturgegebenen Sinne und schärfen diese, um zu beurteilen, welche Lebensmittel noch genießbar sind, anstatt sie wegen abgelaufenem Mindesthaltbarkeitsdatum auszusortieren.

Die Welt mit Nahrung zu versorgen, wird sicherlich eine der größten Herausforderungen in den kommenden Jahren werden. Achten sollten wir nur darauf, dass dieses im Einklang mit unserem Planeten passiert. Denn noch mehr Wälder zu fällen, unser Klima zu erhitzen und unsere Umwelt mit Giften zu verseuchen, bringt das Weltgleichgewicht in Gefahr.

Aus diesem Grund wünsche ich mir sehr, dass auch dieser manchmal vergessene Punkt mit in unser Bewusstsein eingeht.

Mein persönlicher Wunsch für Sie:

Ich möchte mich nun von Ihnen verabschieden. Unsere Gesundheit ist unser höchstes Gut. Merken Sie sich diesen Satz, auch wenn es Ihnen aktuell gesundheitlich sehr gut geht.

Nicht alle meine Thesen und Werte mögen mit Ihren Ansichten übereinstimmen. Das muss auch gar nicht der Fall sein.

Lassen Sie mich Ihnen ein paar Worte mit auf Ihren Weg geben:
- Mögen Sie einen gesunden und vitalen Lebensalltag genießen.
- Mögen Sie frei von Angst Ihren inneren Frieden finden.
- Mögen Sie eine höhere Lebensqualität erreichen und glücklich sein.

Zudem würde ich mich freuen, wenn Sie auch Ihre Kinder und Enkelkinder zu einem bewussteren Umgang mit Lebensmitteln bringen.

Die französische Schriftstellerin Françoise Sagan sagte einst: „Man weiß selten, was Glück ist, aber man weiß meistens, was Glück war."

Suchen Sie also Ihr Glück nicht, sondern erleben Sie es. Mögen Sie viele „Magic Moments" sammeln und kombinieren Sie diese gegebenenfalls auch mit kulinarischem Genuss.

Dazu kommt Glück von Gelingen. Um glücklich zu sein, sollten wir lernen, ins Handeln zu kommen. Denn auch um im Lotto zu gewinnen, müssen wir vorher einen Lottoschein ausfüllen und kaufen. Und diese Grundregel gilt für uns alle, ohne Ausnahme.

Laut dem bekannten Glücksforscher und Harvard-Professor Shawn Achor steht Glück nicht für den Glaube, dass wir etwas verändern müssen, sondern dafür, dass wir etwas verändern können. Wir können daraus ableiten, dass wir erlernen können, dort Brücken zu sehen, wo andere Menschen Schluchten wahrnehmen.

Gehen wir optimistisch und mit Leichtigkeit durchs Leben.

Haben Sie keine Angst vor unbekannten Dingen und nutzen Sie immer den Weg der positiven Möglichkeiten.

Ich wünsche Ihnen alles Glück auf dieser Erde!

Ich danke Ihnen, dass Sie meinen Worten gelauscht haben. Wie ich Ihnen im Vorwort mitgeteilt habe, würde ich mich freuen, wenn meine „Gesetze der gesunden Ernährung" sie zu Ihren bringen werden.

Das gelingt Ihnen vor allem dann, wenn Sie die Übungen aus dem Buch schriftlich gemacht haben und Ihre persönliche Selbstreflexion zusammen mit meinen Worten zu ihrem persönlichen „Gesetzbuch" geworden ist.

Ich weiß, dass in diesem Buch viele Informationen enthalten sind. Wenn also jemand neu in dem Thema steckt, fühlt derjenige sich davon evtl. im ersten Moment erschlagen. Ich schreibe zwar, dass wir schnell ins Handeln kommen sollten. Das ist auch richtig so und ich würde es jedem empfehlen.

Doch auch wir Menschen sind genau wie unser Geschmackssinn verschieden. Deswegen kann es sein, dass Sie dieses Buch erst einmal auf sich wirken lassen möchten. Lesen Sie es ruhig ein zweites oder drittes Mal und fangen Sie dann an, wenn Sie bereit sind.

Gerne dürfen Sie auch auf der Website **www.gesundergenuss.net** stöbern, wo ich Ihnen weitere aktuelle Inhalte, Seminare und Personen empfehlen kann, die Sie mit dem Buch im weiteren Verlauf Ihres Lebens unterstützen können.

Eine Bitte habe ich noch an Sie: Geben Sie die Informationen aus diesem Buch gerne z.B. als Geschenk an andere liebe Menschen weiter. Geben Sie diesen Menschen die Chance, Ernährung zu verstehen und so zu einer besseren Gesundheit zu finden.

Helfen Sie mir außerdem mit einer Rezension auf Amazon. Ich danke Ihnen sehr.

Das Teilen von Wissen ist etwas Wunderbares und erzeugt positive Emotionen.

Folgen Sie mir auch gerne auf Facebook oder Instagram unter:

@kurkumi.de

Natürlich können Sie mir auch gerne eine E-Mail schreiben unter:

mail@kurkumi.de

Ich freue mich auf ein Wiedersehen!
Ihr Dirk Schneider

DANKSAGUNG

Dieses Buch möchte ich meiner kleinen Familie widmen: **Josephina & Lotti**

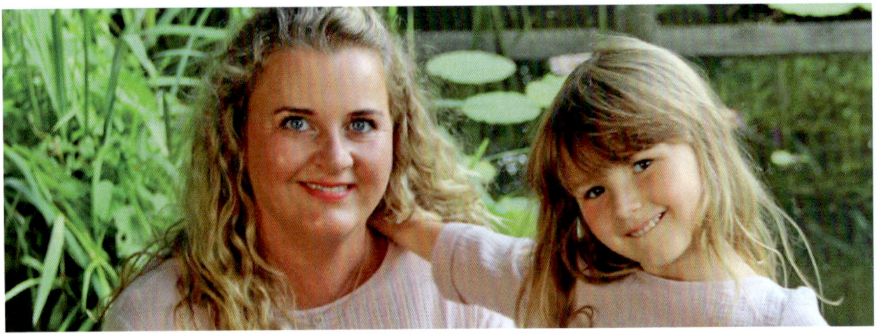

Meine Liebste Josephina war es auch, die mich auf die Wanderung auf den Berg Sinai aufmerksam machte, wo ich dieses Buch beendet habe.

Auch viele Telefonate und E-Mails mit betroffenen Menschen haben mir persönlich den Mut und die Entschlossenheit gegeben, dieses Buch zu schreiben.

Deswegen möchte ich diesen Menschen an dieser Stelle danken!

Zu diesem Buch inspirierten mich neben meiner Neugierde und viel Fachliteratur zum Thema Ernährung auch meine Coaches Christian Bischoff und Bodo Schäfer. Auch den beiden gilt mein Dank, dass sie mich in meiner Wissbegier immer wieder bestärkt und mich in meinem Unterfangen, dieses Buch zu schreiben, ermutigt haben.

Ein letzter Dank gilt meiner Druckerei und meinem großartigen Team aus Korrektorat, Lektorat, Buchsatz und Grafik.

Zu nennen sind hier vor allem Angela, die diesem Werk weiteren tollen Input in Form Ihrer Ernährungsberater-Ausbildung gab. Ninja, die diesem Buch Empathie und Humor brachte und auch Maike und Maud, die dem Buch den letzten Schliff gaben.

INSPIRATIONSQUELLEN

Dieses Buch habe ich nicht allein geschrieben. Viele Ernährungsbücher und Coachings dienten mir als Inspirationsquelle.

Vornehmlich möchte ich mich deswegen mit ein paar Buchtipps dafür bedanken:

Die Gesetze der Gewinner, Bodo Schäfer

Bewusstheit und die Meisterwerk Leben Seminare, Christian Bischoff

Komm, ich erzähl dir eine Geschichte, Jorge Bucay

Div. Fabeln der Dichter Äsop und Lessing

Bionische Regeneration, Ulrich Warnke

Krebszellen mögen keine Himbeeren, Richard Béliveau

Das Antikrebs-Buch: Was uns schützt: Vorbeugen und Nachsorgen mit natürlichen Mitteln, David Servan-Schreiber

Der Ernährungskompass, Bas Kast

Darm mit Charme, Giulia Enders

Diverse Bücher der „Ernährungsdocs“ Dr. Anne Fleck, Dr. Jörn Klasen, Dr. Matthias Riedl

Diverse Bücher von Dr. med. Ulrich Strunz

Diverse Bücher von Dr. med. Stefan Frädrich

Limbi, Werner Tiki Küstenmacher

Das Kind in dir muss Heimat finden, Stefanie Stahl

Intuitiv abnehmen, Elyse Resch und Evelyn Tribole

Die 7 Wege zur Effektivität: Prinzipien für persönlichen und beruflichen Erfolg (Dein Erfolg), Stephen R. Covey

Denke nach und werde reich, Napoleon Hill

Lieblosigkeit macht krank, Gerald Hüther

Der Selbstheilungsnerv, Stanley Rosenberg

Die Gesetzte der menschlichen Natur, Robert Greene

Neustart für die Zellen, Sayer Ji

Die 1%-Methode, James Clear

Geschmacksexplosion – Der Weg zum Genuss- und Geschmacksexperten, Dirk Schneider

Meine Goldnuggets aus diesem Buch:

Meine Goldnuggets aus diesem Buch:

DIE WICHTIGSTEN FRAGEN AUS DIESEM BUCH ZUR SELBSTREFLEXION

Wenn ich esse, darf ich auf mein Sättigungsgefühl hören!

- „Warum möchte ich jetzt in diesem Moment essen?"
- „Habe ich wirklich noch Hunger?"

Essgewohnheiten:

- „Wie beurteile ich meine eigenen Essgewohnheiten und welche habe ich überhaupt?"
- „Was für ein Esstyp bin ich?"
- „Wer will ich in 5 oder 10 Jahren gesundheitlich sein?"

Fundament:

- „Wie stelle ich mich selbst in 5 Jahren im Worst-Case (schlechtesten Fall) gesundheitlich vor?"
- „Wie stelle ich mich selbst in 5 Jahren im besten Fall gesundheitlich vor?"
- „Wie möchte ich mich in der Zukunft fühlen?"
- „Wie kann mir meine Ernährung im Leben helfen?"

Stress:

- „Wann bin ich besonders stressanfällig und wie reagiere ich auf diesen Umstand?"

Essen:

- „Was mag ich eigentlich essen?“
- „Was möchte ich in Zukunft essen?“

Gefühle:

- „Möchte ich in einer positiven oder negativen Gefühlswelt leben?“

Innerer Frieden:

- „Warum strebe ich Gesundheit überhaupt an?“
- „Wofür stehe ich eigentlich jeden Morgen auf?“

ERNÄHRUNGSPYRAMIDE

Ziel: Eine ausgewogene, abwechslungsreiche und intuitive Ernährung.

Wobei die Nahrungsaufnahme, positive Gedanken sowie Gefühle, Bewegung, ausreichend Schlaf und Ruhe im Einklang miteinander stehen.

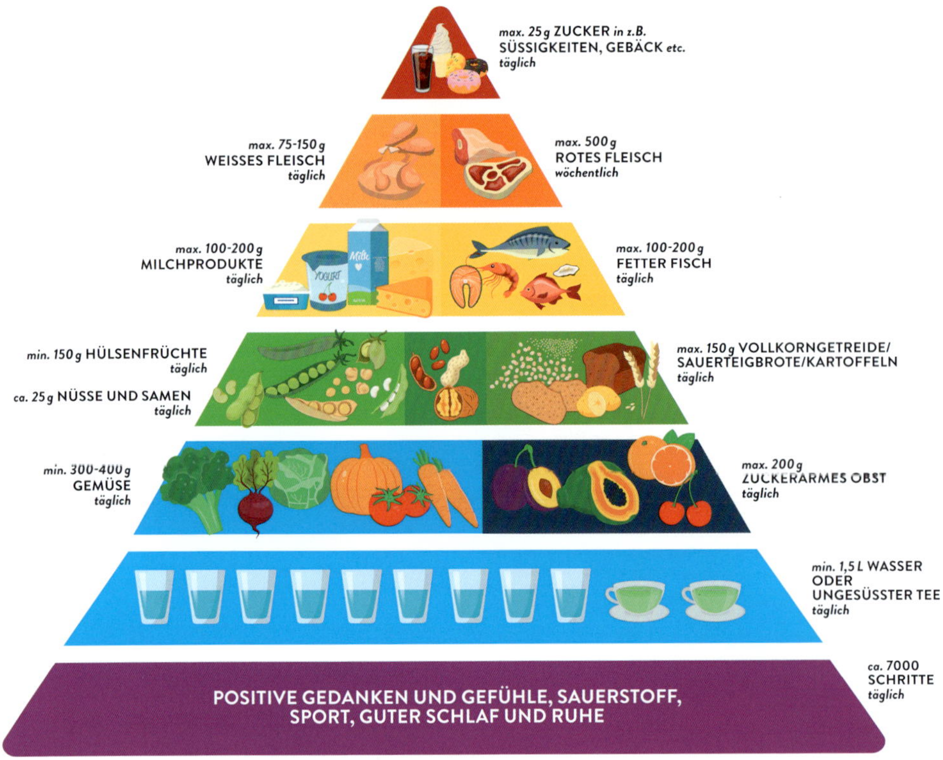